艾扬格瑜伽学院教材系列

YOGA

Iyengar Yoga
Asana Alternatives: The Knees

[美] 洛伊丝·斯坦伯格 著

戴迎新 译 刘佳 审

艾扬格瑜伽

膝盖问题辅助习练

大连理工大学出版社
DALIAN UNIVERSITY OF TECHNOLOGY PRESS

No part of this book may be reproduced or utilized in any form or by any means, mechanical or electronic, including, but not limited to photocopying, scanning and recording by any information and retrieval system, without permission in writing from the author.
Copyright © 2006 by Lois Steinberg

简体中文版 © 2023 大连理工大学出版社

著作权合同登记 06-2022 年第 49 号

版权所有·侵权必究

图书在版编目（CIP）数据

艾扬格瑜伽：膝盖问题辅助习练 /（美）洛伊丝·斯坦伯格著；戴迎新译. -- 大连：大连理工大学出版社，2023.1（2023.12重印）

书名原文：Iyengar Yoga Asana Alternatives：The Knees

ISBN 978-7-5685-4026-1

Ⅰ. ①艾… Ⅱ. ①洛… ②戴… Ⅲ. ①瑜伽—基本知识 Ⅳ. ① R247.4

中国版本图书馆 CIP 数据核字 (2022) 第 238621 号

出品：龙象（广州）文化科技有限公司

艾扬格瑜伽——膝盖问题辅助习练
AIYANGGE YUJIA —— XIGAI WENTI FUZHU XILIAN

大连理工大学出版社出版

地址：大连市软件园路 80 号　邮政编码：116023
发行：0411-84708842　邮购：0411-84708943　传真：0411-84701466
E-mail: dutp@dutp.cn　URL: https://www.dutp.cn

辽宁星海彩色印刷有限公司印刷　　　大连理工大学出版社发行

幅面尺寸：185mm×260mm	印张：18	字数：413 千字
2023 年 1 月第 1 版		2023 年 12 月第 2 次印刷

项目统筹：刘新彦　　　　　　　责任编辑：初　蕾　张　泓
责任校对：裘美倩　　　　　　　封面设计：冀贵收　张秋雯

ISBN 978-7-5685-4026-1　　　　　　　　　　　定　价：149.00 元

本书如有印装质量问题，请与我社发行部联系更换。

献给 B. K. S. 艾扬格

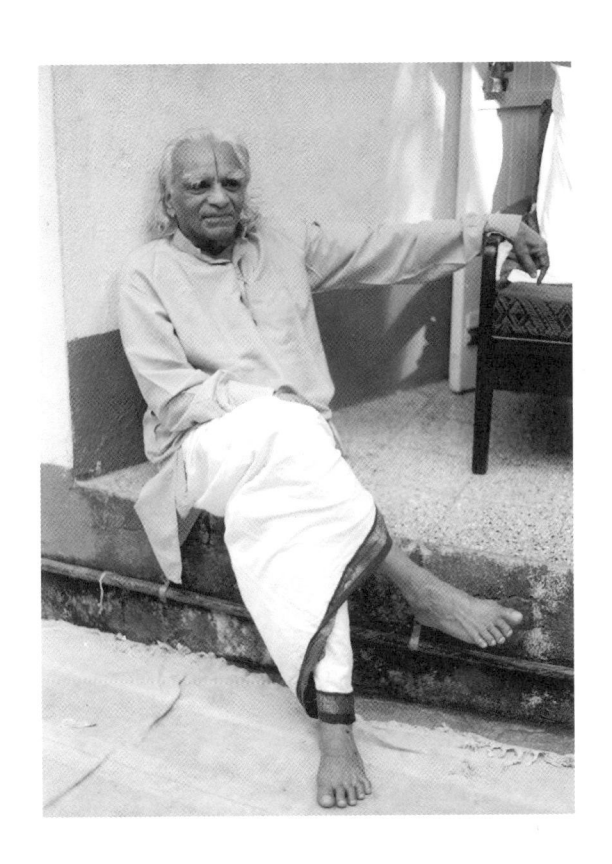

我双手合十向帕坦伽利致敬

他给予我们瑜伽，让心意平静圣洁

他给予我们语法，让言语清晰纯净

他给予我们阿育吠陀，让身体健康完美

致 B. K. S. 艾扬格、吉塔·S. 艾扬格及普尚·S. 艾扬格

Introduction

简介

艾扬格瑜伽认证教师（CITY）及习练者可以使用本书辅助针对膝盖的体式习练。本书中的体式纠正指引较为简单。因此，在艾扬格认证教师指导下学习本体系的体式知识是最大化本书效果的前提。除此之外，本书中所介绍的体式和序列并未囊括全部的膝部针对性训练，在瑜伽的道路上，拉玛玛妮艾扬格纪念瑜伽学院（RIMYI）的艾扬格家族成员和教师们的新见解仍然不断地带给我们新的启发。

艾扬格瑜伽有助于缓解膝部不适，例如肌腱、韧带及半月板撕裂带来的炎症和疼痛，软骨损伤，髌骨循轨失常、错位、扭伤，关节炎，腘窝滑膜囊肿，以及膝部偏离正位等问题。使用人工关节的人士同样可以受益于本书展示的体式变体，但有必要说明的是，他们在习练前应向医生咨询膝关节假体是否有活动的局限。

膝部修复习练也有益于身体的其他部分。随着膝部回到结构性正位，双脚、脚踝、小腿、大腿、髋部及骶骨都会从中获益。例如，习惯性的单腿站立会将髋部向前、向外或者向后顶出，造成股骨头内侧失衡。双侧股骨头及髋关节窝（髋臼）会因此产生磨损和拉伤。骶骨和膝部也会随之偏离正位。当股骨头（股骨的末端）正确地放置在髋关节窝的中间位时，便能避免关节的磨损和撕裂。

就解剖学及生理学而言，骨盆、腹部、胸腔及脊柱（包括头部和颈部），在双脚、脚踝、双膝及双腿平衡和正位后能得到更好地支撑和运转。例如，膀胱脱垂时，膀胱及其他器官都有可能被挤压，不能正常下垂，这样会导致身体不适，并造成失禁。对此有不少调整方法，其中一种就是利用瑜伽砖来完成 Tāḍāsana（山式）站立。习练者将瑜伽砖放置在双脚中间来习练均衡地拉长和张开跖骨，上提足弓，摆正脚踝，使其与地面平行。接下来，将瑜伽砖放置于双膝之间，加强膝部正位，拉长韧带，均衡上提髌骨。最后，将瑜伽砖放置于两侧大腿上段之间，将大腿肌肉、骨骼、会阴、耻骨及尾骨回正。每一次使用瑜伽砖的时候，习练者均应将双腿内侧贴着瑜伽砖上提，并将双腿外侧向瑜伽砖移动。双腿的正位帮助会阴垂直上提，远离地面，同时尾骨内移，使尾骨底端平行于会阴的底部。这种方式会在盆腔区域创造空间。膀胱及其他腹部器官回正并上提，器官内压力得以降低，失禁状况也会缓解（图 1.10.1 至图 1.10.6）。

另一个能够促进膝部正位、缓解膝部及其相应问题的发明是膝棒，这个创举也是本书再版的原因之一。B. K. S. 艾扬格专门为膝部问题研发了这一辅具（也被运用在肘关节及其他身体部位）。标准的膝棒是长为 15.6 厘米、直径为 15.8 毫米的两端光滑的棒状。光滑的两端在与皮肤的接触中令人更感舒适。如果习练者体型较大，或是为了其他习练目的，也可以使用长为 20 厘米或直径略大的膝棒，效果会更好。除了不锈钢，膝棒也可以是其他材质的，例如木制或者铝制。但是不锈钢在强度和防腐性方面会更好些。这种不锈钢膝棒可以从机械厂商处定制。膝棒可用于直腿体式，用伸展带将其尽可能地贴近髌骨，固定在髌骨两侧的上下方。膝棒有助于拉伸膝部韧带，保持髌骨和腿骨的正位。如下图所示为标准膝棒及"剪短"的伸展带。这种伸展带在拉玛玛妮艾扬格纪念瑜伽学院（RIMYI）比标准的浦那款伸展带要短，环扣也略小一些。虽然并不是一定要准备短版伸展带，但是其使用起来确实更加简洁。也可以将伸展带直接固定在膝盖的上下两侧，这样即使不用膝棒也可以获得很好的效果。

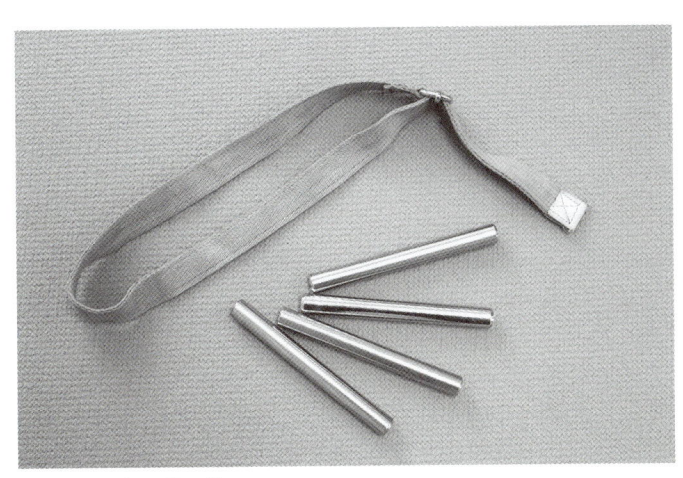

标准膝棒及短版伸展带

　　本书提供的体式，可缓解膝部疼痛并矫正因膝部的结构性不平衡所产生的相关问题。本书第一版中所列的没有使用膝棒的体式同样有效，本书也会再详述，但是使用膝棒辅助可能效果更好。有些习练者存在关节炎或者肥胖问题，他们使用膝棒可能有不适感，不使用膝棒反而会感觉更好一些。除此之外，本书还囊括了更多关于膝部的体式变体。

　　本书第一章从一个放松的站立体式开始，以膝盖为基础去观察体态与身体承重方向，紧接着引入三个重要的被动型体式。这类被动型体式经过一定的改进，有助于身体从伤痛和疲劳中恢复。在膝部疼痛问题得到缓解之前，每日习练这三个体式是非常重要的。被动型体式的功效在于通过支撑和回正身体的习练让身体和精神不再紧张。在此之后，可以习练主动型体式。主动型体式包括但不限于一些有强度并需要停留更久的站立体式。请注意这些体式也同样需要用变体来改善身体问题。这些体式按照类别主要分为站立体式、坐立体式（包括前屈伸展类和仰卧类变体）、后弯伸展体式及倒立体式。上述体式的侧重点都在膝部，但并未涵盖所有的体式类别。根据相关性，各类体式都先做直腿体式，再做屈膝体式。

　　膝部和双腿必须首先回到正位并充分伸展，才能够缓解膝部疼痛。随后，双膝才能无痛弯曲。与此不同的是，如果有下背部疼痛，那么习练中通常首先采用屈膝体式来拉长、拓宽及伸展骶骨、腰椎和臀部。这样一来，当下背部与膝部同时感到疼痛，教师就需要选出最合适的方法习练。通常情况下，教师需要尝试多次才可确定习练方式。双脚、脚踝、小腿、双膝、大腿、骶骨及髋关节之间联系紧密。如果痛因源于下背部，那么疗愈就应该从屈膝习练开始。但是如果膝部疼痛对习练者影响较大，则应首先选择直腿体式。B. K. S. 艾扬格说过，作为教师在帮助习练者时，应"清空大脑"（2014年2月B. K. S. 艾扬格在与作者的交流中提到）。教师必须观察习练者，决定哪些适合、哪些不适合；不能假定所有的习练者都适合同一套设计好的方案。通过研究身体和头脑的本质和特点，调整体式，适应个体习练者的需求。作为教师，必须坚持不懈地去找寻问题的根源及解决之法。

通常，站立体式是习练序列的开端。然而，如果膝部存在问题，在站立体式前必须有 Supta Padaṅguṣṭhāsana（仰卧手抓大脚趾式）、Ūrdhva Prasārita Pādāsana（上伸腿式）、Upaviṣṭa Koṇāsana（坐角式）、Utthita Hasta Pādāṅguṣṭhāsana（站立手抓大脚趾式），通过这些体式建立基础方可开始习练。如果有严重的膝部损伤或身体过于虚弱，则可能需要在一段时间内完全避免习练站立及屈膝体式。

第二章提供了一个简单的四周的膝部习练大纲。在针对膝部的大课上，艾扬格认证教师可以此指导初级及中级习练者。第三章针对艾扬格瑜伽的习练者给出了一个2至3小时的序列范例。习练者应能够依据自身能力和经验来调整该章节的体式大纲。该序列可作为膝盖关节方面体式习练深入探讨和创新的起点。第四章介绍了一系列体式变体来为 Full Padmāsana（全莲花式）做准备——这个体式也是膝部完整活动范围的一个经典测试体式，同时 Full Padmāsana（全莲花式）也能维持膝部的灵活度并让膝盖更加强健。除此之外，Full Padmāsana（全莲花式）也是习练呼吸法与冥想的理想坐姿。

Contents

目 录

第一章 针对膝部的体式 / 1

1. 放松站立体式 / 3
2. Supta Tāḍāsana（仰卧山式）/ 5
3. Ūrdhva Prasārita Pādāsana（上伸腿式）/ 12
4. Daṇḍāsana（手杖式）/ 19
5. Supta Padaṅguṣṭhāsana（仰卧手抓大脚趾式）（直腿）/ 25
6. Supta Padaṅguṣṭhāsana（仰卧手抓大脚趾式）（屈腿）/ 32
7. Supta Pārśva Padaṅguṣṭhāsana（仰卧侧手抓大脚趾式）（直腿与屈腿）/ 37
8. Anantāsana（毗湿奴式）/ 42
9. Adho Mukha Śvānāsana（下犬式）/ 45
10. Uttānāsana（强烈式）/ 52
11. Tāḍāsana（山式）/ 54
12. Utthita Hasta Pādāṅguṣṭhāsana（站立手抓大脚趾式）（直腿与屈腿）/ 61
13. Pārśva Utthita Hasta Pādāṅguṣṭhāsana（侧站立手抓大脚趾式）（直腿与屈腿）/ 65
14. Utthita Trikoṇāsana（三角伸展式）/ 68
15. Pārśvottānāsana（加强侧伸展式）/ 75
16. Parivṛtta Trikoṇāsana（扭转的三角伸展式）/ 79
17. Ardha Candrāsana（半月式）/ 80
18. Parivṛtta Ardha Candrāsana（扭转的半月式）/ 83
19. Vīrabhadrāsana Ⅲ（战士三式）/ 84
20. Prasārita Pādōttānāsana（双角式）/ 86
21. Utkaṭāsana（幻椅式）/ 89
22. Vṛkṣāsana（树式）/ 91

23. Utthita Pārśvakoṇāsana（侧角伸展式）/ 94
24. Vīrabhadrāsana Ⅱ（战士二式）/ 97
25. Vīrabhadrāsana Ⅰ（战士一式）/ 100
26. Utthita Marīchyāsana I（站立圣马里奇一式）/ 103
27. Utthita Padmāsana（站立莲花式）/ 106
28. Parivṛtta Utthita Padmāsana（站立扭转莲花式）/ 110
29. Utthita Eka Pāda Bhekāsana（站立单腿蛙式）/ 111
30. Utthita Eka Pāda Malāsana（站立单腿花环式）/ 112
31. Malāsana（花环式）/ 113
32. Paścimottānāsana（西方强烈式）/ 115
33. Jānu Śīrṣāsana（膝盖头式）/ 118
34. Trianga Mukha Eka Pāda Paścimottānāsana（三肢面朝单腿西方强烈式）/ 122
35. Ardha Baddha Padma Paścimottānāsana（半莲花西方强烈式）/ 124
36. Marīchyāsana Ⅰ（圣马里奇一式）/ 125
37. Upaviṣṭa Koṇāsana（坐角式）/ 126
38. Upaviṣṭa Koṇāsana（坐角式）/Marīchyāsana I（圣马里奇一式）/ 129
39. Baddha Koṇāsana（束角式）/ 130
40. Eka Pāda Mulabandhāsana（单脚根式）/ 134
41. Bhekāsana（蛙式）/ 136
42. Vamadevāsana（圣哲涡摩提婆式）/ 142
43. Vajrāsana（雷电式）/ 144
44. Vīrāsana（英雄式）/ 151
45. Supta Vīrāsana（仰卧英雄式）/ 158
46. Adho Mukha Vīrāsana（面朝下的英雄式）/ 162
47. Svastikāsana（万字符式）/ 164
48. Supta Svastikāsana（仰卧万字符式）/ 165
49. Supta Baddha Koṇāsana（仰卧束角式）/ 166
50. Supta Bhadrāsana（仰卧吉祥式）/ 167
51. Ūrdhva Dhanurāsana（上弓式）/ 168
52. Dwi Pāda Viparīta Daṇḍāsana（双脚倒手杖式）（屈膝）/ 169
53. Sālamba Śīrṣāsana Ⅰ（有支撑的头倒立一式）/ 170
54. Sālamba Sarvāṅgāsana I（有支撑的所有肢体一式）/ 172
55. Eka Pāda Sarvāṅgāsana（单腿所有肢体式）/ 175
56. Setubandha Sarvāṅgāsana（桥形所有肢体式）/ 176
57. Śavāsana（挺尸式）/ 177

第二章　四周膝盖习练大纲 / 179

第一周和第二周

准备：放松站立体式 / 182
1. Supta Tāḍāsana（仰卧山式）/ 183

2. Ūrdhva Prasārita Pādāsana（上伸腿式）/ 184
3. Daṇḍāsana（手杖式）/ 185
4. Supta Padaṅguṣṭhāsana（仰卧手抓大脚趾式）/ 186
5. Upaviṣṭa Koṇāsana（坐角式）/ 187
6. Marīchyāsana I（圣马里奇一式）/Upaviṣṭa Koṇāsana（坐角式）/ 188
7. Baddha Koṇāsana（束角式）/ 189
8. Bhekāsana（蛙式）/ 190
9. Vīrāsana（英雄式）/ 191
10. Daṇḍāsana（手杖式）/ 192
11. Tāḍāsana（山式）/ 193
12. Śavāsana（挺尸式）/ 193

第三周和第四周

1. Daṇḍāsana（手杖式）/ 194
2. Ūrdhva Prasārita Pādāsana（上伸腿式）/ 194
3. Supta Padaṅguṣṭhāsana（仰卧手抓大脚趾式）/ 194
4. Tāḍāsana（山式）/ 195
5. Utthita Hasta Pādāṅguṣṭhāsana（站立手抓大脚趾式）及
   Pārśva Utthita Hasta Pādāṅguṣṭhāsana（侧站立手抓大脚趾式）/ 195
6. Adho Mukha Śvānāsana（下犬式）/ 196
7. Utthita Trikoṇāsana（三角伸展式）/ 196
8. Upaviṣṭa Koṇāsana（坐角式）/ 197
9. Eka Pāda Mulabandhāsana（单脚根式）/ 197
10. Baddha Koṇāsana（束角式）/ 198
11. Vīrāsana（英雄式）/ 198
12. Daṇḍāsana（手杖式）/ 199
13. Śavāsana（挺尸式）/ 199

第三章　长序列习练 / 201

1. Daṇḍāsana（手杖式）/ 203
2. Supta Padaṅguṣṭhāsana（仰卧手抓大脚趾式）（侧面伸展及扭转）/ 203
3. Ūrdhva Prasārita Pādāsana（上伸腿式）/ 204
4. Jaṭhara Parivartanāsana（腹部扭转式）/ 205
5. Upaviṣṭa Koṇāsana（坐角式）/ 205
6. Pārśva Upaviṣṭa Koṇāsana（侧坐角式）/ 206
7. Anantāsana（毗湿奴式）/ 207
8. Adho Mukha Śvānāsana（下犬式）/ 208
9. Uttānāsana（强烈式）/ 208
10. Utthita Hasta Pādāṅguṣṭhāsana（站立手抓大脚趾式）（侧面伸展及扭转）/ 209

11. Utthita Trikoṇāsana（三角伸展式）/ 210
12. Parivṛtta Trikoṇāsana（扭转的三角伸展式）/ 210
13. Ardha Candrāsana（半月式）/ 210
14. Pārśvottānāsana（加强侧伸展式）/ 210
15. Prasārita Pādōttānāsana（双角式）/ 211
16. Ūrdhva Prasārita Eka Pāda Pādāsana（上单腿伸腿式）/ 211
17. Paripūrṇa Nāvāsana（全船式）/ 214
18. Ubhaya Pādāṅguṣṭhāsana（坐立手抓大脚趾式）/ 215
19. Ūrdhva Mukha Paścimottānāsana Ⅰ（面朝上的西方强烈一式）/ 216
20. Ūrdhva Mukha Paścimottānāsana Ⅱ（面朝上的西方强烈二式）/ 217
21. Adho Mukha Śvānāsana（下犬式）/ 218
22. Sālamba Śīrṣāsana Ⅰ（有支撑的头倒立一式）/ 219
23. Pārśva Śīrṣāsana（侧头倒立式）/ 219
24. Eka Pāda Śīrṣāsana（单腿头倒立式）/ 220
25. Pārśva Eka Pāda Śīrṣāsana（侧单腿头倒立式）/ 221
26. Parivṛtta Eka Pāda Śīrṣāsana（扭转的单腿头倒立式）/ 222
27. Adho Mukha Vṛkṣāsana（面朝下的树式）/ 223
28. Pīnchā Mayūrāsana（单尾孔雀式）/ 224
29. Chaturaṅga Daṇḍāsana（四肢支撑式）/ 225
30. Śalabhāsana（蝗虫式）/ 226
31. Ūrdhva Mukha Śvānāsana（上犬式）/ 227
32. Dwi Pāda Viparīta Daṇḍāsana（双脚倒手杖式）/ 228
33. Adho Mukha Śvānāsana（下犬式）/ 229
34. Halāsana（犁式）/ 229
35. Sālamba Sarvāṅgāsana Ⅰ（有支撑的所有肢体一式）/ 229
36. Eka Pāda Sarvāṅgāsana（单腿所有肢体式）/ 229
37. Pārśva Eka Pāda Sarvāṅgāsana（侧单腿所有肢体式）/ 230
38. Supta Halāsana（双角犁式）/ 231
39. Pārśva Halāsana（侧犁式）/ 232
40. Paścimottānāsana（西方强烈式）/ 234
41. Parivṛtta Paścimottānāsana（扭转的西方强烈式）/ 234
42. Utthita Marīchyāsana Ⅰ（站立圣马里奇一式）/ 234
43. Utthita Padmāsana（站立莲花式）/ 235
44. Baddha Koṇāsana（束角式）/ 235
45. Eka Pāda Bhekāsana（单腿蛙式）/ 235
46. Vīrāsana（英雄式）/ 235
47. Daṇḍāsana（手杖式）/ 235
48. Śavāsana（挺尸式）/ 235

第四章　出泥成莲之旅 / 237

1. Ūrdhva Prasārita Pādāsana（上伸腿式）至 Eka Pāda Kamalāsana（单脚宽腿莲花式）（宽腿位置）/ 239
2. Ūrdhva Kamalāsana（向上的宽腿莲花式）至 Matsyāsana（鱼式）/ 241
3. Ūrdhva Prasārita Pādāsana（上伸腿式）至 Eka Pāda Ūrdhva Padmāsana（向上的单脚莲花式）/ 243
4. Ūrdhva Matsyāsana（向上的鱼式）至 Matsyāsana（鱼式）/ 244
5. Supta Ardha Padmāsana（仰卧半莲花式）/ 246
6. Supta Bhadrāsana（仰卧吉祥式）/ 247
7. Kamalāsana（宽腿莲花式）/ 248
8. Padmāsana（莲花式）/ 253
9. Ūrdhva Padmāsana in Śīrṣāsana（上莲花头倒立式）/ 255
10. Ūrdhva Padmāsana in Sarvāṅgāsana（上莲花所有肢体式）/ 257

附录 / 259

附录 I / 261

1.1　四周膝盖习练大纲
第一周和第二周 / 261
第三周和第四周 / 262

1.2　家庭习练大纲
第一周和第二周 / 263
第三周和第四周 / 265

附录 II　克丽丝·罗莎的故事 / 267

索　引 / 269
致　谢 / 272

第一章

针对膝部的体式

1. 放松站立体式

本书中绝大多数图片中的体式展示者是艾扎·艾扎丁·奥赫卢（Ezzealdin Alhilou, Ezze）。他是一位美式足球及康体篮球运动员，这些运动导致他的腿部、膝部、脚踝及双脚接二连三受伤。在放松站立体式中，他最突出的体态特点是双腿弓形弯曲（图1.1.1），这是自儿时起就形成的。从身体中线看，双腿向外弯曲并且双膝内扣。双腿的外侧长于内侧。右腿外弯弧度大于左腿。双脚足弓与脚踝均有塌陷。脚趾由于穿着过紧的鞋子而收缩。

图1.1.1　　　图1.1.2　　　图1.1.3

在侧视图中（图1.1.2），艾扎的体态前倾，大腿前侧与小腿后侧的肌肉发达。此站姿造成大腿前侧长于后侧，而小腿后侧肌肉长于小腿前侧胫肌。双膝微弯，髋部位于身体中线前方，双臂前倾下垂。在后视图（图1.1.3）中，艾扎同样也呈现出弓形腿，重量压在脚跟内侧，这种状况在左腿中更明显。膝部后侧也显示出一些问题，从身体中线看，双膝后侧倾斜向下。同样值得一提的是，由于右侧肩胛带低于左侧，致使右臂下垂，比左臂更靠近身体。在理想情况下，双腿的前侧与后侧、内侧与外侧都应相互平行。B. K. S. 艾扬格也说过："每个人都应减少身体中的山丘与河谷区域。"①

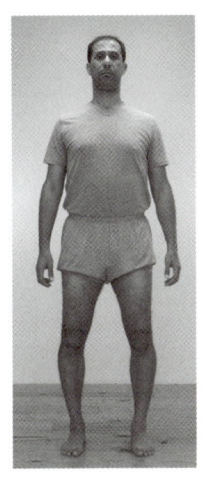

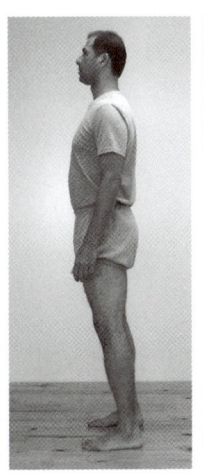

---

① 参见《帕坦伽利瑜伽经之光》，1993年，B. K. S. 艾扬格，4.3节

观察习练者，看看身体中线两侧对称程度的差异。教师应研究习练者身体中的各种不平衡，尤其应关注脚、脚踝、小腿、膝部、大腿及髋部，这样才能矫正和缓解膝部问题。本书中示范的习练者双腿弓形弯曲。双膝向后过度伸展，称为膝反屈（图1.1.4）。膝反屈可以通过观察行走方式和停步方式来辨别。在停步的瞬间，如果膝盖向后，腿部向膝关节后侧下陷，则是膝反屈。腿部的后侧较前侧更长。大腿前侧缺乏肌肉力量支撑。双膝向内扣称为膝内扣（图1.1.5），腿内侧长于腿外侧，且膝内侧低于膝外侧。

即使没有相关症状，在进行体式习练时，也应该减少身体的不平衡，使髌骨、膝部韧带和关节腔保持在全身的正位中。

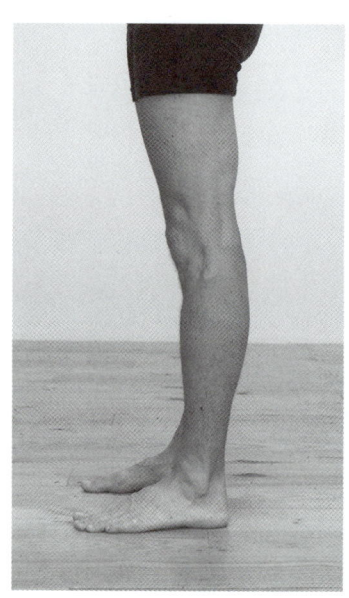

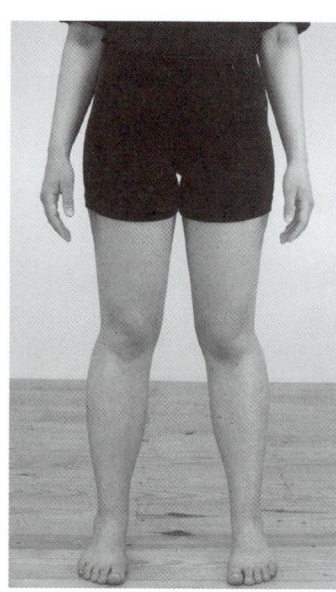

图1.1.4　　　　　图1.1.5

2. Supta Tāḍāsana（仰卧山式）

首先展示的是 Supta Tāḍāsana（仰卧山式）。将一张卷起的瑜伽垫放在双腿中间，然后在相同的体式中，以膝棒代替卷起的瑜伽垫。将瑜伽垫的短边靠墙放置。准备一张叠起的毛毯放在瑜伽垫的另一端，以便支撑头部。

在身体下方垫一张毛毯（非强制，但骨架突出的人会感觉更舒适）。从距离墙5厘米处开始放置六条展开的伸展带。每条间距为5至8厘米，相互平行置于瑜伽垫上，环扣交替置于两端（图1.2.1）。伸展带环扣的摆法要适应每一名习练者的矫正需求，并取决于教师的判断能力。教师需要找到一个更加精确地使用伸展带固定习练者双腿的方式。例如，如果右腿胫骨与身体中线不对称的问题比左腿胫骨更严重，那么小腿上的三条伸展带的环扣都应从右向左扣。如果无法做出精确的判断，那么可用交替环扣的方式，这样对所有的对位问题都有效。伸展带可以提前扣好后由双脚套入腿部，但在 Daṇḍāsana（手杖式）中，需要抬起双脚和双腿。

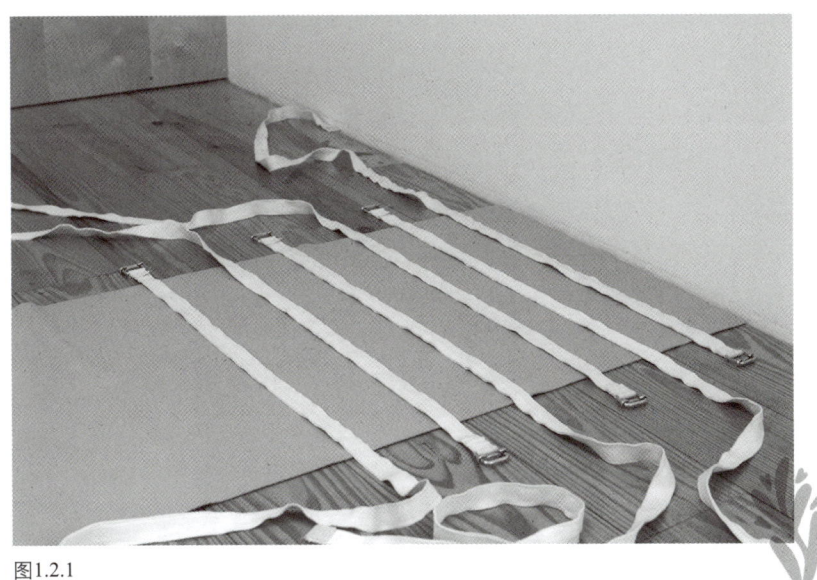

图1.2.1

Daṇḍāsana（手杖式）坐立，双脚略分开，脚跟贴墙。将一张卷起的瑜伽垫放在双腿内侧的中线上。用伸展带系住双脚脚踝和大腿上段，确保瑜伽垫在双腿内侧的中线上，防止其滑落。这样可从腿部的"两端"稳定住髋部与脚踝。

　　对于腿长的习练者，首先将瑜伽垫对折，再沿着长边卷起。如有关节炎，可使用卷起的毛毯代替瑜伽垫。其他伸展带的捆绑顺序无关紧要，但是要确保绑住小腿中段和上段、大腿中段和下段。伸展带环扣最后应置于双腿中间，确保收紧伸展带时双腿的外侧向前侧均衡地内收。伸展带应保持紧绷，但不应影响和限制身体血液循环。在该体式中，双腿内侧与外侧应尽量平行紧贴。

　　如果双膝向后弯并且（或者）股四头肌相对平坦，可在膝盖下方放置一张部分卷起的毛毯。毛毯卷应比较小，不会使双膝感到疼痛。注意毛毯卷过大会导致膝盖弯曲。内腹股沟后侧向脚跟内侧延展。将一张小毛毯折叠后放在膝盖上，其上放置一个杠铃片，然后躺下（图1.2.2）。可视习练者的承受能力选用4.5至11千克的杠铃片。也可使用沙袋，但杠铃片稳定性好，是更佳的选择。修习者（Sadhakas）倾向于使用更重的杠铃片，质量可选68千克。如若使用更多的杠铃片，则需要先将一张小型防滑垫卷起置于小腿上段，再将小毛毯折叠后置于防滑垫与膝部上方，以此来稳定上方码放的杠铃片。将杠铃片平衡地向上码放，如果双脚紧贴带来不适，可在双脚间夹一小块泡沫或布（图1.2.3中杠铃片质量为68千克）。习练越多和（或者）双腿肌肉越发达，需要的杠铃片可能越重，反之亦然。杠铃片的质量不应超过能承受的范围。如果难以屈膝跪到地面，可以使用讲台（图1.2.4），这样便能轻松地躺下和坐起，无须屈膝超过90°。

第一章
针对膝部的体式   7

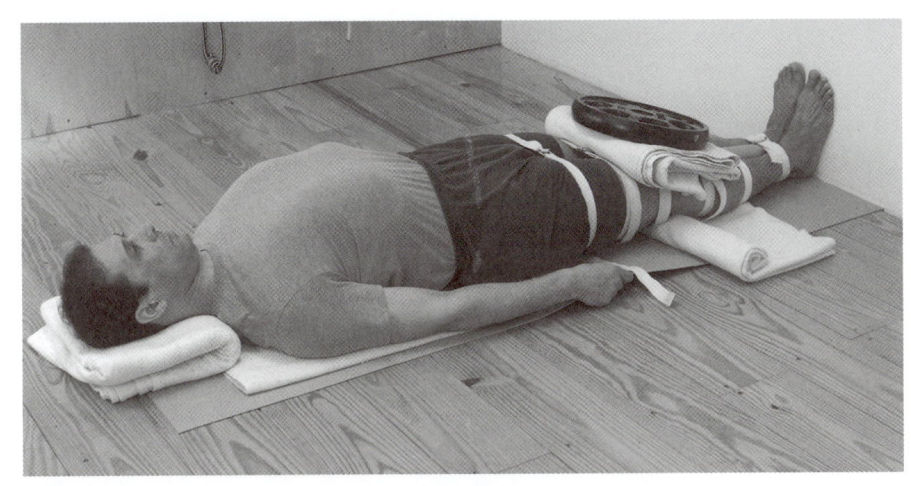

图1.2.2

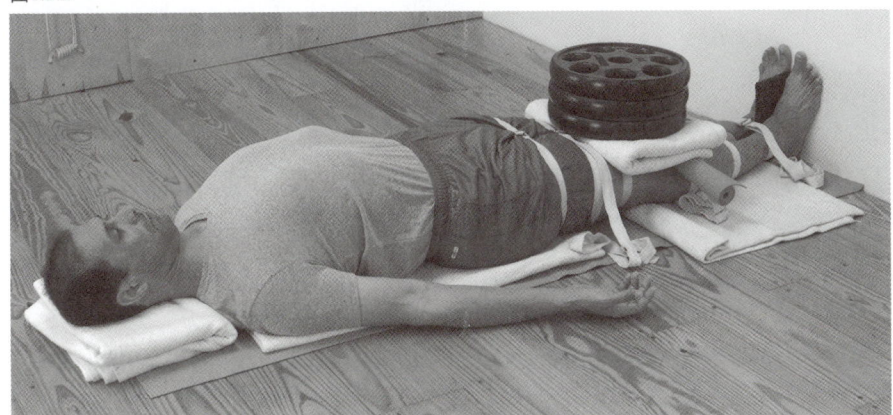

图1.2.3

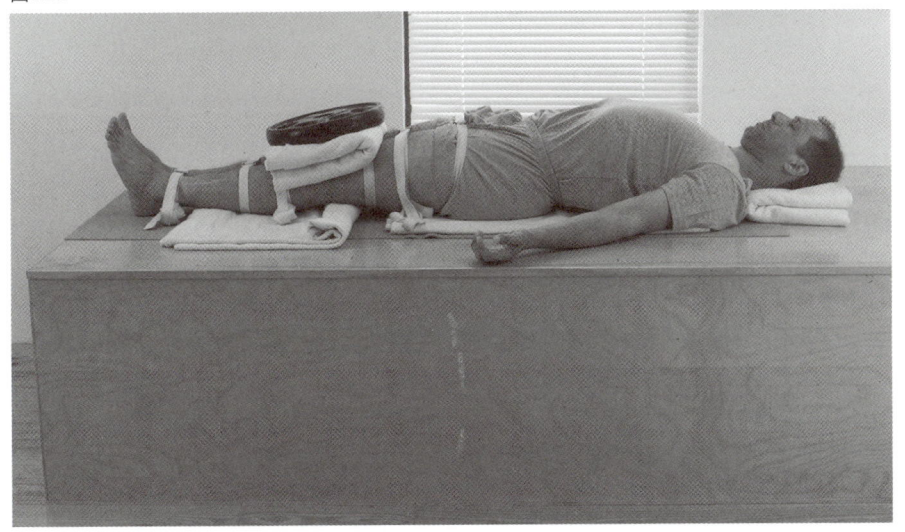

图1.2.4

如果大腿前侧肌肉发达且无严重的超伸（膝反屈），可把一张厚毛毯卷起（或者使用瑜伽砖）放在脚跟下方，同时将杠铃片用折叠的毛毯或抱枕垫着放在大腿上方。这种方式可以很好地帮助双膝伸直。韧带进一步正位并延展，并且膝关节内部与其周围的循环也得到增强。平躺，如有需要可重新调整脚跟，使其靠墙。双手抓住瑜伽垫边缘，将其推向墙的方向（图1.2.5）。将上臂内侧向外旋，胸腔上提去向头部。头部与颈部后侧拉长，使其远离肩膀。随后手背落在地面休息。

如果有四根膝棒，则准备四条短伸展带，分别系于髌骨上下，环扣在膝盖内侧向内拉。短伸展带能够避免多次缠绕膝部带来的不便。它们的环扣也略小。如果没有短伸展带，也可以使用标准长度伸展带。将四根膝棒塞在伸展带下方，尽量紧贴髌骨两侧。将伸展带向内拉紧，保持舒适但紧贴。膝棒和伸展带也可以在无人协助的情况下使用。但是，有人协助行动能更快一些，并且也能将膝棒贴紧髌骨（图1.2.6和图1.2.7）。将伸展带的末端塞好。双腿间仍旧可以放置一张卷起的瑜伽垫。其实，也可以不用，因为此时膝棒已经可以固定髌骨并使膝关节上下两侧的腿骨保持正位。在这种情况下，双腿并拢，用标准长度伸展带（图1.2.8）系好小腿与大腿中段，按照上文指导，放上杠铃片（图1.2.9和图1.2.10）。在所有直腿体式的习练中都可持续使用膝棒，用伸展带系住膝部（参见第二章和第三章）。

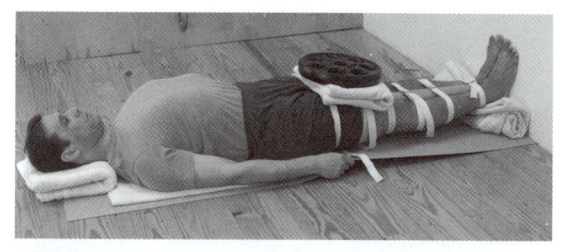

图1.2.5

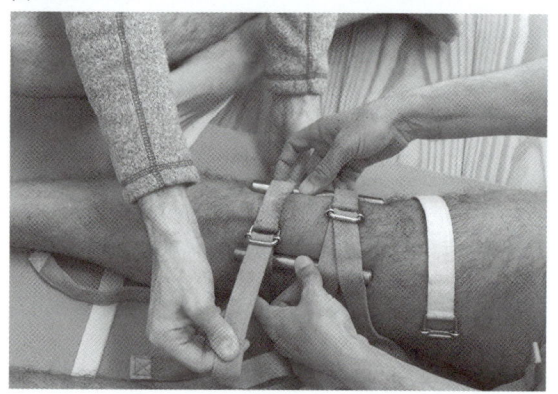

图1.2.6

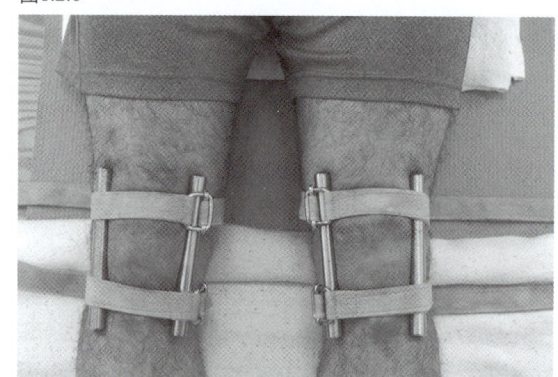

图1.2.7

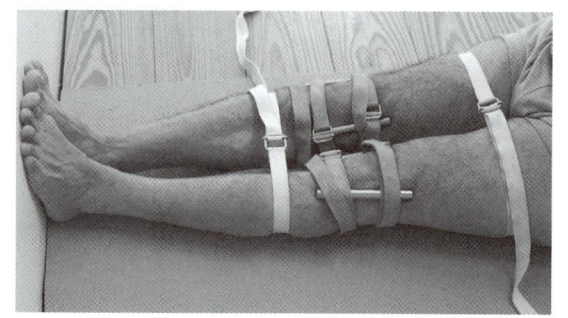

图1.2.8

当使用辅具经验丰富并且理解更加透彻之后，可以根据各类腿部变形问题对上述辅具使用方法进行相应调整。使用膝棒，同时将两块瑜伽砖以长窄面分别置于大腿上段间和双脚间。伸展带系在大腿、膝部及小腿中段。如图 1.2.11 所示，利用这些辅具可以帮助双腿保持内、外侧平行。还可如上所述在上方放置杠铃片。如图 1.2.12 所示，将三角砖①的一角朝下放置在膝盖上方，从而进一步下沉膝盖内侧，伸展并拉伸膝部。将一张毛毯放在三角砖上方，并将一根泡沫棒紧贴其置于小腿上方。将杠铃片压在膝盖正上方的毛毯上。泡沫棒可使重量始终均匀地压在双膝内侧的三角砖上。将一张毛毯卷起置于脚跟下方，一块半砖②置于双脚间，躺下来，进入 Supta Tāḍāsana（仰卧山式）（图 1.2.13）。

身体特点决定了膝棒使用时的设置方式。总之，需要让双腿内侧、外侧、前侧及后侧呈现平行的状态。

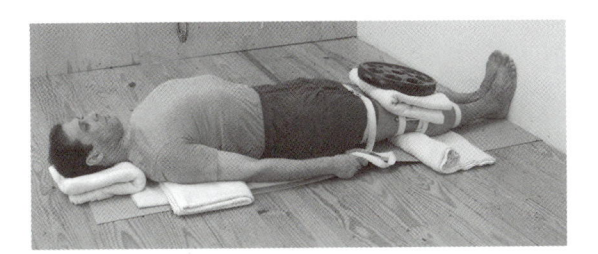

图 1.2.9

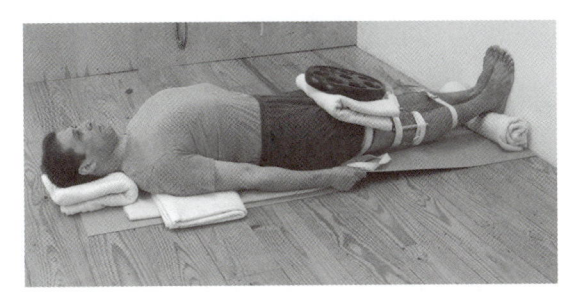

图 1.2.10

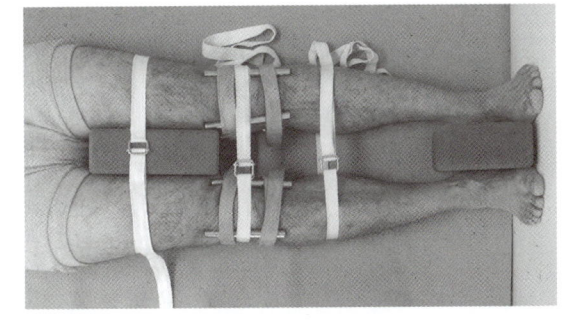

图 1.2.11

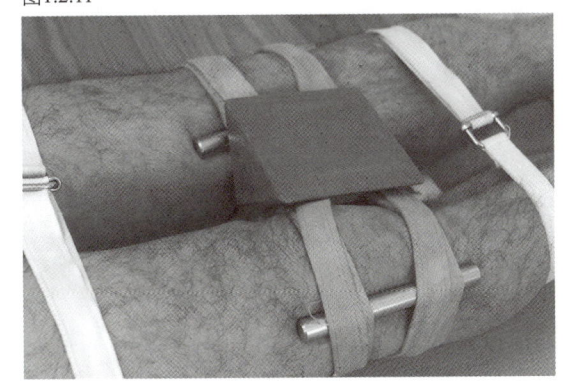

图 1.2.12

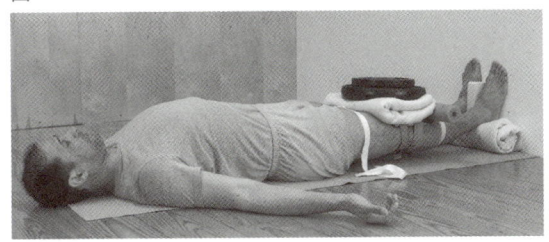

图 1.2.13

① 三角砖的尺寸为 12.5 厘米 × 9 厘米。
② 半砖的尺寸为 18 厘米 × 5 厘米 × 7.5 厘米。

如图 1.2.14 至图 1.2.18 所示为另一个需要集中使用辅具的例子。这是 Supta Tāḍāsana（仰卧山式）的一个变体，需要以讲台或者桌子作为辅具。这个体式对于膝部有深层疗愈作用，值得认真习练。将一张瑜伽垫铺在讲台上。坐下，大腿后侧上端置于讲台上。将一个顶部铺有瑜伽垫的犁式盒放在双脚的前方，并将脚跟置于其上。双腿的大部分无支撑，讲台和犁式盒的高度为53厘米。在理想情况下，两个支撑物应保持同一高度。也可采用其他高度的支撑物，只要离地距离足够，能从膝盖位置悬垂一个重物即可。将一条双环扣的伸展带（两端均有环扣，其中一个环扣是固定的）置于双膝上方，将标准长度伸展带置于双膝下方。所有环扣都位于膝盖内侧，方向朝里。用伸展带缠绕膝部，最后留出足够的长度以便将伸展带扣在一起。将一侧腿膝盖上方的伸展带与对侧腿膝盖下方的伸展带相扣。余下的两条伸展带也进行同样操作（图1.2.14）。或者可在双膝上、下方都使用标准伸展带进行同样操作，一侧腿膝盖上方的伸展带与对侧腿膝盖下方的伸展带相扣。调整垂向地面的相互交叉的伸展带，使其长度相当。将一张卷起的瑜伽垫置于双腿间，并用六条伸展带固定双腿。用一条伸展带绕过两个大脚趾，使其保持直立（图1.2.15）。可在双脚间放置一个绷带卷或是一块半砖，如双脚感觉不适，可用一条伸展带将其系住。收拢所有伸展带并将一个S形挂钩挂在下方。然后把一个10千克的重物挂在S形挂钩上（图1.2.16）。也可用沙袋替代重物，如图1.2.17所示为两个质量为9千克的沙袋[①]挂在伸展带上。躺在讲台上，进入 Supta Tāḍāsana（仰卧山式）（图1.2.18）。图1.2.18中示范了完整的辅具摆放方式，其中也可使用膝棒。

根据个人状况，在该体式中保持放松5至10分钟。辅具位置不变，接着习练下一个体式，例如，Ūrdhva Prasārita Pādāsana（上伸腿式）或 Daṇḍāsana（手杖式）。

使用辅具可以帮助膝部韧带、髌骨、股骨、胫骨、腓骨及关节窝回到正位。在肌肉放松的情况下，韧带更易被矫正，这样也可促进膝关节内循环，有助于减轻炎症。规律习练 Supta Tāḍāsana（仰卧山式）能缓解急性及慢性膝部疼痛，肌腱、韧带及半月板的炎症、疼痛及撕裂，髌骨循轨失常，软骨损伤、错位、拉伤，骨关节炎，以及正位偏离问题。

[①] 在印度可以买到这样的重物。在浦那Shivaji Nagar的Mahatma Phule市场有一家店铺售卖此类重物。5千克和10千克的重物在其他变体中的用法也很多。重物均可托运。

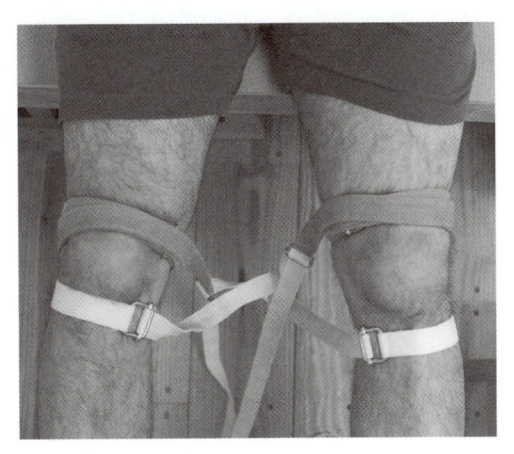

第一章
针对膝部的体式 | 11

图1.2.14

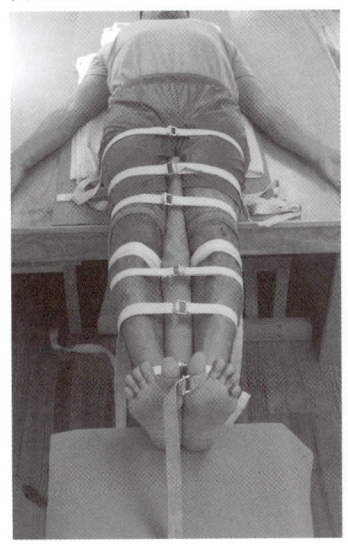

图1.2.15 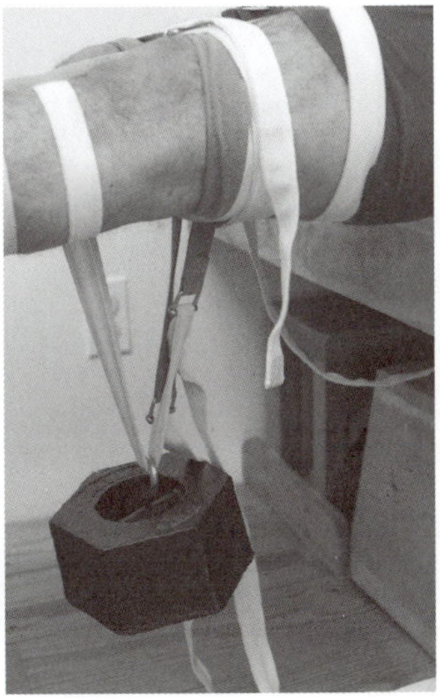　　　　　图1.2.16 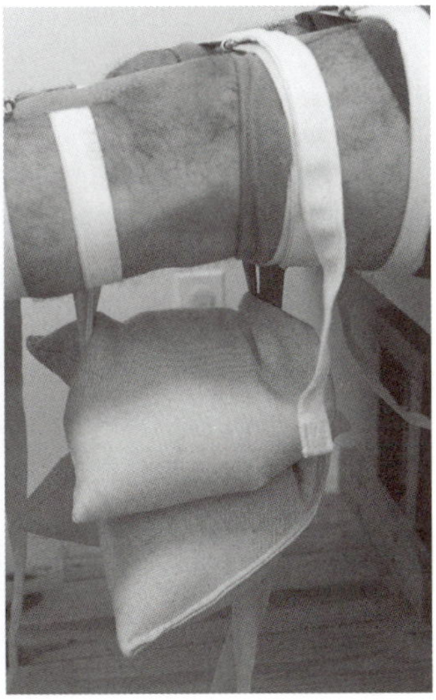　　　　　图1.2.17

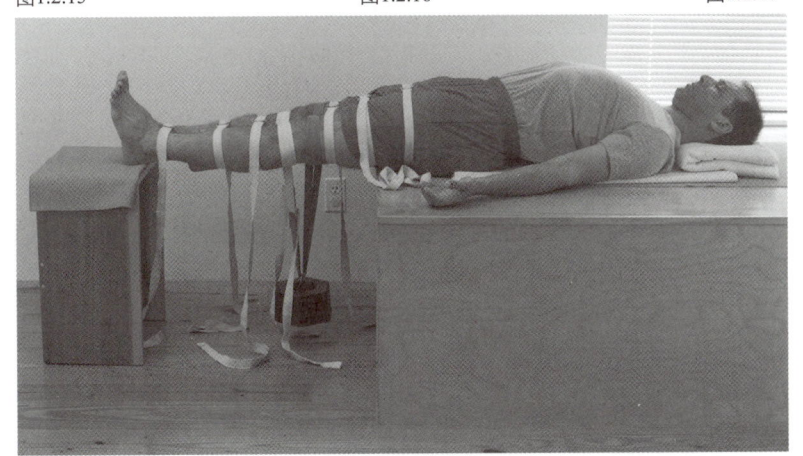

图1.2.18

3.Ūrdhva Prasārita Pādāsana（上伸腿式）

首先介绍仅使用墙面辅助的 Ūrdhva Prasārita Pādāsana（上伸腿式）。对于长期习练者来说，在习练的不同阶段完成该体式有助于检视并改善双腿的状态。从这个角度能轻松地观察双腿。接下来将运用 Supta Tāḍāsana（仰卧山式）中介绍的辅具来示范该体式。

沿墙边坐在地面上。身体右侧以半胎儿的姿势侧躺，双膝舒适地屈向胸口。挪动臀部，尽可能靠近墙面。转身仰卧，双腿沿墙伸展。双脚脚跟中位抵住墙，双脚脚跟外侧与髋关节两侧对齐。双膝应伸直，下背部需要落在地面上。如果无法做到这一点，臀部移离墙面直至能够完全伸直双膝且下背部着地。摆正耻骨、肚脐、胸椎及鼻梁，与身体中线保持一致。肩胛带、髋部及双脚外缘应在同一平面。如颈部紧张、下颚抬起，将一张小毛毯折叠后置于头部下方。拉长头部与颈部后侧，使其远离肩膀（图 1.3.1 所示为臀部贴于墙面，图 1.3.2 所示为臀部未贴于墙面）。收紧双膝和大腿。张开脚趾，使每一个脚趾之间都有间隙。拉长脚趾远离脚跟。双脚内缘向天花板方向延展。双脚外缘去向地面。如力的方向正确，小腿外侧会向内侧移动。将小腿外侧进一步内移。在不向两侧移动髋部的前提下，向地面及墙面方向拓宽坐骨。放松腹部、面部肌肉和颈部。将肩膀收进背部。展开肩胛骨。手背放松置于地面。

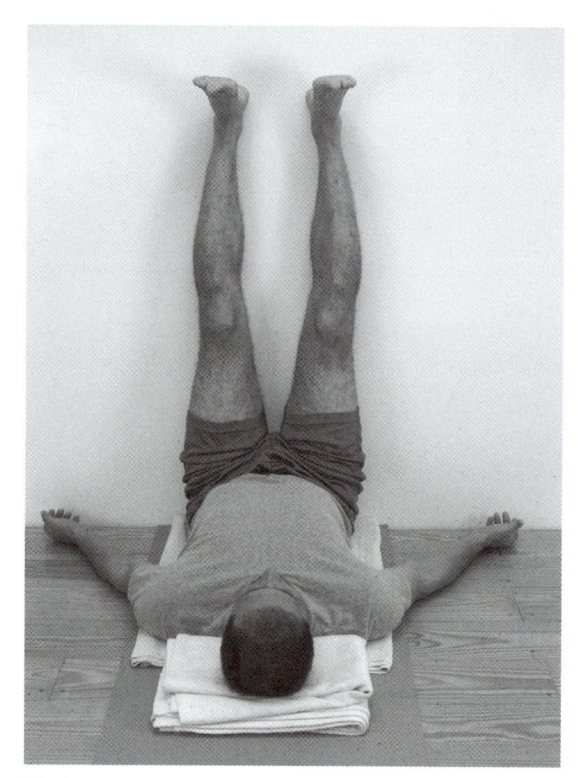

图1.3.1

观察双脚、脚踝、小腿、双膝及大腿的差异。一侧是否比另一侧更难正位？双脚中是否有一只更加外转？是否一侧小腿和大腿比另一侧更大？两侧的髌骨分别朝向哪一边？是否有一侧或双侧膝盖朝内或朝外？双腿内侧及外侧是否平行？在开始矫正之前，观察这些差异。如若一侧膝盖内翻，不能简单地将腿向外旋。必须将双脚脚跟摆正靠墙并保持大腿及腿骨收紧。然后再均衡地将膝部内侧与外侧韧带压向墙面直至髌骨水平，并平行于墙面。以下变体可以帮助矫正双腿与双脚的不平衡问题，但首先必须知晓身体不平衡的位置。

如上所述，坐立在有辅具支撑的 Daṇḍāsana（手杖式）中。但是，该体式无须最先习练。Supta Tāḍāsana（仰卧山式）、Daṇḍāsana（手杖式）及 Ūrdhva Prasārita Pādāsana（上伸腿式），可根据身体灵活度调整习练顺序。Daṇḍāsana（手杖式）对于腘绳肌及髋部紧张的人来说颇具挑战性，更适合作为第三个体式习练。如果膝部、脚踝和（或者）脚部存在炎症，可首先习练双腿倒置的 Ūrdhva Prasārita Pādāsana（上伸腿式）。如将上述三个体式作为一个序列习练，在换体式时可保留辅具的位置。无论辅具如何摆放，在 Supta Tāḍāsana（仰卧山式）或者 Daṇḍāsana（手杖式）中，均转向身体右侧。从髋部折叠并将臀部挪向墙面。身体左转进入仰卧位置，双腿抵墙。辅助者可协助将其双腿放到墙上。进入体式后，应将绑腿的伸展带再次收紧。

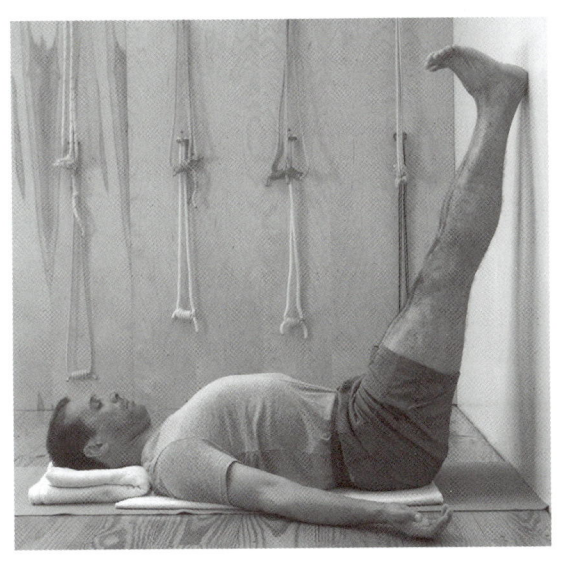

图1.3.2

如果在地面上屈腿有困难并且有高一点的讲台可供使用，则可在讲台上完成体式（图1.3.3所示为以卷起的瑜伽垫辅助），这样易于坐起和躺下，并且无须屈膝超过90°即可将双腿放到墙上。

值得强调的是，保持双腿伸直远比将臀部和腿部后侧贴在墙上重要。如果双膝弯曲（即使有辅具协助），下背部抬起，则需要将臀部移离墙面。下背部应贴地，双膝应能够轻松地伸直（图1.3.4所示为臀部未贴墙面，并以卷起的瑜伽垫辅助）。除以上状况外，习练者应保持下背部贴地，并且双腿后侧贴墙。

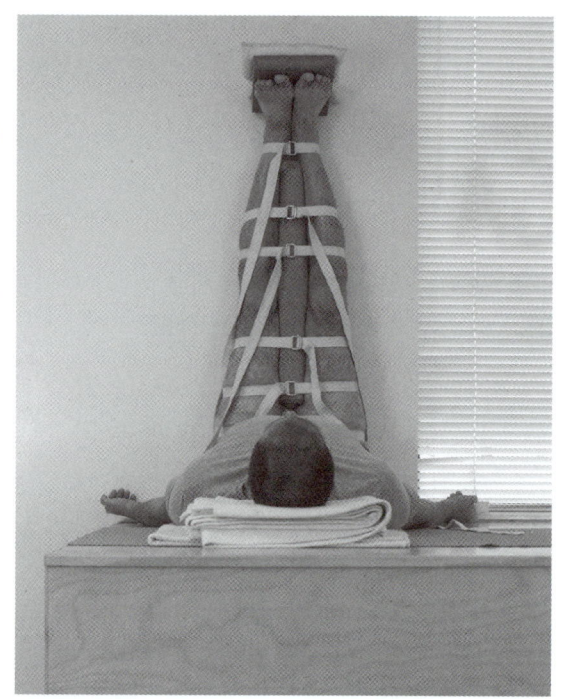

图1.3.3

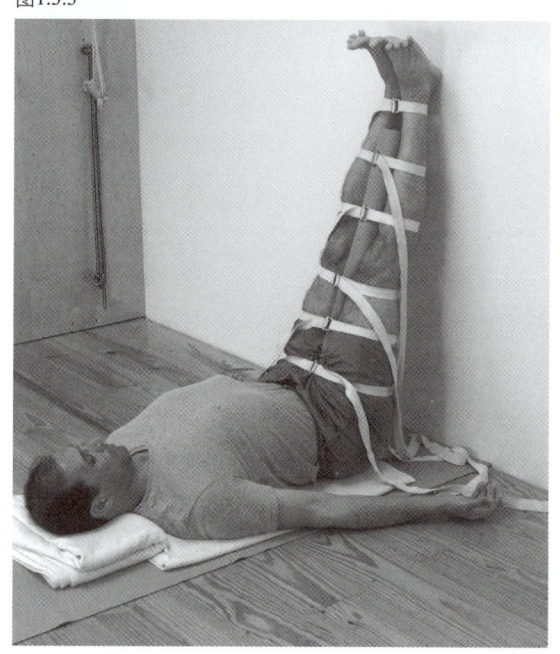

图1.3.4

有些习练者有能力将沙袋抛到双脚上方，其实更好的方式是请辅助者将一块方形泡沫或木砖放在习练者的双脚上方，再将沙袋置于其上。如此一来，双脚上会有一个平面来承受力（图1.3.5）。如习练者的身体较为灵活，辅助者可将一块瑜伽砖置于习练者的脚跟与墙面之间，进一步伸展习练者的腿部后侧及膝部（图1.3.6所示为以膝棒辅助）。

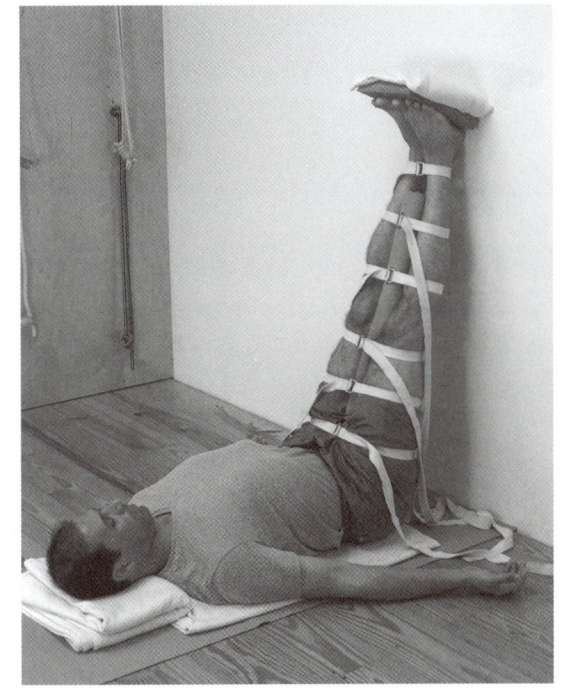

图1.3.5

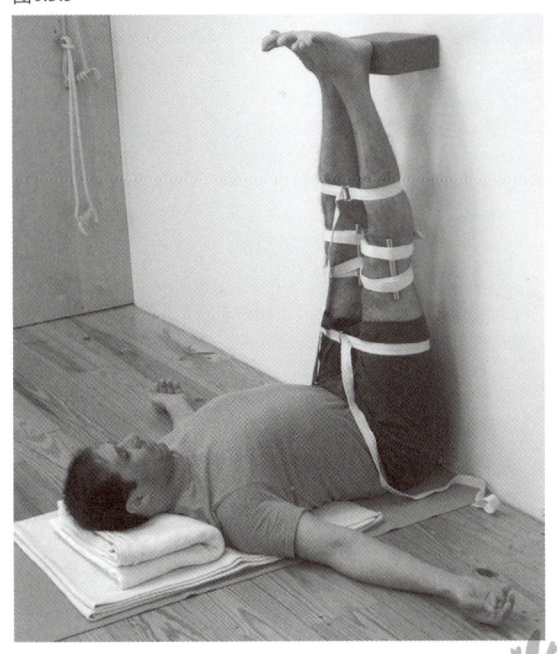

图1.3.6

针对弓形腿的问题，习练者双腿分开与髋部同宽。辅助者将瑜伽砖以最宽面置于习练者双脚之间。泡沫砖使用起来更轻松，木砖也可以。随后两名辅助者将一根绳子环绕在习练者的大腿上段外侧（图1.3.7），接着是双膝（如1.3.8），最后是小腿（图1.3.9），在每一点都柔和但稳固地拉绳子，将双腿外侧向内收。习练者应主动配合调整，将双腿外侧移向内侧。

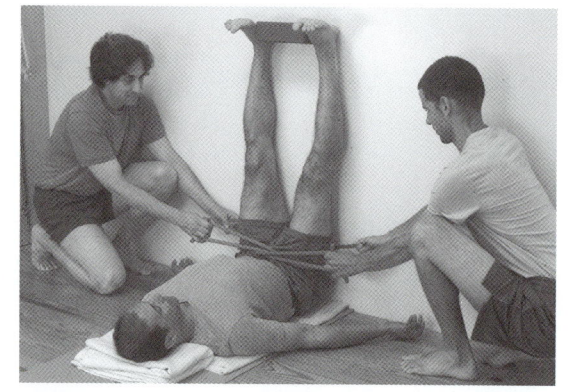

图1.3.7

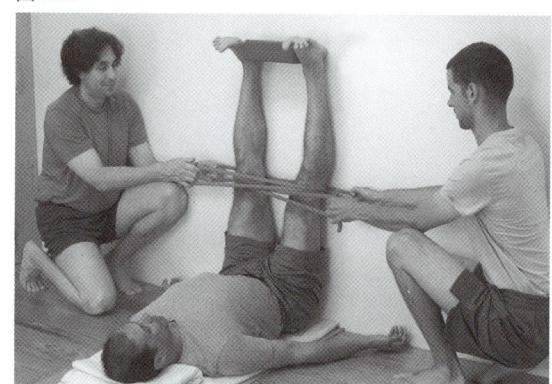

图1.3.8

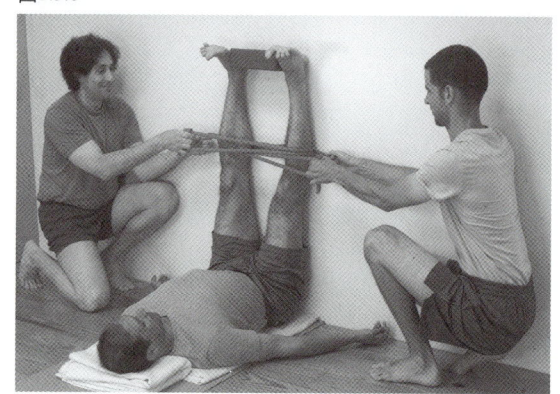

图1.3.9

如有木马，用四条伸展带分别将大腿上端、膝部、小腿上段与中段绑在木马上，或者像拉玛玛妮艾扬格纪念瑜伽学院一样，绑在柱子上。可以在木马的后侧同时绑住一张防滑垫以避免伸展带滑动。如果木马的底座上有孔，可将伸展带穿过这些孔，使大腿上端进一步贴紧支撑物。使用木马时可以选择搭配很多辅具。图 1.3.10 和图 1.3.11 分别示范了膝棒和短伸展带的使用。此外，还可以将两块瑜伽砖的长窄面夹于双膝及小腿之间。利用一条伸展带将一块半砖的长窄面固定于双脚之间。将一块瑜伽砖垫在脚跟后侧以使双腿后侧离开木马。

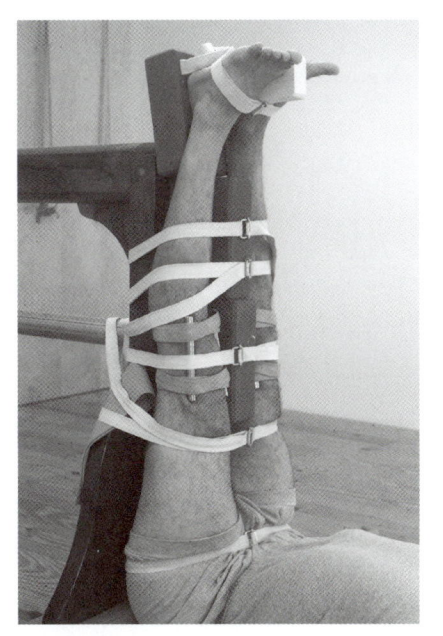

图1.3.10

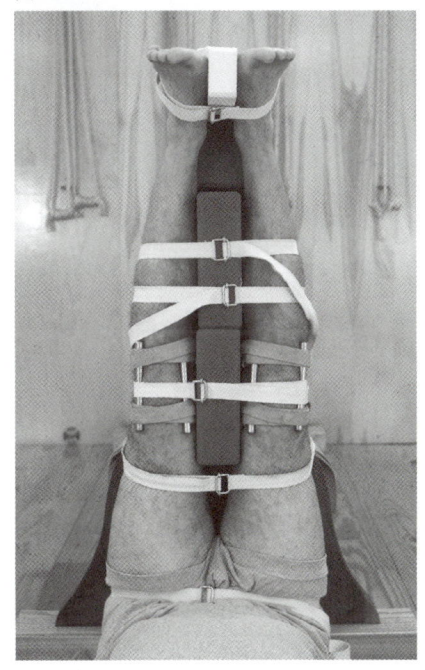

图1.3.11

将一个宽的桥式凳竖立起来，凳腿抵墙。放好膝棒后，将一块瑜伽砖以长窄面置于小腿之间。用一条伸展带绕过小腿中段，使小腿外侧去向瑜伽砖。一名辅助者用伸展带将大腿上端、双膝及小腿末端分别固定在桥式凳上。将一块半砖置于脚跟之间，并用一条短伸展带或者标准长度伸展带将两个大脚趾系在一起。随后将瑜伽砖放在墙面与凳腿之间，使桥式凳翘起离开墙面以进一步拉长双腿后侧。随后双臂伸展过头，与肩同宽，进入 Ūrdhva Hastāsana（手臂上举式）（图1.3.12），或者让双臂如 Śavāsana（挺尸式）中那样放在身体两侧。这些辅具摆放使得大腿前侧收向后侧，大腿后侧从坐骨到脚跟都得到拉长。这个习练也能促进双腿的前侧、后侧、内侧、外侧之间找到平衡，最终达到彼此平行。

将双腿的大腿前侧推向后侧，并将腓肌上提拉离膝部后侧。由中间向两侧展开腓肌。如果也使用了杠铃片加方形泡沫砖或木砖，当双脚内缘向天花板伸展时，可以获得更好的感受。双脚内缘贴紧瑜伽砖。双脚外缘离开瑜伽砖去向地面。沿着瑜伽砖延展脚趾。脚踝的前侧应保持柔软。如双脚用力方式正确，小腿外侧会收向小腿内侧，并且会感觉到双腿更长。由内腹股沟后侧向脚跟方向拉长双腿内侧。大腿外侧去向地面的同时髋部外侧去向墙面。在不转动腿的前提下，均衡地将膝盖内侧和外侧韧带推向墙面。延展股骨与小腿骨的连接韧带，从而拉长并打开整个膝关节。髌骨应与墙面平行。放松腹部并且展宽坐骨去向墙面。如若这条指令正确完成，下腹部会感到放松，胸腔也会打开。这些要点同样适用于 Supta Padaṅguṣṭhāsana（仰卧手抓大脚趾式）中的上方腿（第一章第5个体式）。

根据个人情况，保持该体式5至10分钟。

Ūrdhva Prasārita Pādāsana（上伸腿式）能够缓解急性及慢性膝部疼痛，肌腱、韧带及半月板撕裂与疼痛，半月板及髌骨循轨失常，软骨损伤、错位、拉伤，骨关节炎，以及正位偏离问题。该体式对于减轻炎症尤为有效。

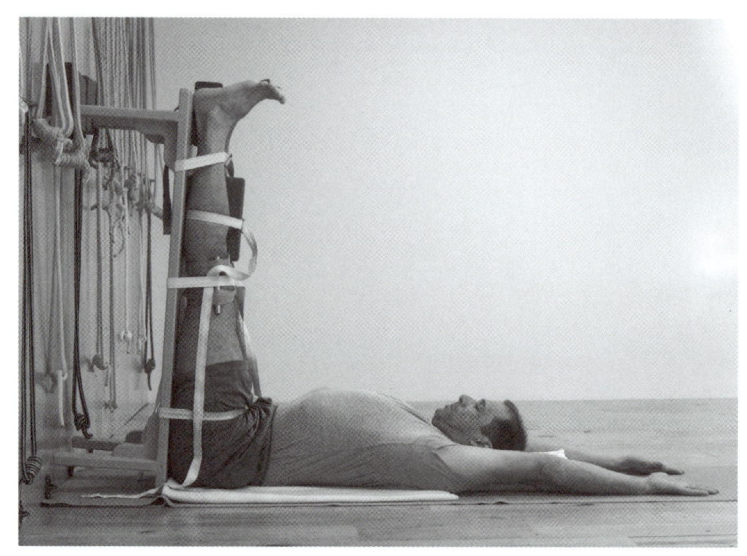

图1.3.12

4. Daṇḍāsana（手杖式）

靠墙坐在抱枕上，双腿伸直，脚跟放到瑜伽垫的边缘。如果难以屈膝跪立在地面上，可在讲台上搭建辅具。这样易于坐下，并在之后的 Supta Tāḍāsana（仰卧山式）及 Ūrdhva Prasārita Pādāsana（上伸腿式）中更易躺下，而无须屈膝超过 90° 或者让膝部承重。坐下后，双手将大腿后侧由内向外旋，延展坐骨，并将臀部后移。双手向下推抱枕，胸腔上提，骶骨应向墙面斜推。上背部贴墙的同时腰椎自然弯曲离开墙面（图 1.4.1）。利用墙来支撑下背部，使髋部保持水平。如果膝部有问题，下背部往往也会有问题。

将两张瑜伽垫横向并排靠墙放置，这种摆放方式有利于习练者从双腿打开不太宽的 Daṇḍāsana（手杖式）直接转换进入 Upaviṣṭa Koṇāsana（坐角式）。保持双脚脚跟与臀部始终同时在瑜伽垫上。坐在抱枕上，双脚打开与髋部同宽。如果双腿伸直使双膝感到疼痛，可将一张毛毯卷起置于膝部后侧（图 1.4.2 所示为背部紧贴讲台，也可用墙面代替）。

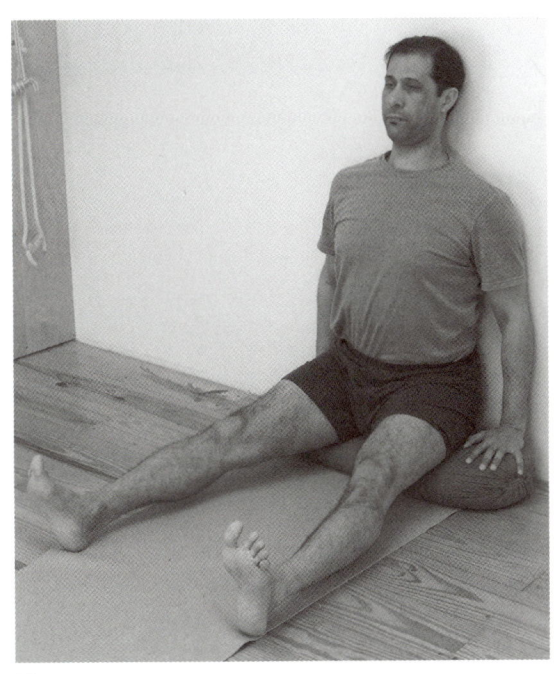

图 1.4.1

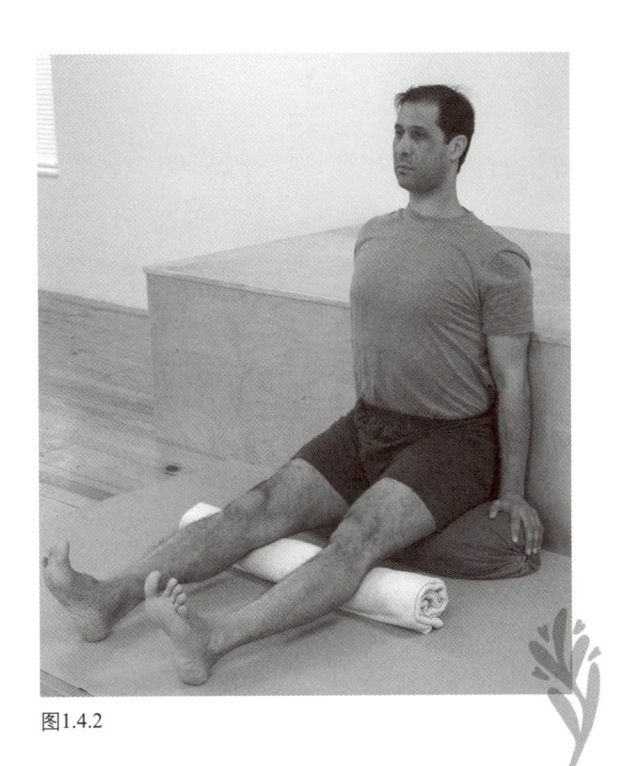

图 1.4.2

坐立，双脚贴墙打开，与髋部同宽。手指尖朝前，放在髋部两侧。手指下压并上提胸腔与骶骨。脚跟外缘与小脚趾对齐，使双脚外侧相互平行。脚趾沿墙面向上拉长。张开所有脚趾球。用力下压脚跟中点、脚踝后侧、小腿、膝部及大腿，去向地面。双脚有墙面支撑，有利于双膝后侧向下。拓宽双膝后侧（图1.4.3）。为了获得更多的躯干提升，可将双手放到瑜伽砖上（图1.4.4）。腘绳肌和髋部紧张的人可坐在抱枕上并将手放在瑜伽砖上（图1.4.5）。靠墙展开并拉长双脚有助于进一步打开膝部后侧。

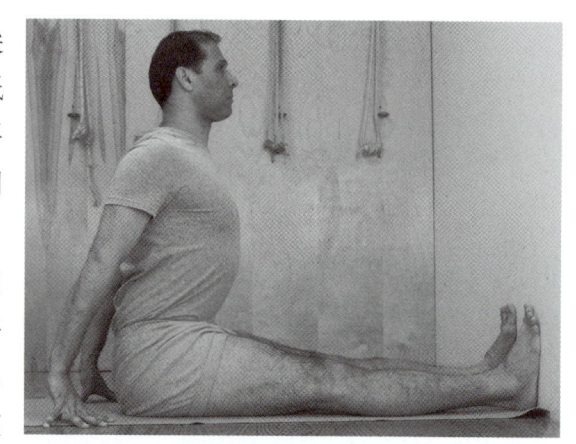

图1.4.3

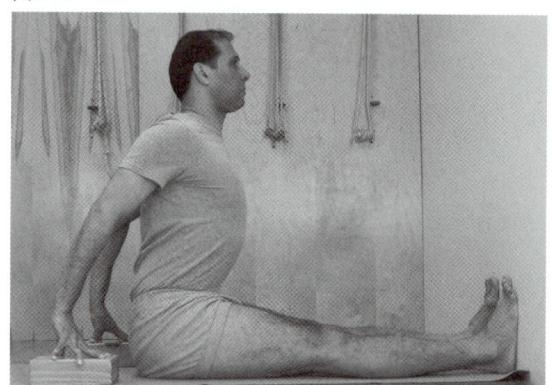

图1.4.4

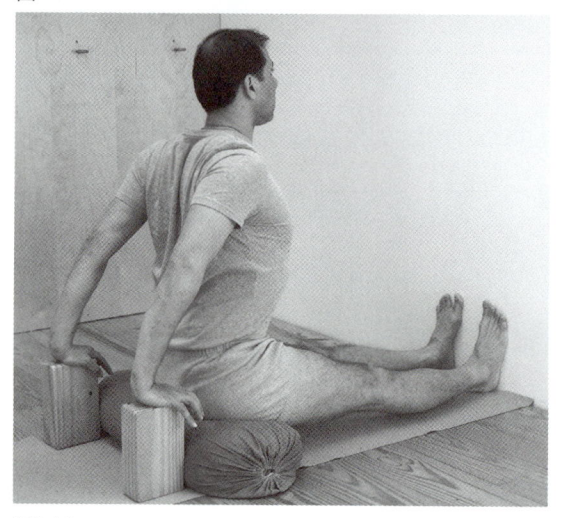

图1.4.5

坐立，双脚打开贴墙，与髋部同宽，除非髋部和腘绳肌很紧张，否则不需要任何辅具。如果确实紧张，可坐在抱枕或毛毯上来提升脊柱。双脚推墙，尽可能地伸展双膝及膝关节韧带。

背靠墙坐下，臀部与脚跟放在抱枕上。使用膝棒，并用伸展带绕过与髋部同宽的双脚。双手下推抱枕两端的瑜伽砖（图1.4.6）。这个姿势非常舒适。如果腘绳肌灵活，可使用膝棒；臀部坐在地面，背靠墙。双脚与髋部同宽并将瑜伽砖垫在脚跟的最远端。坐骨向后移使臀部始终贴墙。伸展脚跟后侧、腓肌及大腿的后侧，使其远离墙面。以膝棒为指引将膝部内外两侧均衡地推向地面并拉长膝关节韧带（图1.4.7）。将伸展带系于小腿中段弓形最突出处、双膝及大腿中段。针对弓形腿，将膝部的伸展带牢牢收紧。根据个人情况，在大腿上方放置4.5至34千克的杠铃片（图1.4.8所示为34千克的杠铃片）。

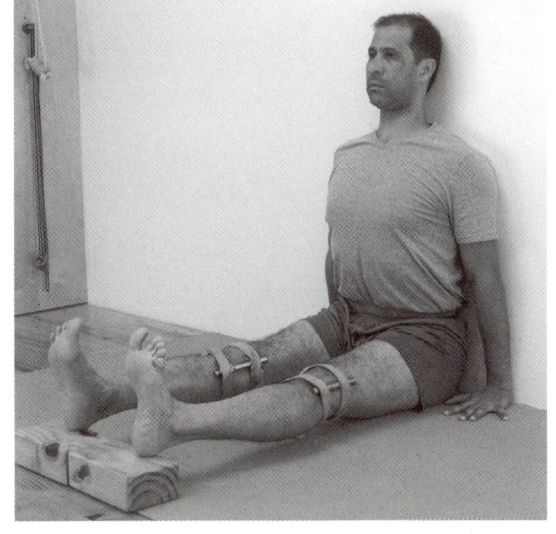

图1.4.7

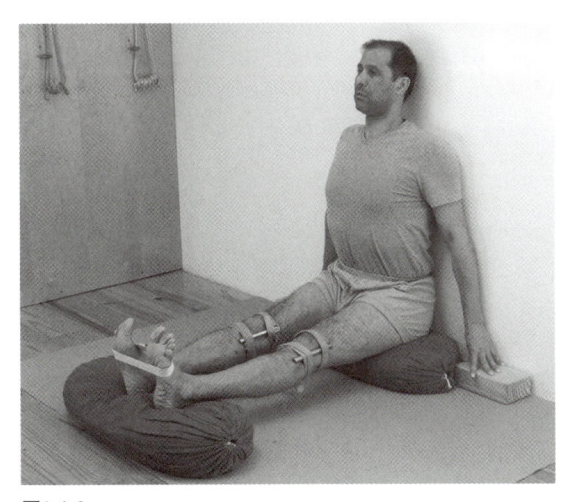

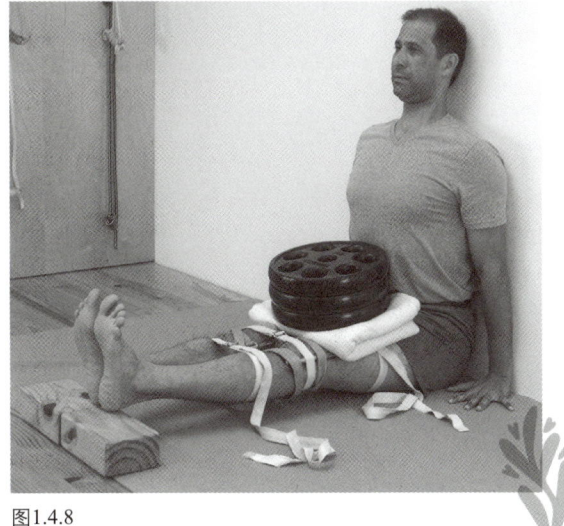

图1.4.6

图1.4.8

瑜伽垫靠墙或木马边垂直展开。坐在地面上，依据个人髋部与腘绳肌的灵活度，准备一到两张毛毯或者抱枕。可以按照 Supta Tāḍāsana（仰卧山式）或 Ūrdhva Prasārita Pādāsana（上伸腿式）中的膝部辅具放置。如果这是习练的第一个体式，进入下一个体式时也保留同样的膝部辅具。大腿上方放置一张毛毯并在其上方加 11 千克甚至更重的杠铃片。如有足部神经性疾病，可在双脚和支撑物间放置一块斜木板。利用一个倒箭盒及杠铃片来固定斜木板。斜木板的窄角面向地面。这也可以保持骶骨抵住墙。如图 1.4.9 所示为卷起的瑜伽垫与六条伸展带。双臂交叠在 34 千克的杠铃片上方以施加更多重力。斜木板使双脚向身体方向倾斜，进一步伸展了大腿后侧（图 1.4.10）。

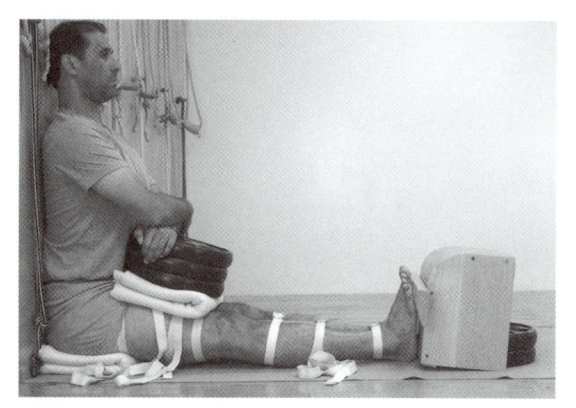

图1.4.9

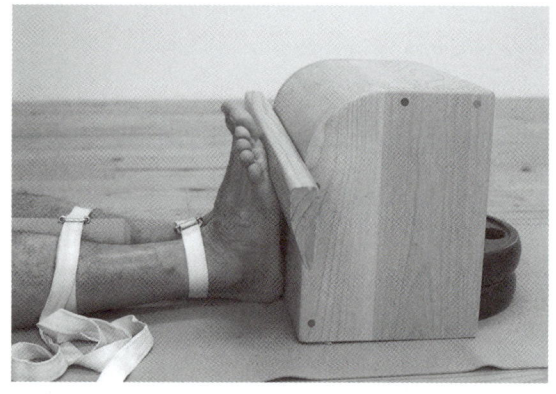

图1.4.10

准备坐立体式序列的辅具时，可在房间中间位置习练 Daṇḍāsana（手杖式），臀部下方放置两张毛毯或者一个抱枕，双脚打开与髋部同宽（图 1.4.11 所示为以膝棒辅助）。

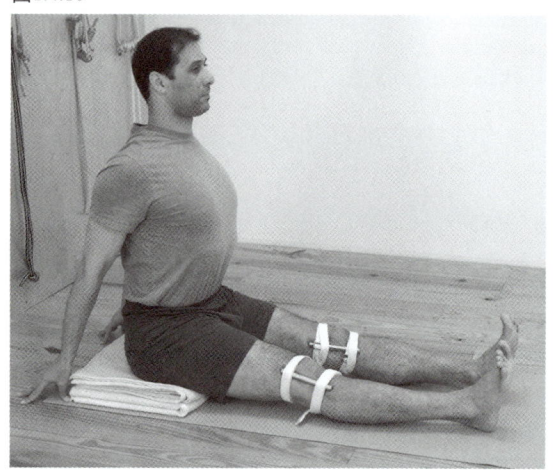

图1.4.11

如果有足够的灵活度，可在地面上习练无辅具的 Daṇḍāsana（手杖式）。将沙袋置于小腿上方以延展膝部后侧（图 1.4.12 所示为双脚打开与髋同宽）。用伸展带系住小腿外侧弓形最突出处。如两个大脚趾无法紧贴，可用伸展带将它们系在一起。将一张瑜伽垫置于小腿上方并加上重物。如图 1.4.13 所示重物总质量为 15 千克。

在垫有一张瑜伽垫的前屈凳①上坐下，进入 Daṇḍāsana（手杖式）。前屈凳长斜角一面朝前放置。坐骨放置在前屈凳最高位的后端一点，不用特别向后（图 1.4.14）。双脚打开与髋同宽的习练可以更好地感受该体式中力的位置，调动身体智性。在使用该辅具的同时也可使用膝棒、六条伸展带及卷起的瑜伽垫（图 1.4.15）。

如图 1.4.16 所示为一个基座②。臀部与脚跟分别放置在基座或者其他类似高度的物体上。将重物（图中使用的是六根金属销）置于大腿上以便伸展腿部后侧。针对弓形腿，可用伸展带将小腿外弯最大处系住（图 1.4.17）。

在 Daṇḍāsana（手杖式）中，将内腹股沟最深层向后移。大腿内侧向脚跟内侧伸展。小脚趾与脚跟外侧对齐。有力地将脚踝内侧移向脚跟内侧。张开脚趾，使每个脚趾之间都有空隙。拉长脚趾颈部。保持双脚直立向上并将大脚趾球向小脚趾球延展。拓宽脚跟前侧（与足弓相连处），从而拓宽膝部后侧。双脚外侧移向脚踝。小腿外侧推向小腿内侧。腓肌向脚跟伸展。小腿顶端沉向地面。大腿后侧下压，尤其是靠近膝部的大腿下段。膝部内外两侧向地面均衡下沉并拉长，髌骨保持与地面平行。不要简单地使肌肉变硬。关

图1.4.12

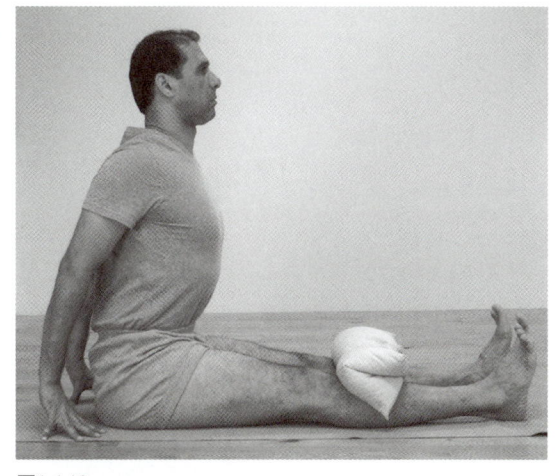

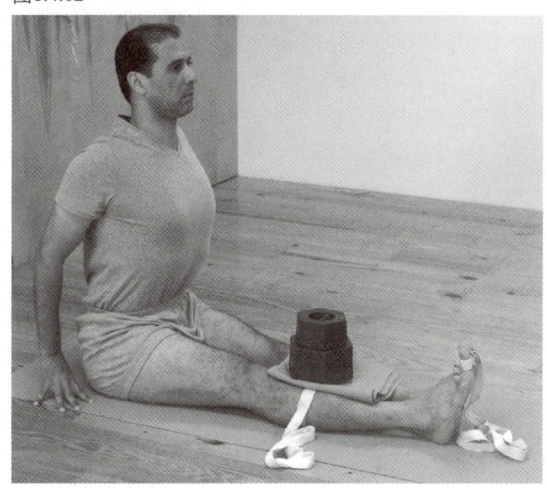

图1.4.13

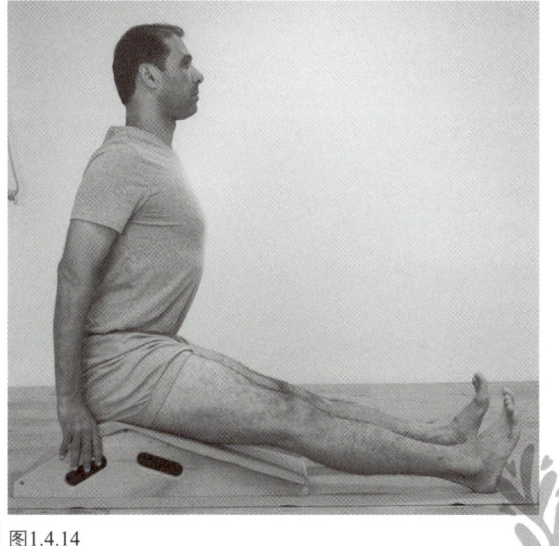

图1.4.14

---

① 前屈凳可以订制。
② 基座高为 4 厘米，两侧木板的尺寸为 4 厘米 × 2.5 厘米）。上表面尺寸为 56 厘米 × 41 厘米。

注小腿骨上端至股骨下端之间的膝关节内部，将这两点连接处充分伸展以帮助双膝展开。双手下压，提升骶骨、腰椎、胸椎及颈椎。胸骨及胸腔两侧上提。凝视前方并保持腹部柔软和大脑平静。

根据个人情况，在该体式中停留30秒至10分钟。习练坐立体式序列时，作为向其他体式转换的 Daṇḍāsana（手杖式）保持时间可以短一些。但如果作为一个习练的起始体式，则可以保持更长时间以矫正身体不平衡的问题。该体式是前屈、扭转和腹部稳定类体式的基础。Supta Tāḍāsana（仰卧山式）或者 Ūrdhva Prasārita Pādāsana（上伸腿式）可在该体式后习练并使用同样的辅具。如果使用膝棒，并在之后的习练中需要站起，可转身面朝地面，双手置于四柱式的位置，推地提起双腿与躯干，类似进入 Ūrdhva Mukha Śvānāsana（上犬式）的动作，然后双手、双脚相互挪近，直到身体进入直立位。或者，也可在台面上习练该体式，这会更易进入直立位。

Daṇḍāsana（手杖式）能够缓解急性及慢性膝部疼痛，肌腱及韧带的撕裂、炎症与疼痛，半月板与髌骨循轨失常，软骨损伤、错位、拉伤，骨关节炎，以及正位偏离问题。

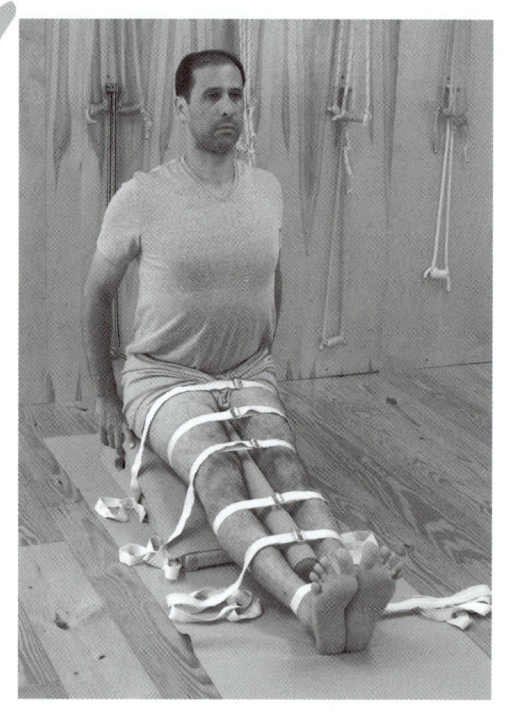

图1.4.15

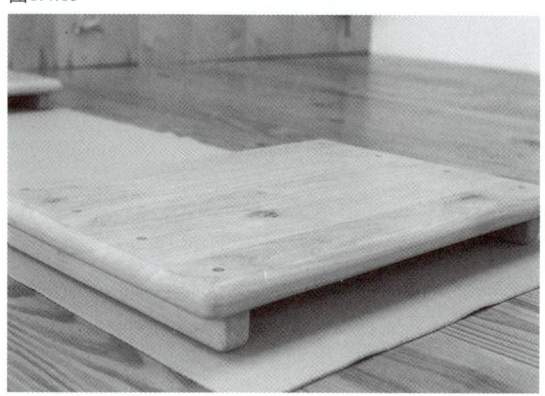

图1.4.16

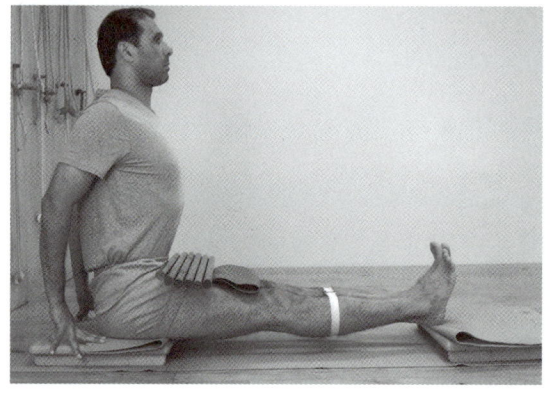

图1.4.17

5. Supta Padaṅguṣṭhāsana（仰卧手抓大脚趾式）(直腿)

关于 Supta Padaṅguṣṭhāsana（仰卧手抓大脚趾式）的变体及其相关序列可以写一整本书。本书旨在为习练这个既简单又具挑战性的体式提供一个起始的基点。

针对膝部的习练应始于直腿体式，从而摆正、拉长及平衡骨骼、肌肉、关节、软组织及韧带。将腿倒置同样可以帮助减轻炎症并有助于使髌骨正确运动。膝部积液易将髌骨从它所在的股骨槽中推出，减轻炎症使双膝可以无痛弯曲。体式的屈膝变体有助于进一步减少膝部多余的积液，并为膝关节的屈曲、伸展及旋转创造灵活性。

从脚跟靠墙的 Supta Tāḍāsana（仰卧山式）开始。双手抓住瑜伽垫两边并将其推向墙的方向。上臂内侧向外旋，肩胛骨上提并收进背部。扩展胸腔并提升胸骨。放松腹部。脚踝内侧向脚跟内侧伸展，小腿外侧及大腿内收。先将大腿外侧转向大腿前侧，然后将大腿内侧及内腹股沟沉向地面方向。内后腹股沟向脚跟内侧伸展。大腿前侧的皮肤移向肌肉，肌肉移向骨骼。大腿后侧的肌肉移离骨骼，皮肤移离肌肉。大腿后侧应接触或者尽量贴向地面。当完成该体式的变体时，停留在地面的那条腿应严格地遵循这些动作要领。

如果髋部与双腿不够灵活，右腿抬起可小于90°，使双膝能够保持伸直而无须拉伸腿部后侧。右腿放到椅子或犁式盒上（图1.5.1），或者墙角上（图1.5.2），也可以是木马的正面（图1.5.3）。如果可以的话，左脚贴墙保持在地面上，或者将左脚跟放在一块瑜伽砖上，进一步伸展左腿（图1.5.2）。

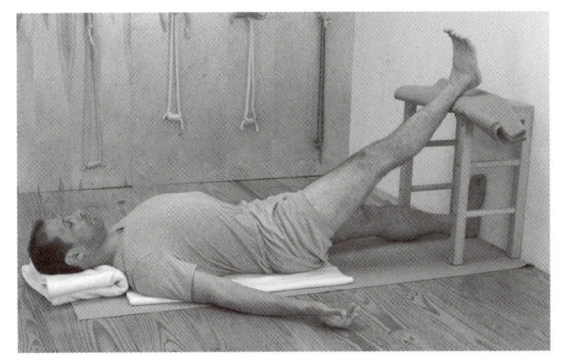

图1.5.1

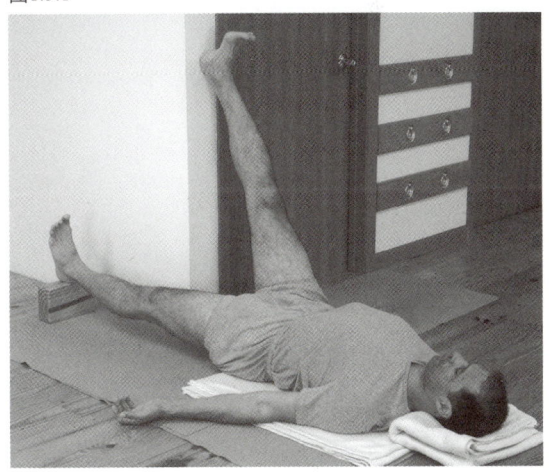

图1.5.2

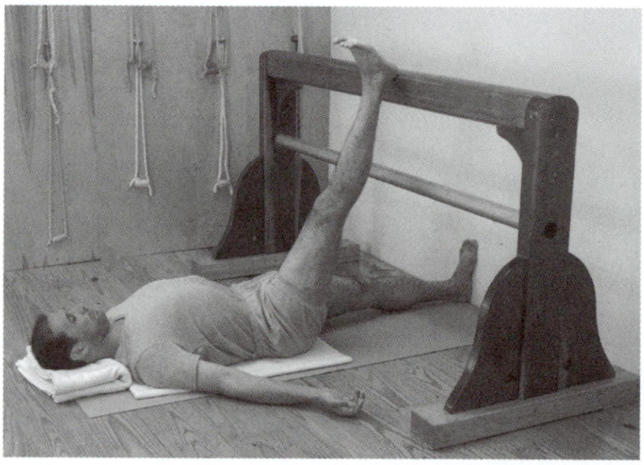

图1.5.3

当腿部后侧能够毫无压力地抬离地面90°时，将右腿抬起90°，并用伸展带绕过脚趾球。有时可能需要屈膝才能将伸展带置于脚上。或者也可将伸展带"套环式"或甩向脚直至挂到脚上。双手分别抓住伸展带两端离地较近处，使手肘能够弯曲。肩部收进背部，拓宽锁骨，打开并扩展胸腔。右脚跟与右侧坐骨对齐。移动右髋外侧远离腰部，使髋部保持水平。收紧大腿。将 Ūrdhva Prasārita Pādāsana（上伸腿式）中的力运用于该体式的上方腿，Supta Tāḍāsana（仰卧山式）中的力运用于地面腿。

伸展带套在脚上的不同位置会给腿部带来不同功效。下文将逐一进行介绍。首先，伸展带绕过右脚趾球，脚趾球踩向伸展带以拉长腿部（图1.5.4和图1.5.5）。完成该动作后，将伸展带滑到足弓。足弓踩向伸展带以拉长腿的中段（核心）（图1.5.6）。然后，将伸展带滑至脚跟前端（图1.5.7）。脚跟前端踩向伸展带，将膝关节内侧韧带回拉。最后，将伸展带滑到脚跟后缘（图1.5.8）。伸展带在脚跟后缘容易滑离脚掌。如若发生这种情况，重新放置伸展带即可。脚跟后缘踩向伸展带，将膝关节外侧韧带回拉。当伸展带置于脚掌的某个位置时，想象伸展带也存在于脚掌的其他位置，与此同时启动全部力，拉长膝部内外两侧并伸展韧带。髌骨正中推向膝部后侧。利用这些动作最大限度地伸直膝盖。延展腓肌的中央。右大腿后侧沉向地面，将腓肌向脚跟方向上提。腿部应拉长并延展，但不能以过度拉扯腘绳肌为代价。地面腿的大腿上端向内旋。与此同时，上方腿的大腿上端向外旋。具体方法是，将离骨骼最近的肌肉向内旋，离皮肤较近的肌肉向外旋。该动作正确完成的话，下腹部会延展并感到轻盈。头部与颈部在中线上保持放松。

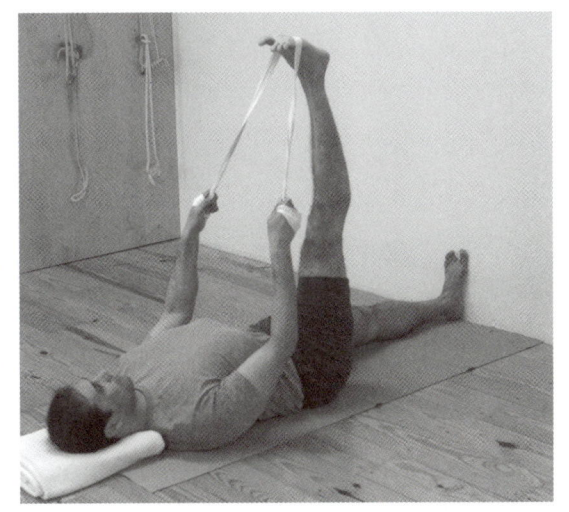

图1.5.4

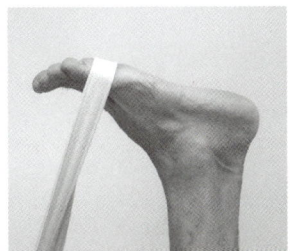

图1.5.5

图1.5.6

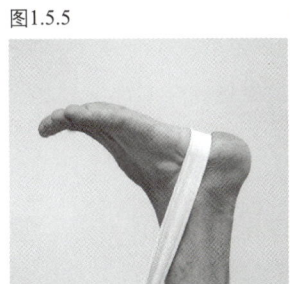

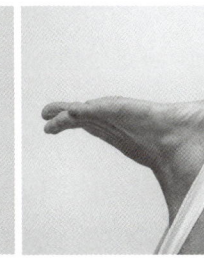

图1.5.7

图1.5.8

当上方腿抬起时，地面腿会有收紧并抬离地面的倾向。将一块瑜伽砖以第二高度放置在地面腿的脚跟下方。这有助于伸展腿部后侧并使大腿前侧向骨骼收紧。如图 1.5.9 所示为使用膝棒的体式变体。将一个杠铃片置于膝部内侧以保持地面腿的伸展（图 1.5.10）。大腿及小腿外侧向内移。利用杠铃片辅助膝部内侧下沉。

将一根长绳对折绕在上方腿膝部的上下两侧，辅助者的站立腿靠近习练者的地面腿。绳子与习练者的膝部水平。辅助者将一只手放在习练者地面腿一侧的髋部以保持该腿的伸展及髋部的水平。辅助者的另一只手握住习练者上方腿的大腿前侧。辅助者用肩部抵住习练者的小腿或者脚后侧来帮助腿部后侧向前移动。与此同时，辅助者的腿将绳子向后拉（图 1.5.11）。习练者的双臂如 Ūrdhva Hastāsana（手臂上举式）伸展，手背贴地进一步伸展全身。为了增强膝关节伸展及韧带拉长的功效，辅助者抓住习练者脚跟向前推的同时可用自己的腿将绳子往回拉。辅助者用另一只脚抵住习练者上方腿的髋部外侧（图 1.5.12）。这类绳子的辅助有时会造成膝部不适。如此种情况发生，习练者须有力地由中央向两侧延展上方腿的腓肌来进一步伸直腿，以便消除膝关节的疼痛。

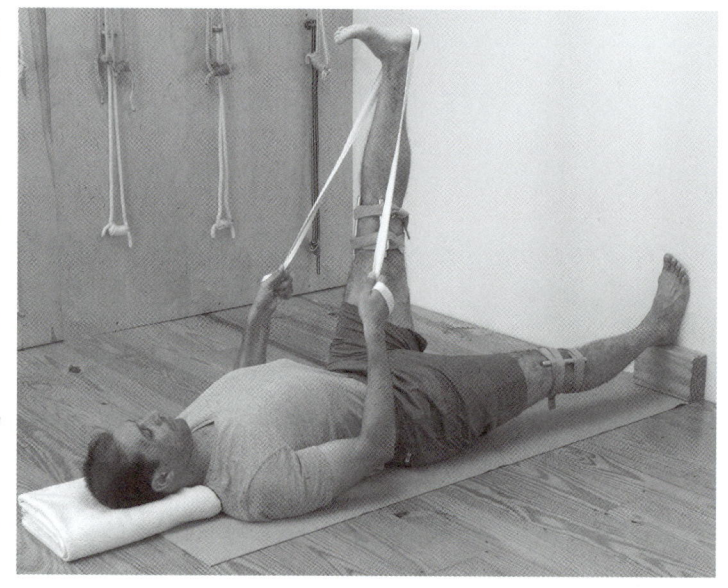

图 1.5.9

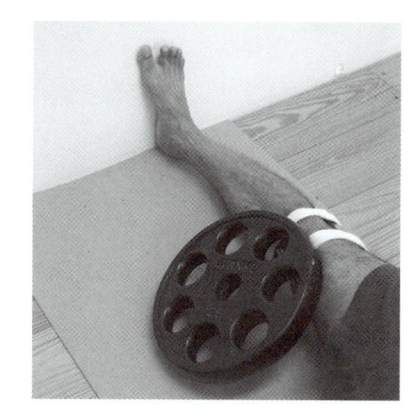

图 1.5.10

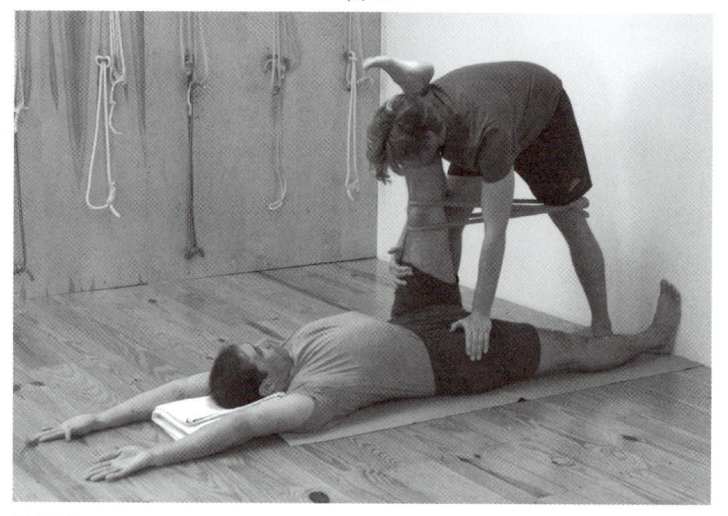

图 1.5.11

将一条长伸展带系在低位墙钩上并套过大腿中段最粗处。将另一条伸展带套在脚上并将腿拉向腹部。大腿向后推并拉长腿部后侧（图1.5.13）。将伸展带重新放在髌骨上方，膝部向后，腿部向前，这样会进一步伸展腿部（图1.5.14）。

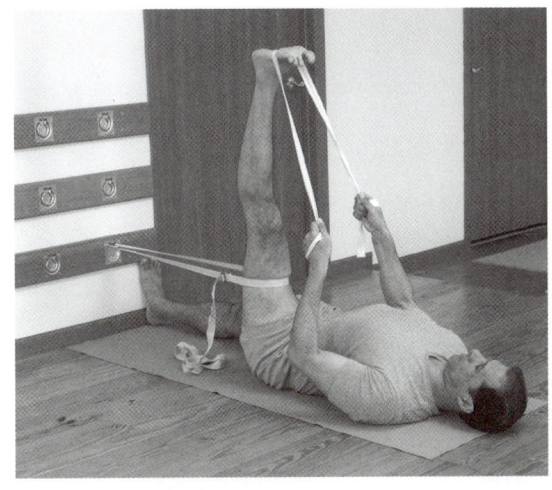

图1.5.13

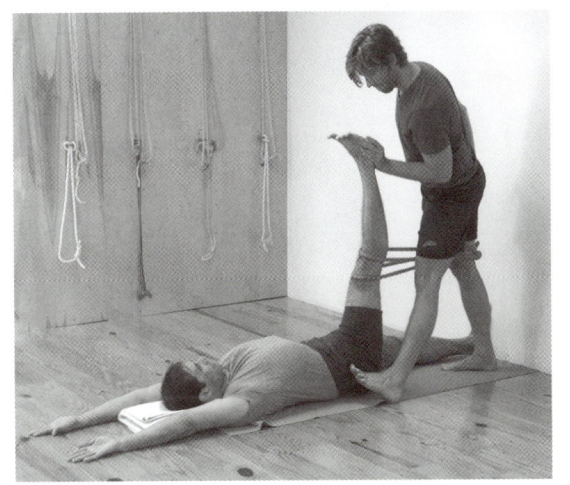

图1.5.12

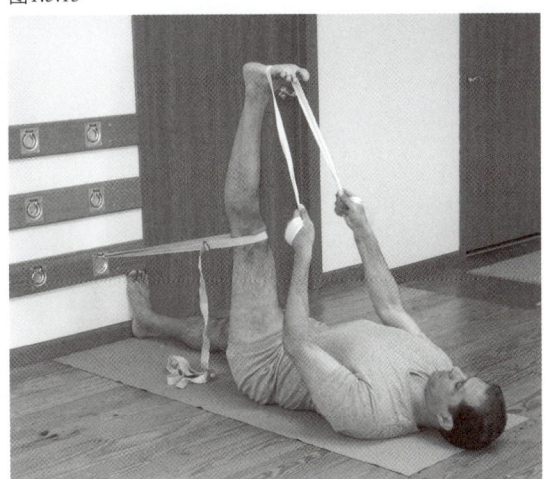

图1.5.14

将一条伸展带置于膝部上方，环扣置于膝内侧，伸展带绕过膝后侧来到膝外侧。将另一条伸展带置于膝部下方，环扣置于膝外侧，伸展带绕过膝后侧来到膝内侧（图1.5.15）。双手抓住两条伸展带的两端并向外拉（图1.5.16）。一条伸展带绕于右膝的正中央，环扣置于膝内侧，该伸展带的另一端经膝后侧绕出。另一条伸展带套在右脚中段，环扣位于脚外侧，伸展带的另一端经脚侧面绕到前面。右手握膝部伸展带的一端，左手握足部伸展带的一端，将伸展带向远离腿的方向拉动（图1.5.17）。

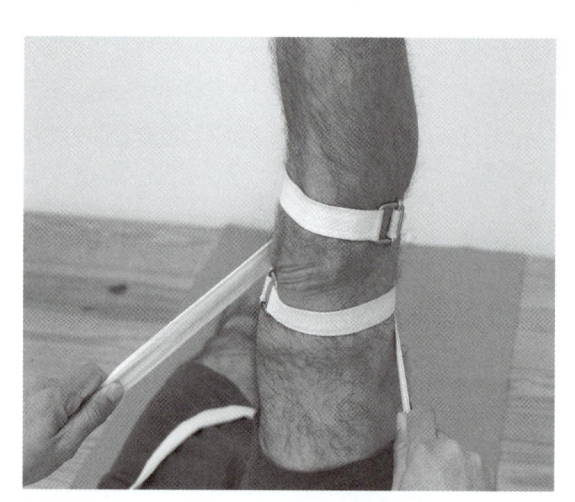

图1.5.15

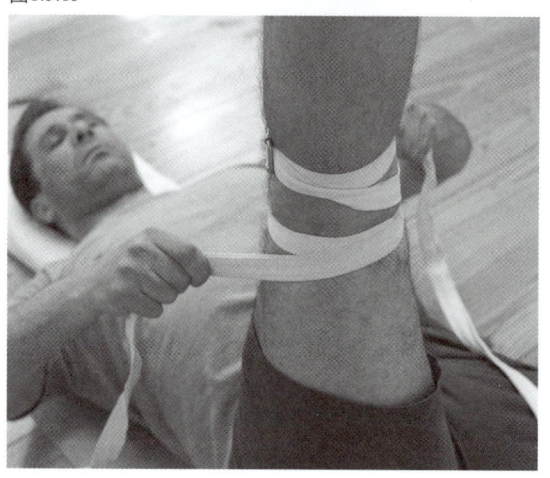

图1.5.16

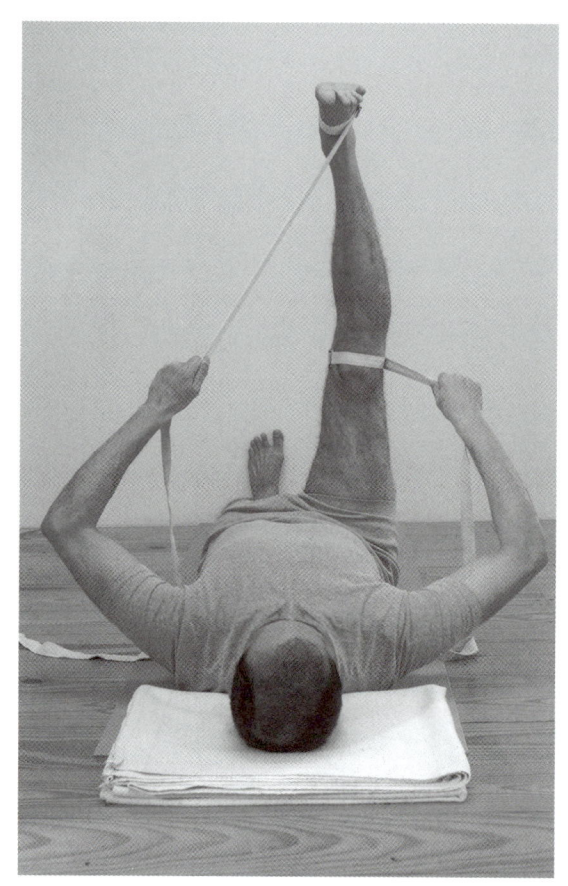

图1.5.17

如果有两名辅助者，将一条伸展带绕在习练者的膝部，环扣由内侧向外拉出；将另一条伸展带套在习练者的脚上，环扣在脚外侧足弓正中处，伸展带经脚背向外拉出。两名辅助者将伸展带用对等的力平稳地拉动，同时习练者手握一条套在脚上的伸展带以使足部稳定处于上方（图1.5.18）。利用脚上的伸展带可以支撑右腿直立。一名辅助者将一根绳子绕于习练者小腿的弓形最突出处并向内拉，同时将习练者的脚内侧向外推以便稳定其身体（图1.5.19）。

根据个人情况，习练该体式30秒至3分钟。换另一侧，抬起左腿。如果保持时间短于1分钟，应重复习练该体式。

Supta Padaṅguṣṭhāsana（仰卧手抓大脚趾式）（直腿）可以缓解急性及慢性膝部疼痛，韧带及肌腱的撕裂、炎症与疼痛，髌骨与半月板循轨失常，软骨损伤、错位、拉伤，骨关节炎，以及正位偏离问题。

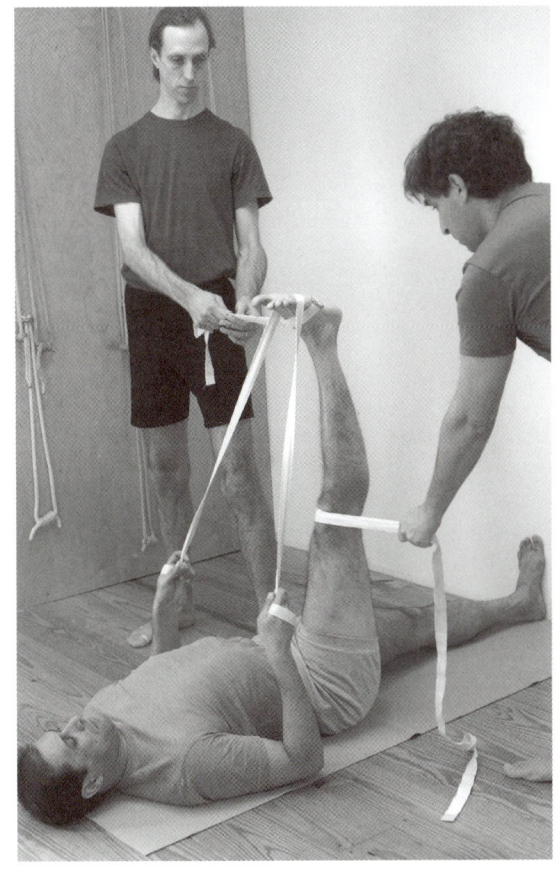

图1.5.18

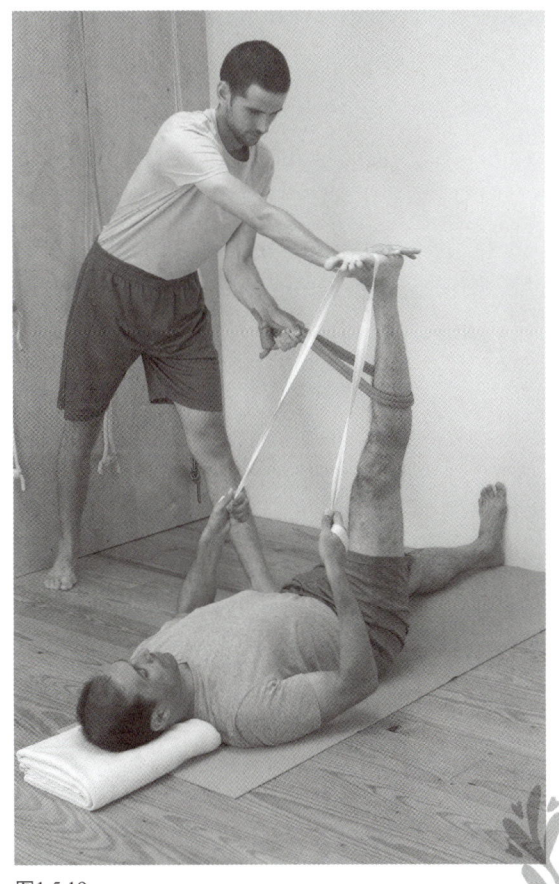

图1.5.19

6. Supta Padaṅguṣṭhāsana（仰卧手抓大脚趾式）（屈腿）

从双脚贴墙的 Supta Tāḍāsana（仰卧山式）开始，习练该体式的屈膝变体。不要影响左腿动作，髋部到腰部两侧等长，屈右膝，将大腿拉向腹部。用大拇指将膝部后侧及腓肌上端由中央延展开（图1.6.1）。持续展开膝部后侧的同时将小腿与大腿拉近腹部，脚跟拉向臀部，不要造成右脚紧张（图1.6.2）。在不影响左腿动作的前提下，双手手指交扣于小腿上方并将大腿进一步拉向腹部（图1.6.3）。右髋移动，远离腰部，以保持髋部水平。如果在小腿交叉双手有困难，用一条伸展带绕过小腿上方将腿拉近。双手抓紧或者使用伸展带由小腿中段（图1.6.4）逐渐下移到小腿下段（图1.6.5），使膝部进一步贴近胸腔。

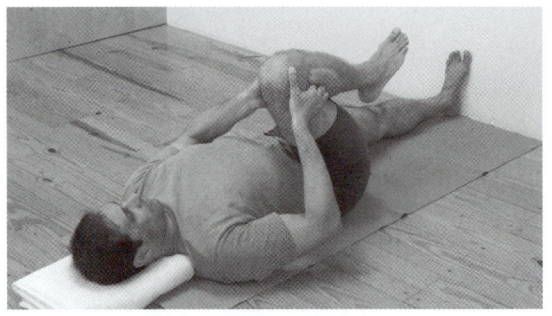

图1.6.2

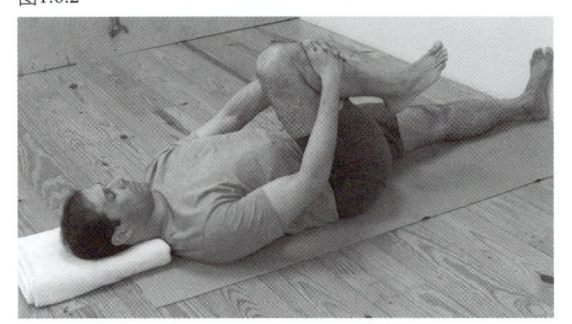

图1.6.3

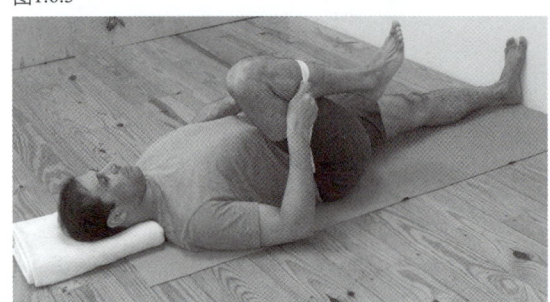

图1.6.4

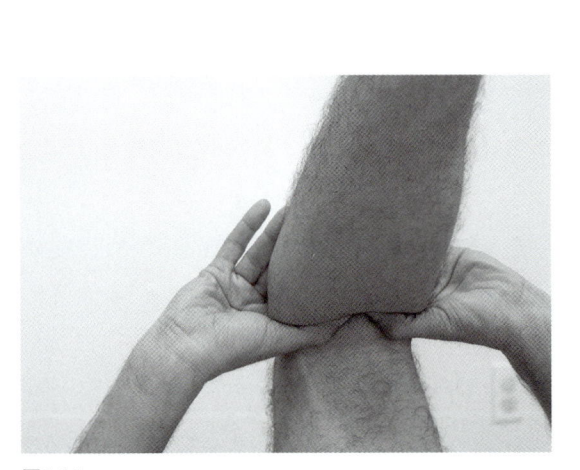

图1.6.1

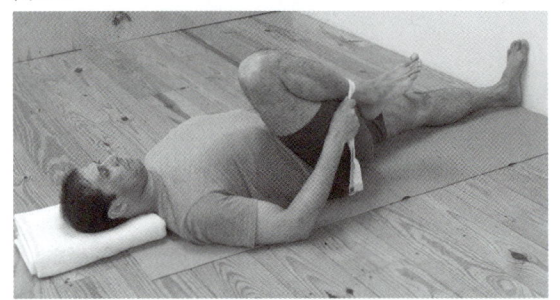

图1.6.5

如果屈膝带来疼痛，可在膝部后侧插入下列辅具，以便创造空间：一根绳子（图1.6.6），一根直径为2.5厘米的木销（图1.6.7），一条卷起的毛巾（图1.6.8），一个绷带卷（图1.6.9），一张卷起的瑜伽垫（图1.6.10），一根泡沫棒①（图1.6.11），或者一根由泡沫包裹的PVC管（图1.6.12）。直径较大的辅具适用于有严重屈膝疼痛的习练者。多尝试几次以便了解哪种辅具针对打开膝部后侧及缓解屈膝疼痛效果最佳。圆饼②同样可以用作膝后的支撑。它能够打开膝部后侧，展开腓肌，并且对于紧张的小腿肌肉同样有效。如图1.6.13所示为用一个小圆饼置于膝部后侧。如图1.6.14和图1.6.15所示为一名辅助者将一个大圆饼置于习练者的膝部后侧，使其尽可能紧贴膝后。在膝盖的上下两侧分别系一条伸展带同样能够辅助屈膝（图1.6.16）。这些非承重的屈膝变体对于为膝关节创造空间、舒缓膝部及保持髌骨循轨正常具有较好的效果。这些辅具的示范也可用于其他屈膝体式，例如Baddha Koṇāsana（束角式）、Bhekāsana（蛙式）或Vamadevāsana（圣哲涡摩提婆式）。此处示范的几种辅具在本书其他屈膝体式中的运用将不再赘述。

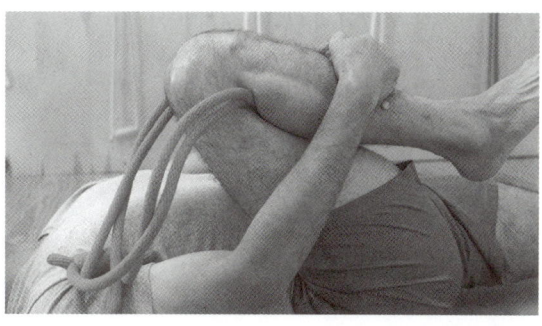

图1.6.6

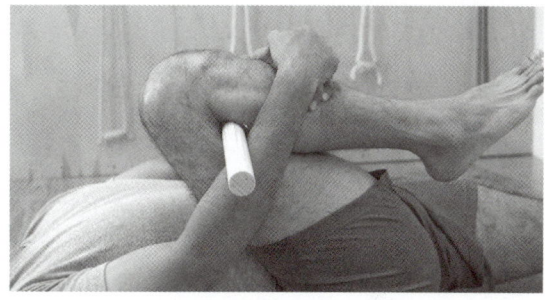

图1.6.7

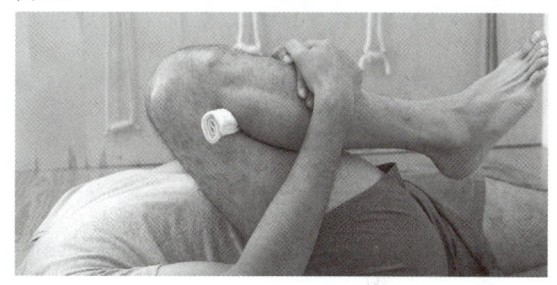

图1.6.8

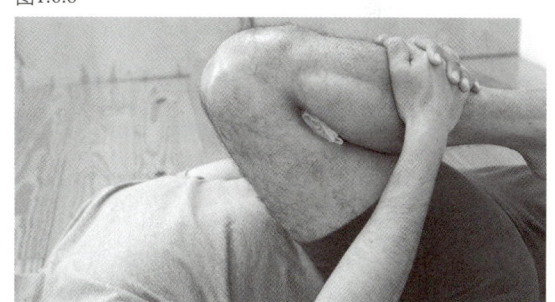

图1.6.9

① 泡沫棒是一种游泳器具，可帮助身体浮于水面。本书展示的是一类小直径的泡沫棒。
② Chumbal是马拉地语，指一种由棉布条绕成甜甜圈形态的圆饼，有多种尺寸可供选择。它源于一种置于头顶帮助平衡的支撑物，可以在人们打井水时置于头顶辅助水桶保持平衡，或是将塔拉布鼓（一种印度鼓）置于其上放置。据2013年拉玛玛妮艾扬格瑜伽学院的日志，B. K. S. 艾扬格说过："……当我在练习Baddha Koṇāsana（束角式）时，……我突然意识到臀部呈圆形，然而我们用来支撑的物体却都是平的，例如抱枕、枕头或者瑜伽砖。圆形的臀部怎么能很好地放置在平坦的支撑物上呢？我们通过此类支撑物达到了增高的目的，但形态却未必理想。我们在腹股沟得到的自由是否影响了臀部呢？因此，我将两条腰布（一种传统的印度男子服饰）卷起，分别垫在两侧的臀部下方，看起来很像春吧（圆饼）。chumbal为一个方言词，有类似于甜甜圈的结构，由一条长的棉布卷成，两端向内卷入固定……我尝试在Baddha Koṇāsana（束角式）中使用它们，体式感受非常美好。"

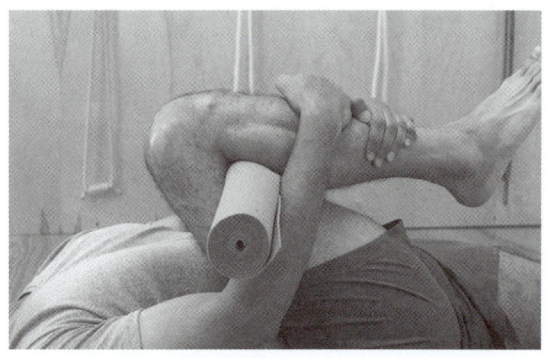

图1.6.10

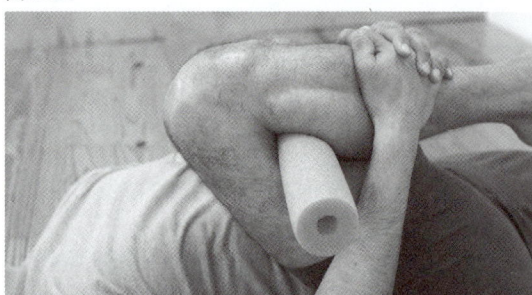

图1.6.11

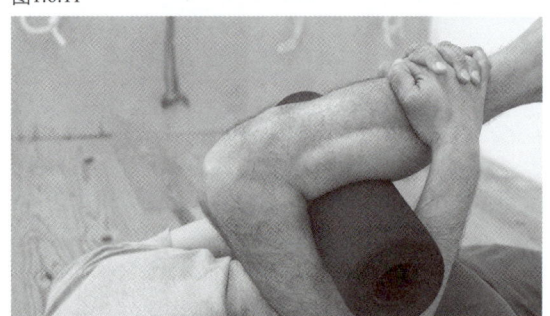

图1.6.12

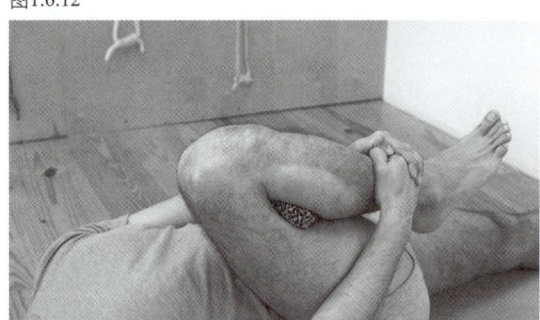

图1.6.13

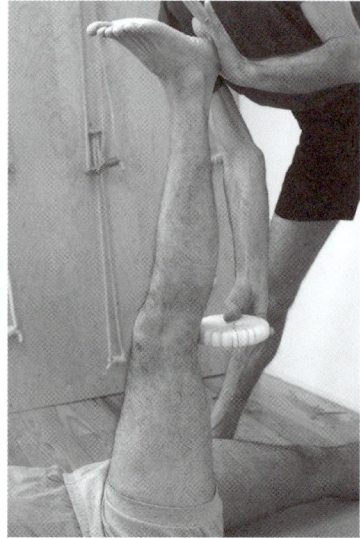

图1.6.14

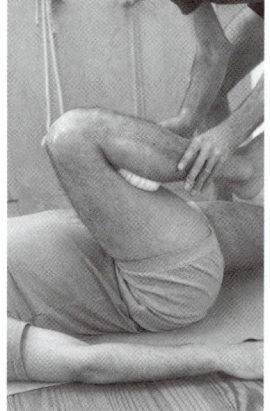

图1.6.15

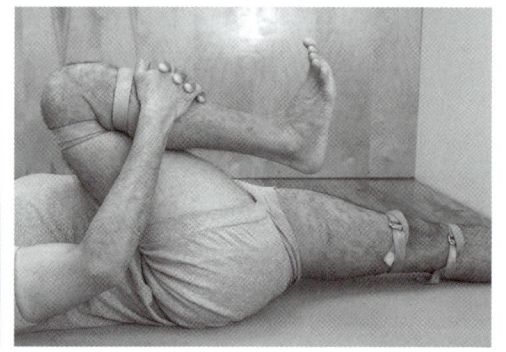

图1.6.16

无论在屈膝时是否使用辅具，都应按照上文所述，将膝盖后侧折叠处及腓肌上端充分地展开。右大腿拉向腹部。保持膝部弯曲并延展脚跟，使腿部后侧拉长（图1.6.17）。左手放在左大腿前侧将其推向膝盖，远离髋部（图1.6.18）。然后左手置于屈膝腿的小腿上，右手食指与大拇指深入右髋底端横纹处（图1.6.19）。用手将右髋外侧推离腰部。

将一条伸展带绕过右脚跟，左脚贴墙。双手分别握住伸展带两端。右脚跟推向伸展带，脚趾回勾（图1.6.20）。保持膝部弯曲，延展小腿及大腿后侧。缓慢地向上抬腿并伸直膝部，保持腿部后侧拉长（图1.6.21）。完全伸直腿（图1.6.22）。右脚跟始终推向伸展带，使股骨头稳定在髋关节窝中间。将一张毛毯垫在左髋下方，重复同样的步骤，缓慢伸直右腿的同时保持腿部后侧伸展（图1.6.23）。左大腿前侧移向膝部。使用毛毯将一侧髋部垫高能够打开骶骨与骨盆，同时有助于地面腿的膝部更靠近地面。

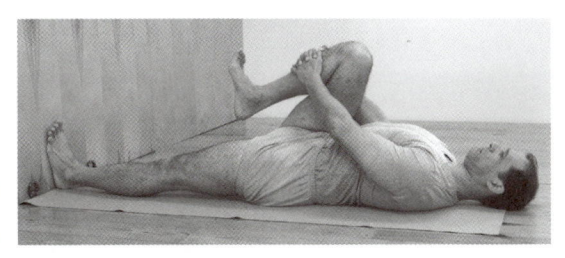

图1.6.17

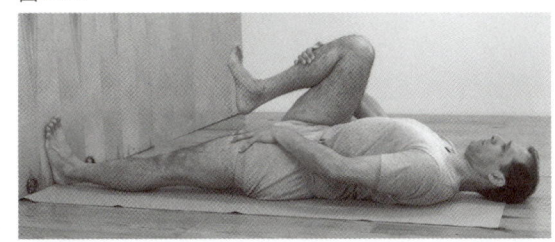

图1.6.18

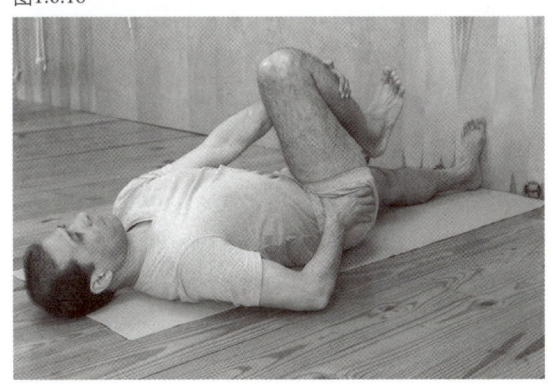

图1.6.19

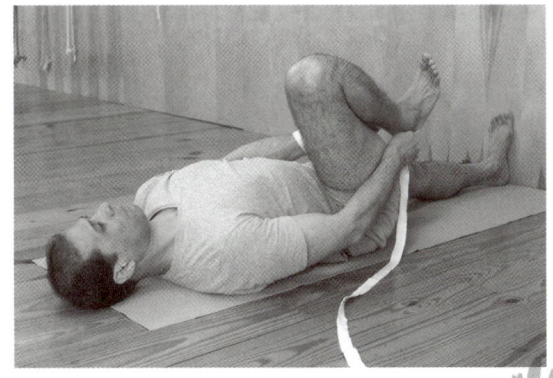

图1.6.20

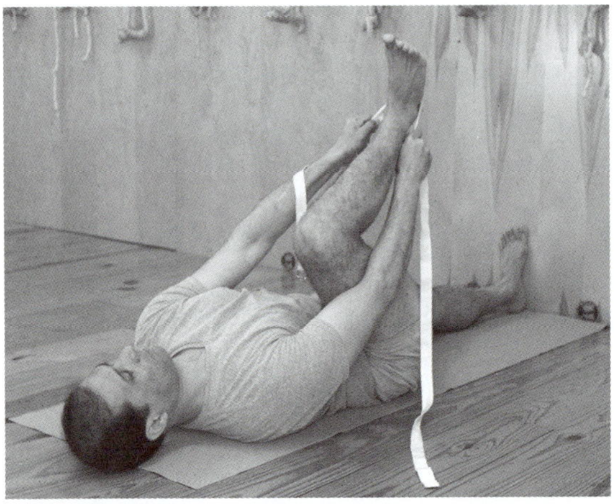

根据个人习练的水平与状态，保持屈膝位 20 秒至 3 分钟。换另一侧，如习练时长较短可重复习练 2 至 3 次。

Supta Padaṅguṣṭhāsana（仰卧手抓大脚趾式）（屈腿）有助于习练者尝试无负重地弯曲膝盖。这样能创造膝关节空间及减少积液。

图1.6.21

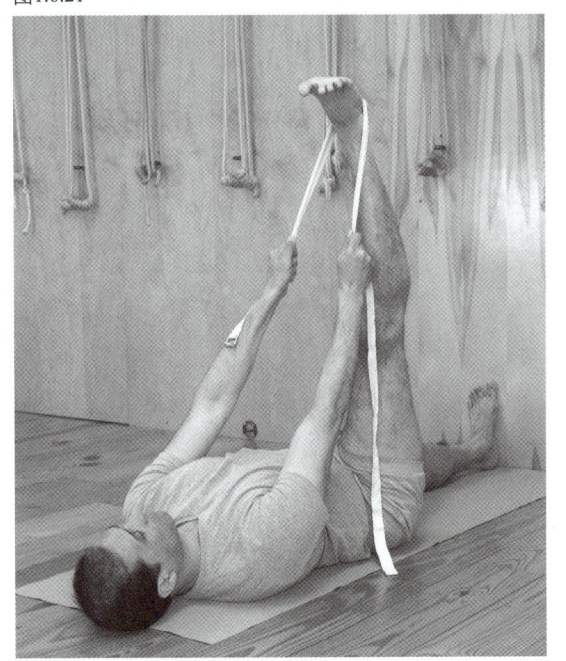

图1.6.22

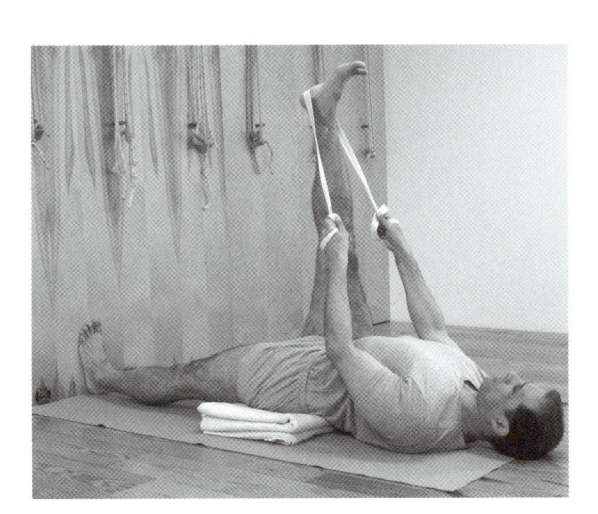

图1.6.23

7. Supta Pārśva Padaṅguṣṭhāsana（仰卧侧手抓大脚趾式）（直腿与屈腿）

直腿

　　由 Supta Tāḍāsana（仰卧山式）开始，髋部与墙的外缘基本对齐。右脚跟尽可能低地放到侧面墙上。利用墙面稳定脚跟。用一个抱枕支撑右大腿外侧。左脚跟放在一块瑜伽砖上，有助于伸展腿部后侧并使大腿前侧向下贴向骨骼。辅助者首先将手放在习练者的左大腿外侧并将其向上转。习练者下沉左侧内腹股沟去向地面，并将左侧内腹股沟向脚跟方向拉长。左侧腹股沟的伸展要多于右侧。收紧双侧大腿并伸直双膝。双臂在身体两侧打开，与肩膀成一线。手掌朝下，压向地面，使双肩在地面保持水平（图 1.7.1）。

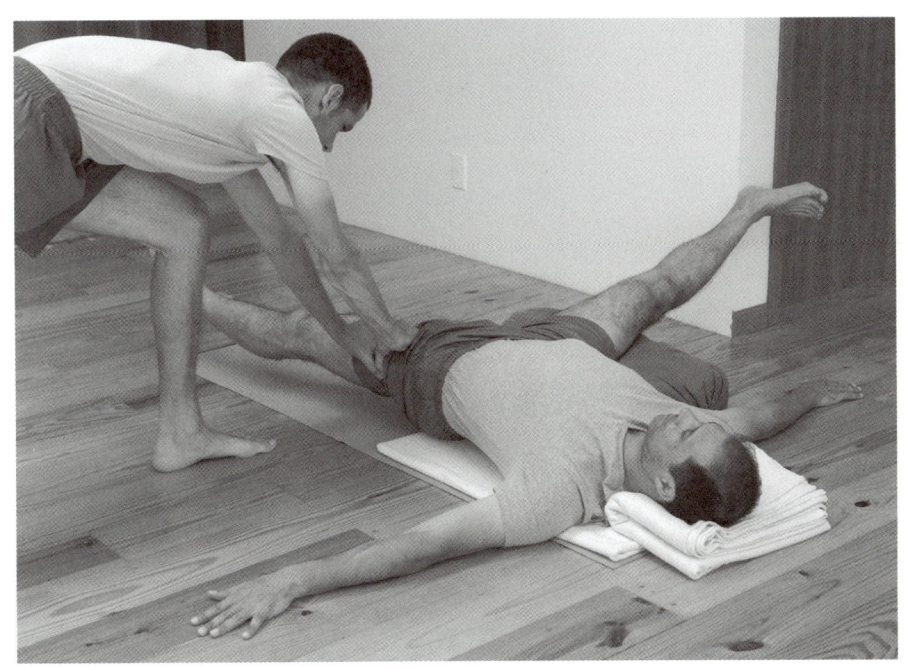

图1.7.1

进入 Supta Tāḍāsana（仰卧山式），双脚脚跟贴墙。保持左脚跟抵墙。屈右膝，将一条伸展带由脚跟外侧绕到腿内侧。右手在右腿内侧握住伸展带的两端。左臂向侧面打开，与肩部成一线。手掌朝向地面，避免身体向右倾斜。左侧三角肌上方压向地面，进一步使肩部稳定去向地面。左腿与左髋保持在地面，右腿向上伸直并向侧面打开，与髋部同高或者高于髋部。用右脚跟外侧蹬伸展带的力[①]引导动作，这样右腿的髋关节窝内就不会松懈。为保持股骨头位于髋关节窝正中，须将右大腿外侧移向髋部，同时将右大腿上端的皮肤由外向内旋。左侧腹股沟的伸展要多于右侧，使左髋保持在地面上。上臂内侧向外旋，前臂向内旋，伸展手臂及扩展胸腔（图 1.7.2）。随着手臂上的力，骨盆也会展开。保持双膝收紧，双腿伸展。如图 1.7.3 所示，地面腿的膝部内侧辅以膝棒和杠铃片。如果膝棒带来不适，可只在膝部上下两侧使用伸展带（图 1.7.4）。如图 1.7.5 所示为辅助方式。辅助者将一根对折的绳子绕于习练者上方腿的膝盖上下两侧。将自己距离习练者地面腿较近的腿也置于绳圈内。用自己的对侧腿辅助习练者将上方腿进一步向上及向外展开。然后用一只手辅助支撑习练者上方腿的脚跟并将其向前推，同时用另一只手确保地面腿的髋部贴地。

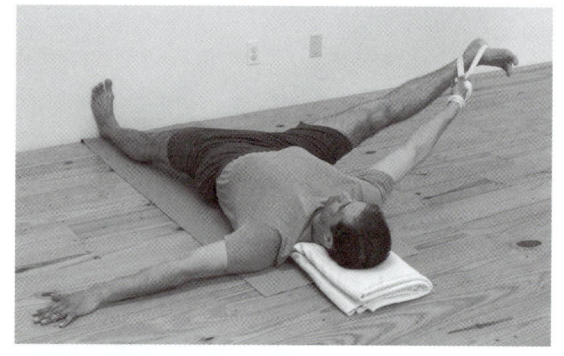

图1.7.2

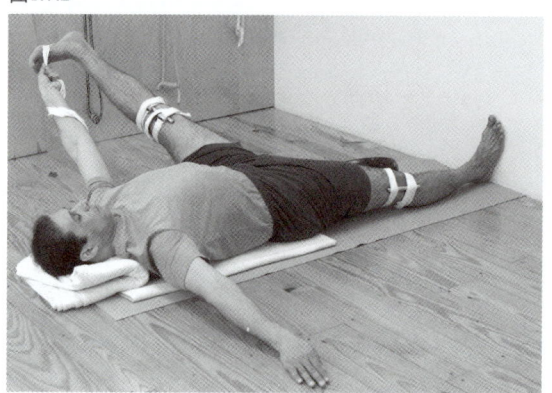

图1.7.3

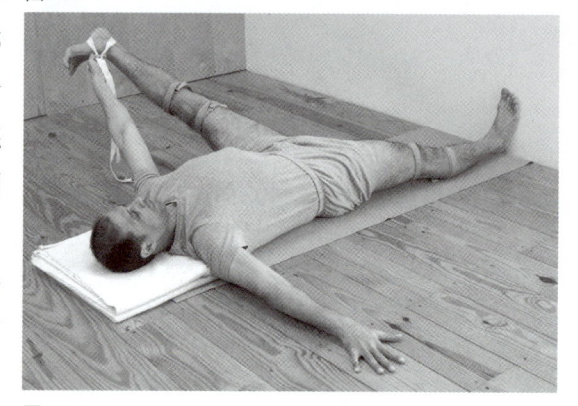

图1.7.4

[①] 原文为 Action。一方面，在体式课中，指行为中的力。在体式的保持中，体式中的力是否存在表现为该体式是否呈现出一种生命力。有生命力的体式给人的感觉是鲜活的，而摆个样子，做个动作，则缺少其中的力，体式是毫无生机的。有些力很精微，于外在甚至是看不出来的，但于习练者自身的感受而言，却有着巨大的差异。另一方面，在瑜伽的规范和哲学层面，可以理解为行为或行动。具体如何翻译，可按照课堂内容进行。——译者注

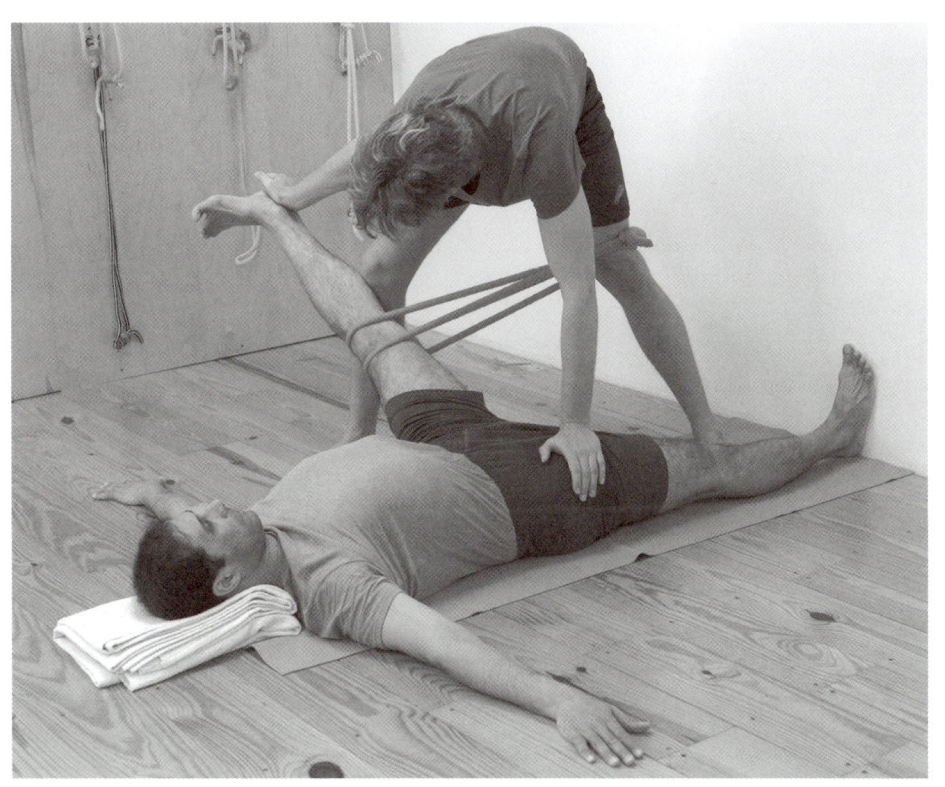

图1.7.5

将一张瑜伽垫的短边沿墙放在低位墙钩下方，伸展带穿过墙钩并套在右大腿上端。环扣应放置在便于将伸展带拉向髋部的位置，使其在大腿上端能稳固地收紧（图1.7.6）。应用上文中的动作要领，进一步将右大腿上端的皮肤由外向内旋（图1.7.7）。将伸展带套在右大腿中段（图1.7.8）并将右大腿前侧的皮肤先移向肌肉再移向骨骼。最后，将伸展带套在膝部中央（图1.7.9）。收紧髌骨并伸展膝部内外两侧。可在单侧完成所有腿部位置的辅助习练后换另外一侧腿，也可在每个辅助位都换边习练。

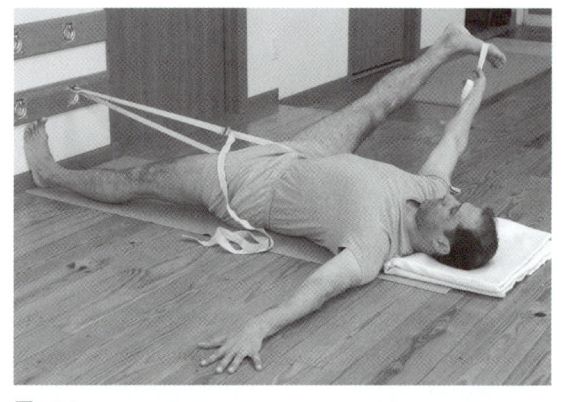

图1.7.7

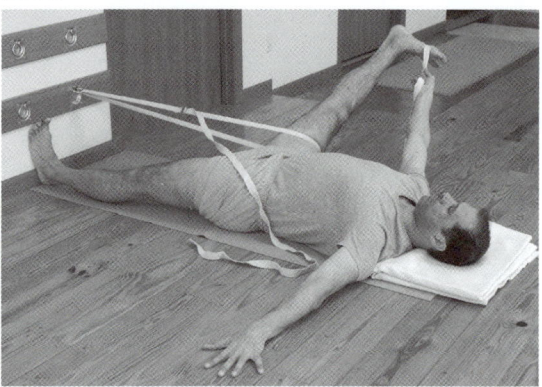

图1.7.8

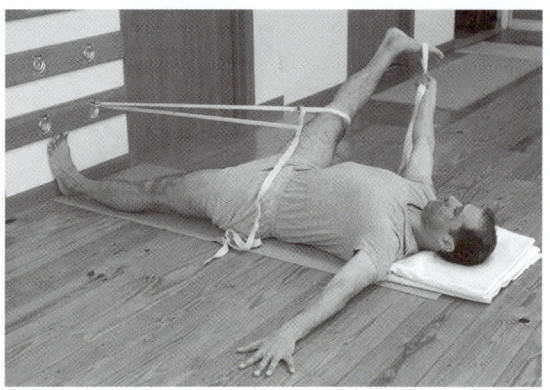

图1.7.9

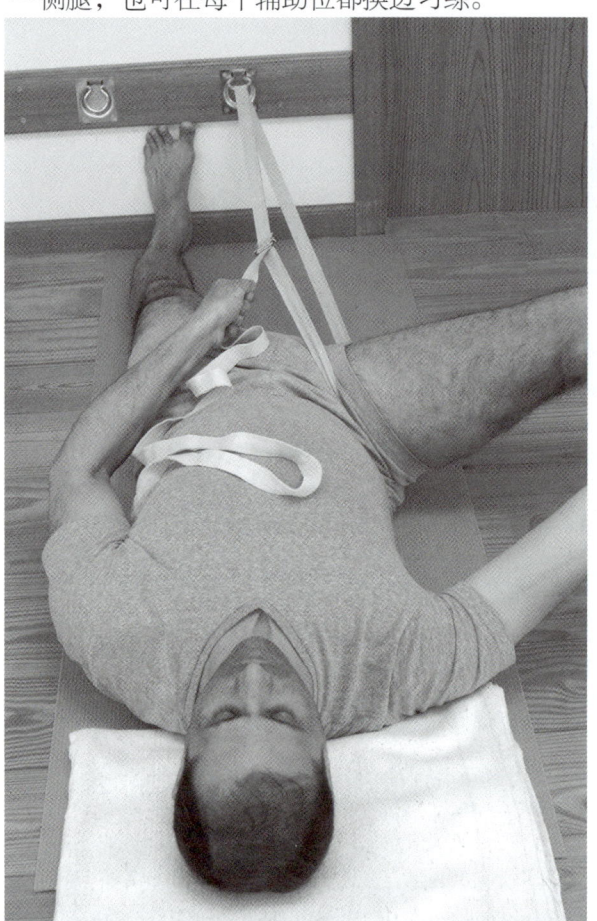

图1.7.6

屈腿

针对屈膝的变体，可以从 Supta Tāḍāsana（仰卧山式）开始。右大腿中段与墙外角基本对齐。屈右膝，右脚尽可能放到墙上最远处。用抱枕支撑右大腿外侧。右侧小腿与大腿间形成一个直角，右侧小腿与左腿平行，右侧大腿与躯干垂直（图 1.7.10 所示为左脚跟放在瑜伽砖上）。

脚跟靠墙，从左腿贴地、右膝弯曲开始。右手经大腿内侧抓住右脚外侧。小腿与地面垂直，脚掌与天花板平行（图 1.7.11）。如用手抓住脚有困难，可在脚上套一条伸展带（图 1.7.12）。用手或伸展带将弯曲的膝盖更多地拉向地面。膝部保持直角。

根据个人能力，每一侧保持 20 秒至 3 分钟，如保持时间在 1 分钟或以下，需要重复练习 3 次。

该体式使腿在不承重时屈膝，也保留了 Supta Padaṅguṣṭhāsana（仰卧手抓大脚趾式）的益处。这个向侧面打开的变体能够进一步打开骨盆，促进髋部与腿部的循环。该体式将腿向外打开有助于髋部与腿部为站立体式做好准备。

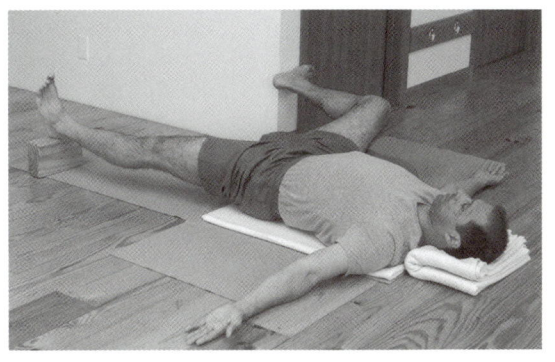

图1.7.10

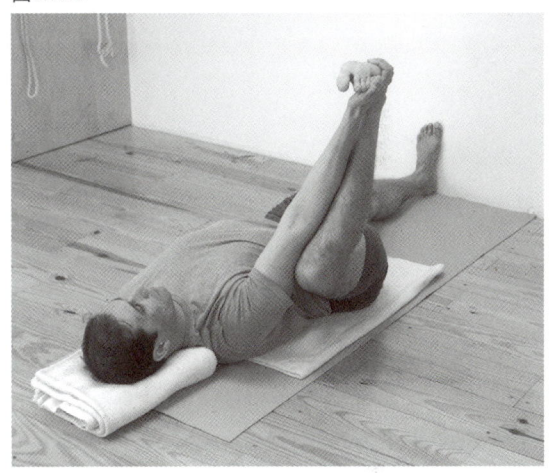

图1.7.11

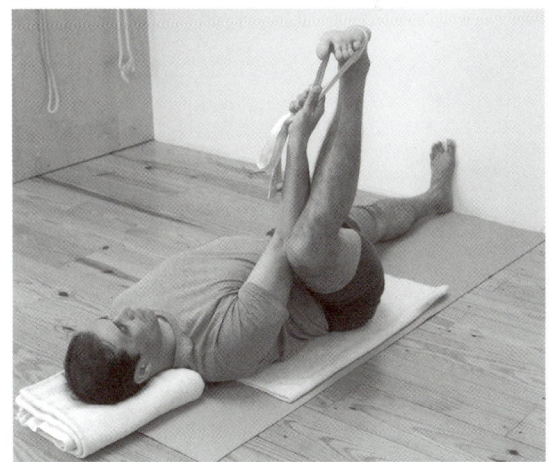

图1.7.12

8. Anantāsana（毗湿奴式）

将瑜伽垫的长边沿墙放置，并在上方垫一张毛毯。将一个抱枕置于瑜伽垫的一端。如有弓形腿的问题，折起一张毛毯并置于瑜伽垫的另一端。准备好两个抱枕和一张叠起的毛毯放在附近。面朝右侧躺下，后背靠墙。右臂伸展在躯干前方，头放在抱枕上。左手放在躯干前方以便稳定身体。也可以将抱枕和毛毯置于双腿之间，如有辅助者协助会更加容易。将第一个抱枕置于双腿之间，靠近大腿上端。将第二个抱枕置于第一个上方，上下叠放支撑膝部与小腿。毛毯置于脚踝和脚的下面（图1.8.1）。伸直双腿并将大腿外侧移向髋部。这是一个直腿的休息体式。

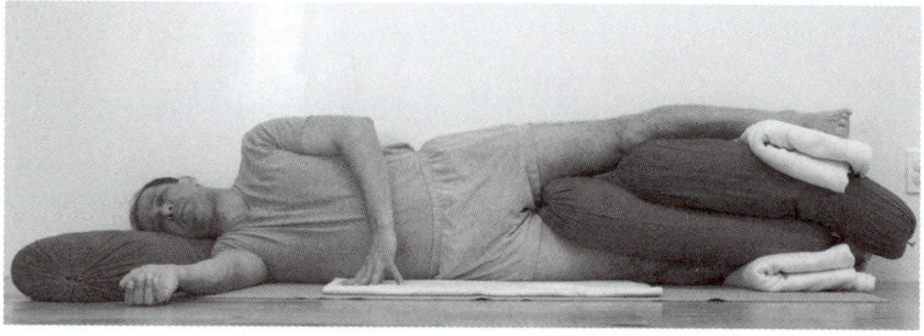

将瑜伽垫的短边靠墙放置。面朝右侧躺下，双脚靠墙。右臂伸展过头顶，手掌贴地。左手放在躯干前方地面上以便稳定身体。头放在右臂上。脚踝、膝部、髋部、腰部、肩部及右手腕对齐。双脚压向墙。向脚跟方向伸展脚趾，使大腿前侧移向骨骼（图1.8.2所示为以膝棒辅助）。进一步伸展右臂，抬头，屈肘将手放在耳朵上方以支撑头部（图1.8.3）。尽量保持右侧腋窝后侧触地。脚趾持续向右脚跟方向移动以便稳定右腿，保持体式稳定并将左腿上抬。左手

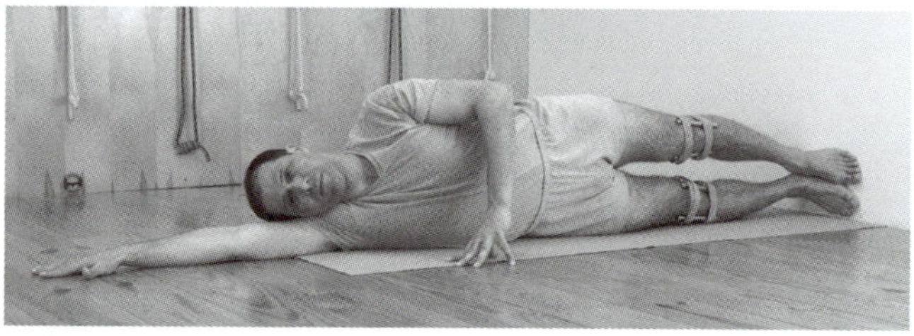

图1.8.1

图1.8.2

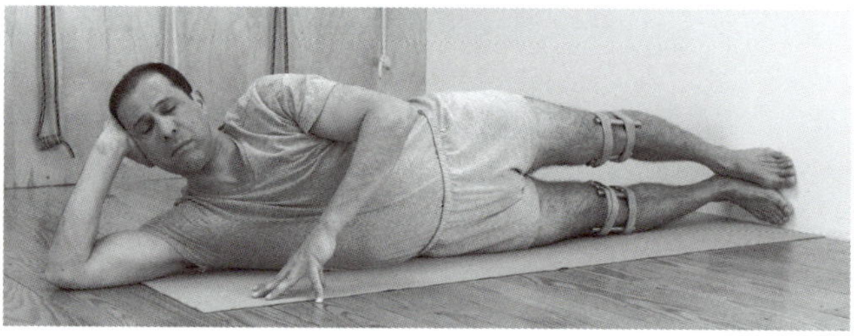

图1.8.3

食指、中指和大拇指抓住大脚趾（图1.8.4）。如左腿无法在不屈膝的情况下抬起，先用一条伸展带来抓住左脚，再在伸展带的辅助下抬高腿（图1.8.5）。在房间中间习练时，辅助者可站在习练者身后并辅助其抬腿。辅助者用小腿支撑习练者的下背部，用手支撑习练者的脚跟。习练者保持右手在躯干前方以便平衡身体（图1.8.6）。尽可能伸直双膝。右侧内腹股沟向脚跟内侧上提。右大腿上段的外侧移向尾骨来进一步打开骨盆。

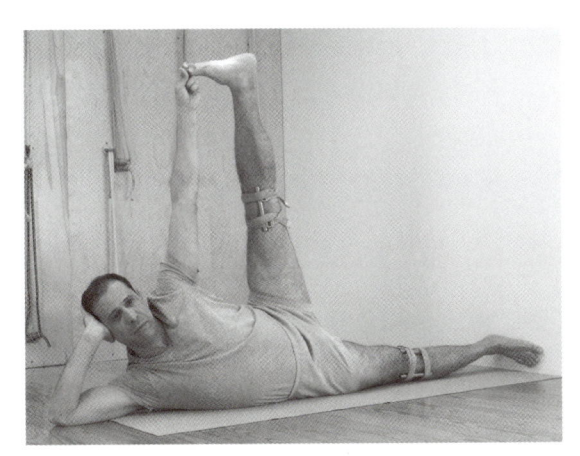

图1.8.4

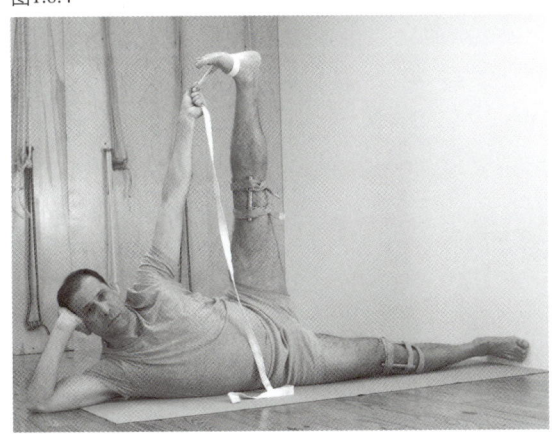

图1.8.5

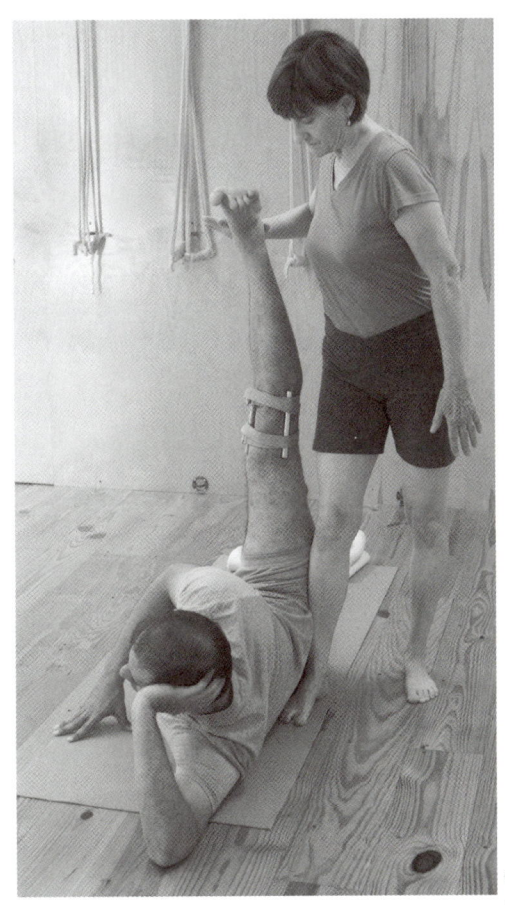

图1.8.6

如图 1.8.1 所示摆放辅具。椅子或犁式盒上放瑜伽垫，靠墙摆放。面朝左侧躺下，头放在抱枕上，右侧脚踝外侧放在毛毯上。屈左膝，小腿放到椅座上或犁式盒上。用两张卷起的毛毯支撑胫骨。毛毯卷须抵住膝部后侧。如有需要可使用更多毛毯来提起大腿、悬挂腿部。不断尝试以便找到适合的小腿支撑高度，使膝部与髋部略微提起，给关节留有空间（图 1.8.7）。如果骨盆较紧，可将小腿离开墙面。

保持直腿贴墙放松的变体，每侧 3 至 5 分钟。保持直腿活跃的变体，每侧 30 至 60 秒。屈膝的变体每侧最多可保持 5 分钟。Anantāsana（毗湿奴式）能够增强骨盆与腹股沟的灵活性，有助于膝关节自由屈曲。屈膝的变体比较放松，无承重，同时也能够给膝关节及髋关节创造充分的空间。

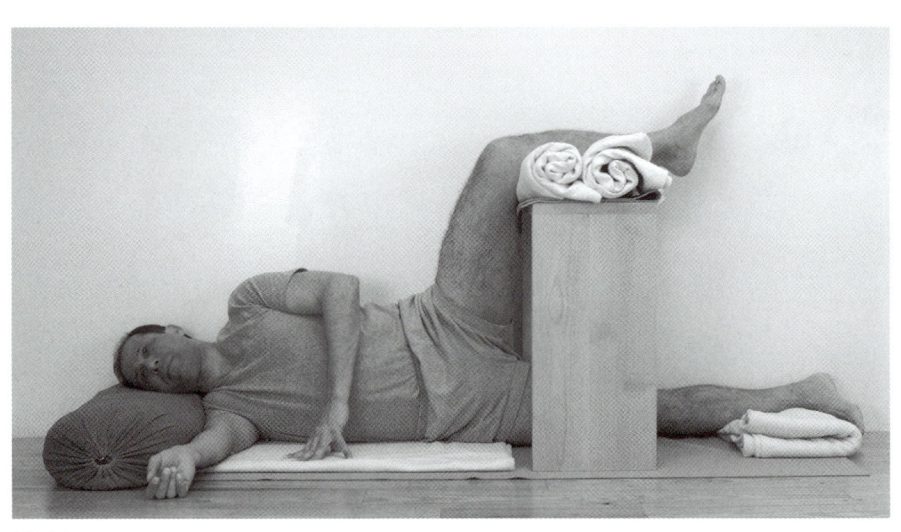

图1.8.7

9. Adho Mukha Śvānāsana（下犬式）

将下墙绳置于大腿顶端。如果下墙绳牵拉给双腿造成疼痛，可将一张毛毯搭在墙绳上。双脚打开与髋同宽，脚跟抵墙，尽可能踩向地面。有力地将脚跟、小腿、膝部及大腿向后推动。手臂向前伸展（图1.9.1所示为以膝棒辅助）。脚跟向后、向下压墙以便调动双腿并进一步伸直双膝。墙绳有助于保持髋部水平。脚跟压墙有助于腿部向后推动。

如图1.9.2所示为该体式无墙支撑、以膝棒辅助的习练方式。如脚跟无法触地，可将一张折叠的毛毯垫在下方。脚跟踩向毛毯以加强伸直双腿的力量（图1.9.3所示为无膝棒辅助）。为了进一步让脚跟下踩并伸直膝部，可将两块瑜伽砖靠墙置于瑜伽垫上。两块瑜伽砖应与肩同宽。手掌根部置于瑜伽砖边缘。尽量保持手掌及手指平摊在瑜伽砖上。手掌根部推砖向前，使大腿顶端后移，脚跟后侧下移，伸直双膝（图1.9.4）。

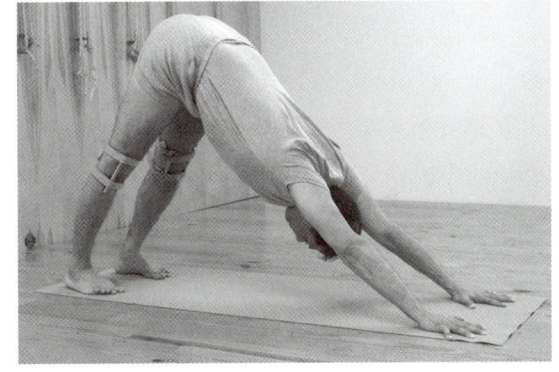

图1.9.2

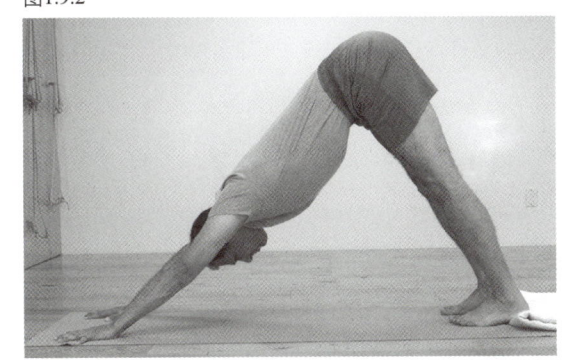

图1.9.3

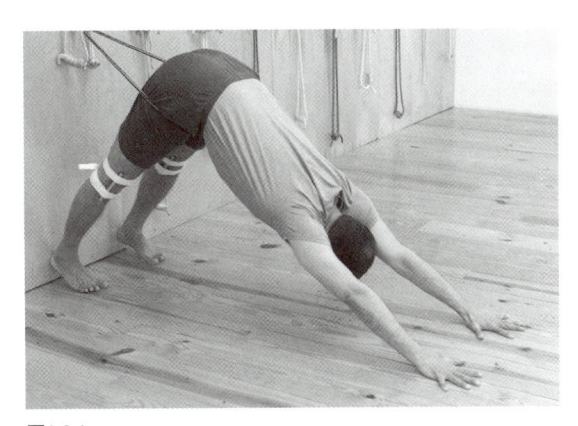

图1.9.1

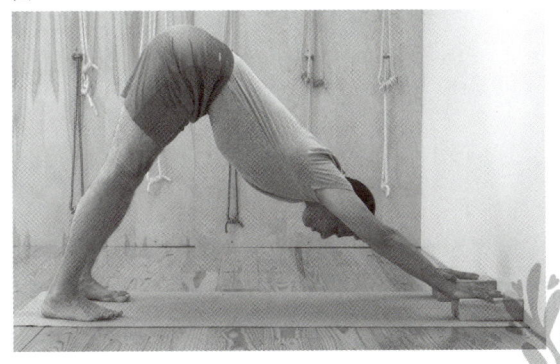

图1.9.4

双手放在地面上，食指与拇指抵墙，伸展手臂，后移双腿。保持头部与上臂在同一平面，使大腿顶端向后推。头部去向双腿，大腿向下。继续推墙，同时一名辅助者将一根绳子绕过习练者的大腿顶端并将大腿向后拉（图1.9.5）。辅助者将绳子重置到大腿中段（图1.9.6），再到大腿下段、膝盖上方，并将大腿向后拉（图1.9.7）。

使用绳子辅助习练者时，应避免用蛮力拉绳子。可以利用杠杆作用，但更重要的是，首先感受到绳子接触习练者的皮肤，而后将绳子与皮肤下方的身体组织、肌肉及骨骼联系起来。以此种方式使用瑜伽绳，同时更加细微地感知到习练者的身体，从而了解需要施加于绳子的拉力强度。

使用两根绳子，一名辅助者将两根绳子分别绕于习练者两侧大腿的中段。辅助者将脚踩在习练者的双脚脚跟后方，同时向后拉绳子使双膝伸直（图1.9.8所示为双手抵墙）。在两侧大腿分别使用一根绳子需要费些时间，但是对于股四头肌中段有更强的习练效果。

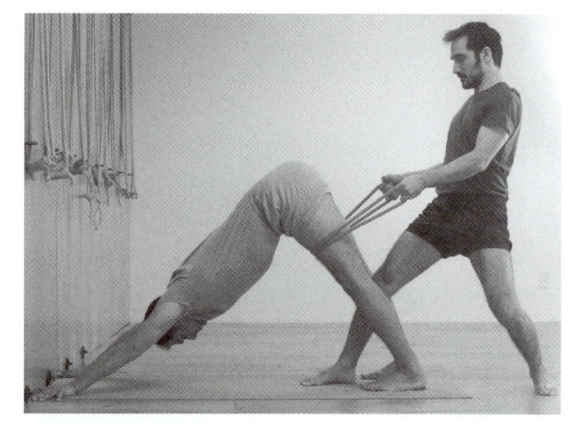

图1.9.6

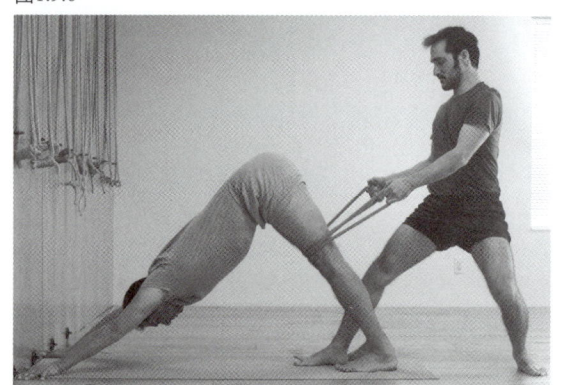

图1.9.7

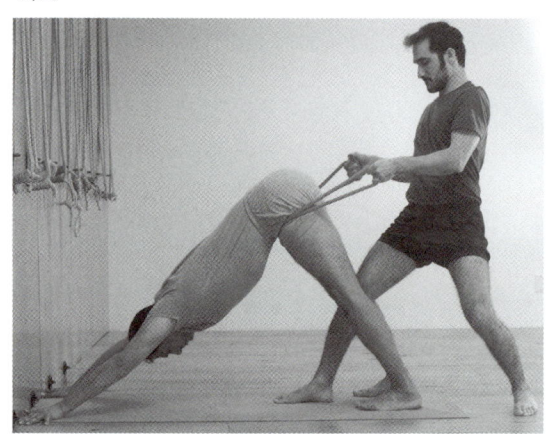

图1.9.5

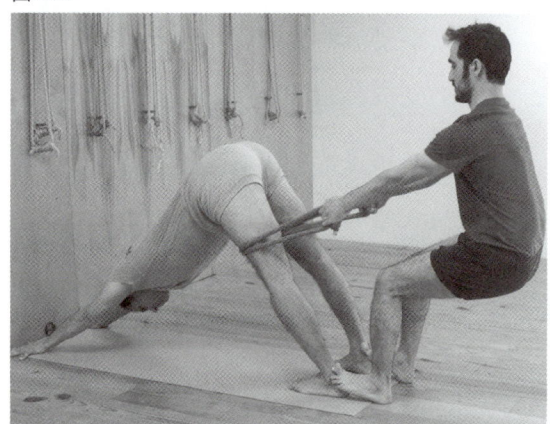

图1.9.8

使用两根绳子，一名辅助者将绳子分别放在习练者两侧小腿的顶端。针对腿部伸展度较好的习练者，辅助者可将双脚压在习练者的双脚脚跟后侧将其压向地面。如果辅助者难以保持绳子不下滑，可由习练者伸手向后把绳子放到腿部正确的位置（图1.9.9）。习练者伸手向前进入体式后，辅助者将小腿顶端向后拉（图1.9.10），随后拉小腿中段（图1.9.11），最后拉小腿底端（图1.9.12），这样可以进一步使小腿后移并伸直双膝。

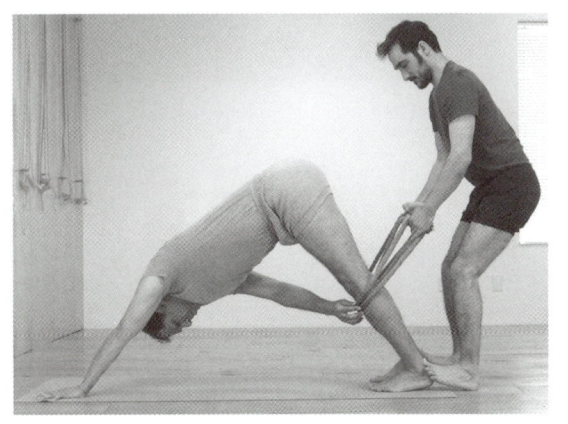

图1.9.9

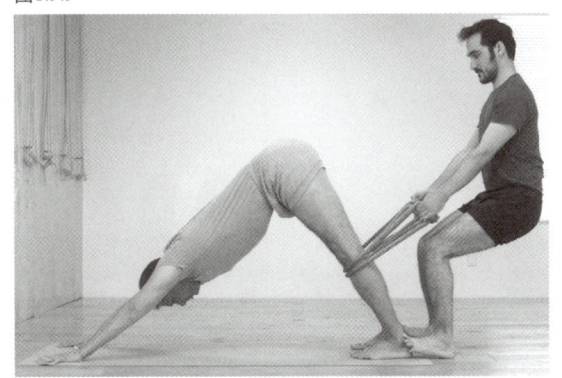

图1.9.10

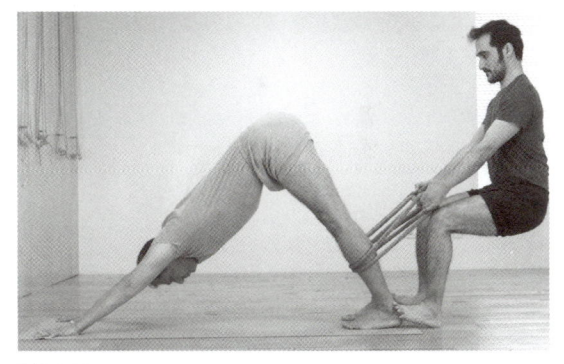

图1.9.11

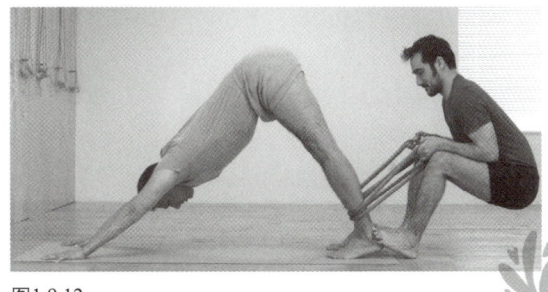

图1.9.12

使用两根绳子，一名辅助者将绳子分别放在习练者两侧小腿的顶端。如果习练者腿部较紧，脚跟无法触地，辅助者可将双脚垫在习练者的双脚脚跟下方，并将绳子向后拉（图1.9.13）。随后，辅助者将绳子绕于小腿中段，接下来是小腿底端。

为了进一步伸展腿部后侧并伸直双膝，将一块斜木板垫在双脚趾球下方来辅助抬起脚趾并将小腿后移。这个动作在有无他人辅助的情况下都可完成（图1.9.14所示为辅助者用绳子将小腿向后拉）。同样，将小腿顶端向后拉的变体也可通过固定在木马横杠上的绳子来完成。利用杠铃片来固定木马，手臂向前伸展（图1.9.15所示为以膝棒辅助）。

辅助者将一根绳子绕于习练者两侧大腿中段，手握绳子来伸展双腿后侧并拉直双膝。辅助者要比较有力并且与习练者的体重相当，这样才能将绕于大腿的绳子强有力地向后拉。辅助者一只脚向前，放在习练者双腿之间，另一只脚后退，从而获得足够支撑力来强有力地向后拉习练者的大腿。习练者双手伸展向前并略微抬离地面（图1.9.16）。双腿要非常用力向后蹬，双手才能伸展向前并抬离地面。

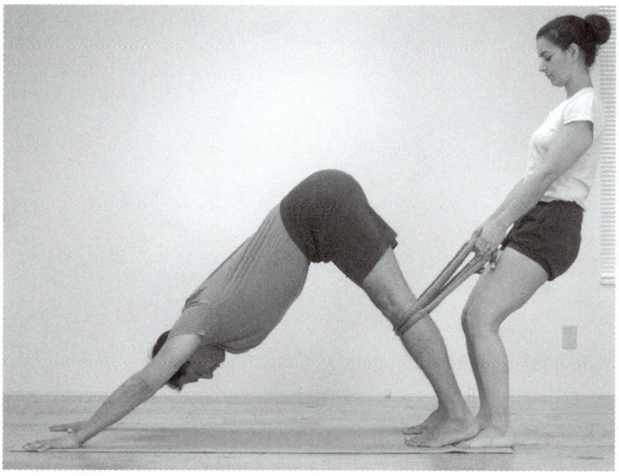

图1.9.13

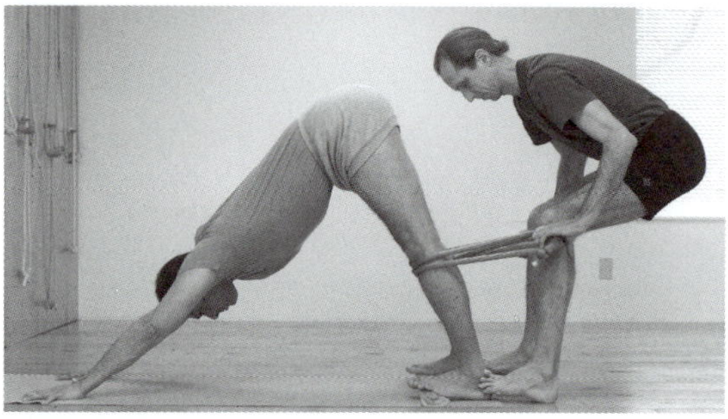

图1.9.14

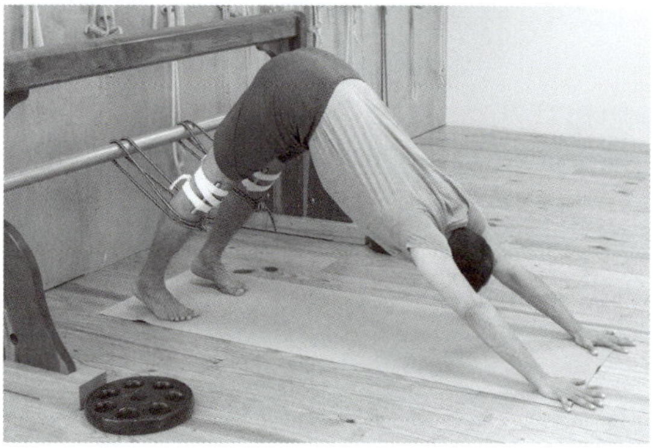

图1.9.15

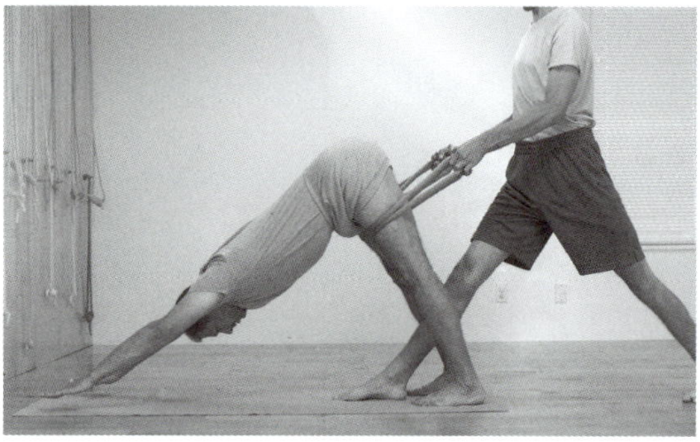

图1.9.16

有些墙面的墙钩位置更多一些。如果是这样，将两条伸展带穿过较低位置的墙钩（低于标准位），并将它们绕过大腿中段。脚跟向下踩墙，双臂向前伸展。习练者将大腿前侧贴向骨骼以拉长腿部后侧。大腿后侧远离骨骼去向皮肤，感觉填满大腿后侧的"凹陷处"（图 1.9.17）。大腿强有力地向后推，使向前伸展的双手能够抬离地面（图 1.9.18）。该动作会促使大腿进一步向后并伸直双膝。将伸展带挂在位置更低的墙钩上，并绕过小腿顶端（图 1.9.19）。

双脚置于靠墙的倒箭盒上方（或者同等高度的辅具，例如叠起的两块瑜伽砖）。双脚踩倒箭盒并将脚跟下压，抬起脚趾（图 1.9.20）。拉长双膝外侧韧带，由此腿部肌肉会从收紧转变为伸展状态。双腿与双膝后侧可拉直并伸展更多。

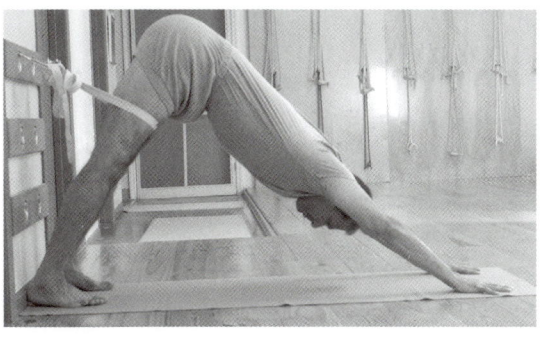

图1.9.17

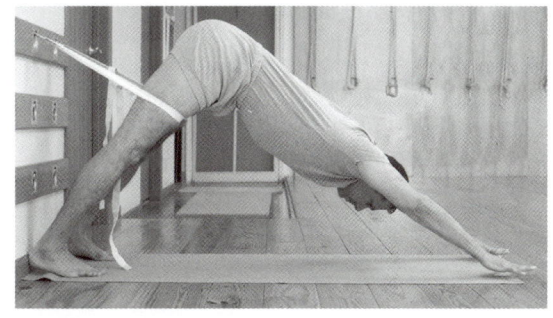

图1.9.18

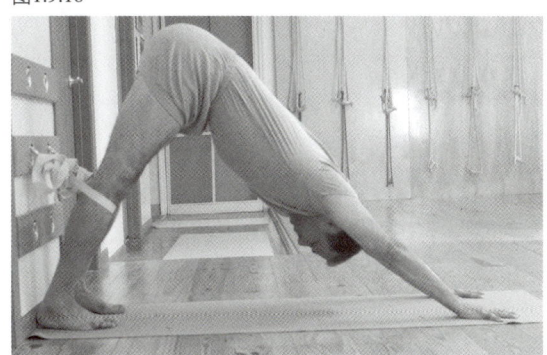

图1.9.19

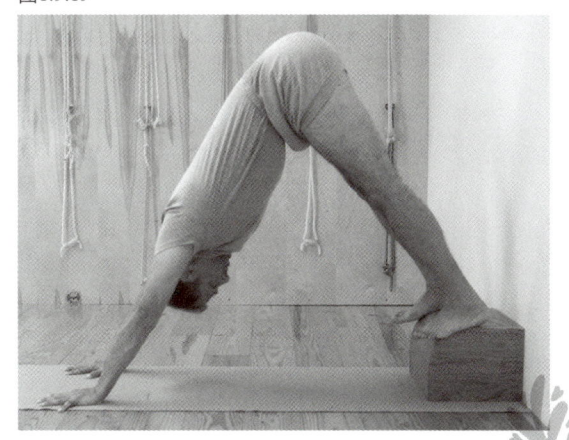

图1.9.20

站在倒手杖凳上，双手放在较低的一端，双脚趾球踩在另一端的最高处后侧。脚趾应保持上提，不紧抠斜木板。屈膝，将股骨头用力地向后移并下落脚跟使双膝伸直（图1.9.21和图1.9.22）。

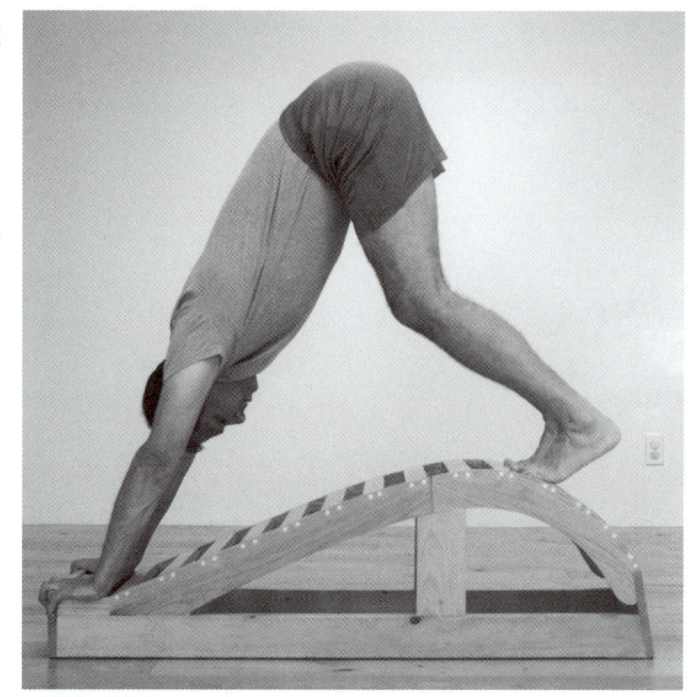

图1.9.21

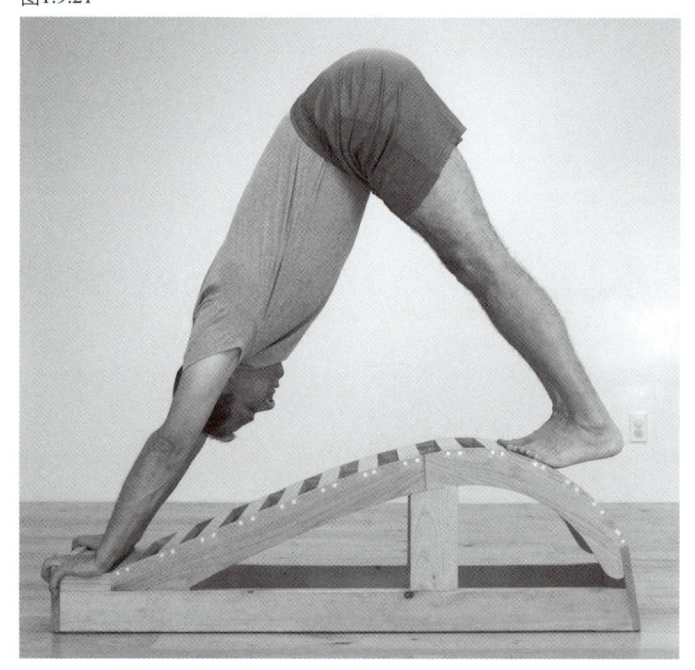

图1.9.22

一名辅助者将瑜伽砖置于习练者双膝后侧。推瑜伽砖的力量不需要很大，只要让习练者感知到双膝后侧未触碰到瑜伽砖的区域即可。习练者应将双膝后侧推向瑜伽砖，填满瑜伽砖与双膝后侧之间的空隙（图1.9.23）。

将一块半砖置于双脚脚踝与脚跟中间。半砖不应触碰脚踝。强有力地移动脚踝与脚跟之间的皮肤，使其贴在半砖上（图1.9.24），从而伸直双腿与双膝内侧。

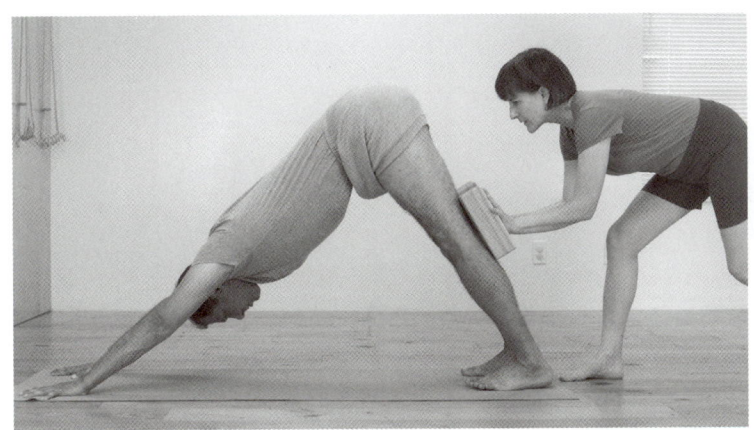

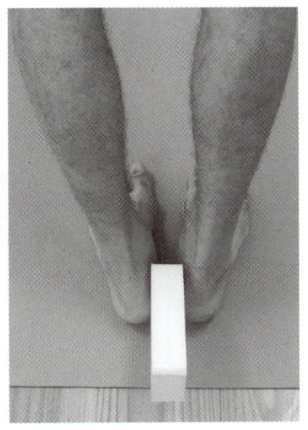

图1.9.23

图1.9.24

根据个人能力，保持这些变体30秒至5分钟。如习练时间少于1分钟，则重复习练至少2次。

Adho Mukha Śvānāsana（下犬式）教会习练者伸直双腿。它使髋部与腘绳肌更加灵活，并使双腿内外两侧均衡地加强。这有助于髌骨正位运动。当双腿处于正位与平衡状态，得到充分伸展，双膝即可无痛地弯曲。以此种方式有力地进行腿部习练还能够帮助防止或者缓解静脉曲张。

10. Uttānāsana（强烈式）

放好膝棒，两块瑜伽砖以最高的高度置于双脚前方。双脚打开站立，与髋同宽。前屈，双手置于瑜伽砖上，与肩同宽。这是 Ardha Uttānāsana（半强烈式），也叫作半加强前屈伸展式，或者凹背站立前屈。双手下压，伸展手指，小臂内旋，肱二头肌向前转，肱三头肌向骨骼收紧。眼看前方，拓宽锁骨，并将胸骨移向下巴。双肩拉向腰部方向，将肋骨后侧移向肋骨前侧。从髋部均衡地延展躯干两侧。双脚下压并收紧双膝和大腿。上提脚踝、小腿、双膝及大腿内侧。强有力地提升腿内侧，使腿外侧移向腿内侧。大腿上段的外侧移向地面，扩展骶骨，腰椎及腰部两侧向前拉长。关注双膝外侧，进一步专注于伸直膝部。想象膝部的伸展将进一步使腿部得到延展。放松腹部（图 1.10.1）。

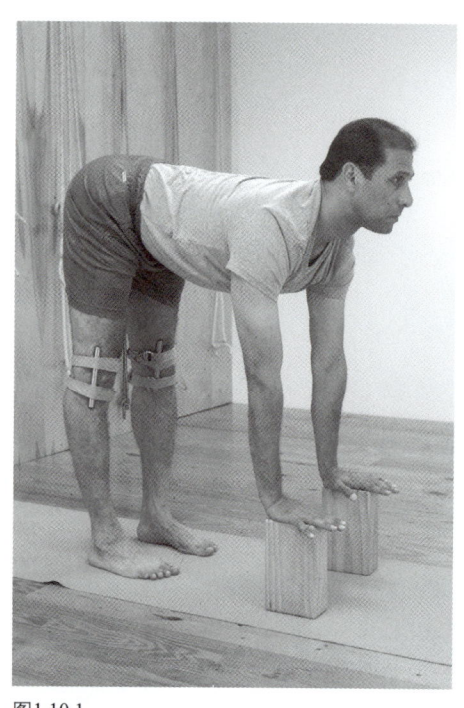

图1.10.1

从凹背体式开始，保持腹部柔软，双手置于双脚两侧的地面上。如果双手无法触地，就在双脚两侧放置两块瑜伽砖。向两侧屈肘，腋窝外侧移向地面，并拉长躯干两侧。双手进一步向后移，让头部贴向双腿。不应通过收紧腹部来将头部贴近腿部。为了进一步伸直双膝，将双脚的顶端移向脚跟。脚跟外侧的皮肤移向脚踝前侧。强有力地将胫骨的顶端向后移，将臀部转向上，去向头部上方。双腿应与地面垂直（图 1.10.2）。回到凹背前屈，然后出体式。收紧双腿，抬起躯干，斜方肌与臀部顶端下移，打开胸腔，进入 Tāḍāsana（山式）站立。

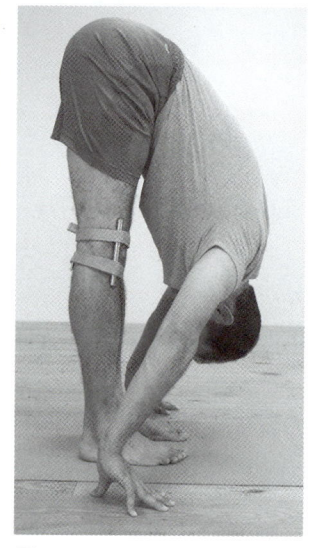

图1.10.2

如果绳墙上有更多墙钩可供选择，将两条伸展带穿过两个高度大致在大腿下方的墙钩。收紧伸展带，尽可能紧贴墙面。如有需要，可将瑜伽砖置于脚跟后侧，使其远离墙面，提升伸展带支撑大腿的强度。伸展手臂并向前拉长躯干（图1.10.3）。保持躯干的长度，尽可能地向前屈体（图1.10.4）。

将伸展带置于小腿胫骨上段，略低于膝关节。收紧伸展带，尽可能紧贴墙面。如有需要，可将瑜伽砖置于脚跟后侧，提升小腿上伸展带的紧度。双臂向前伸展。臀部旋向后背。收紧双膝与大腿。延展膝关节韧带（图1.10.5所示为平置瑜伽砖，进一步让脚跟远离墙面，拉长腿部）。保持腿部与膝部延展，保持腹部柔软。双手推墙，将臀部更多地向前推，并进一步伸直双膝（图1.10.6）。双手置于双脚两侧的地面上，将头部贴向腿部（图1.10.7）。

根据个人能力，保持凹背姿势1至2分钟，最终的体式可再保持1至2分钟。

站立前屈使习练者学会伸直双腿。加以习练，髋部与腘绳肌也会更加灵活。将双腿最大限度地伸直可保持膝关节韧带的弹性，以及屈曲、伸展、内旋和外旋所需要的灵活性。

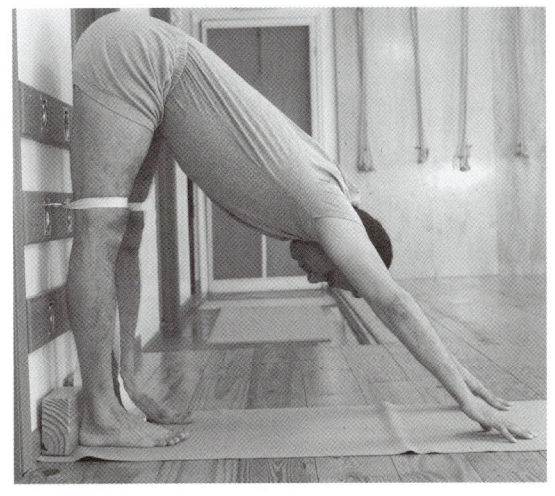

图1.10.3

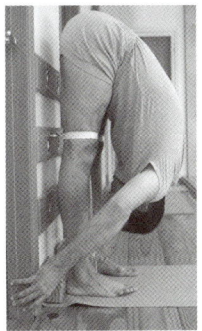

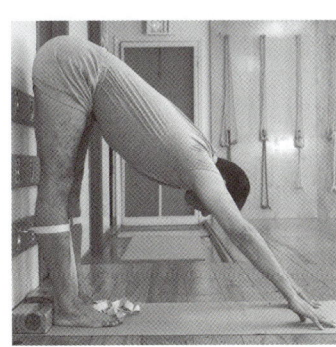

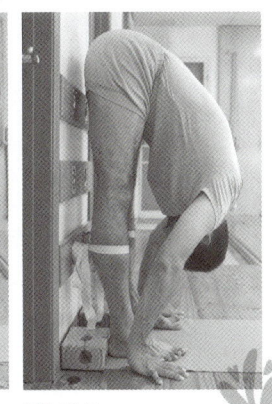

图1.10.4　　图1.10.5

图1.10.6　　图1.10.7

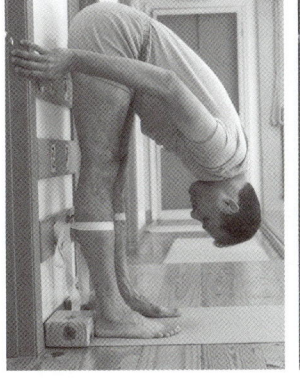

11. Tāḍāsana（山式）

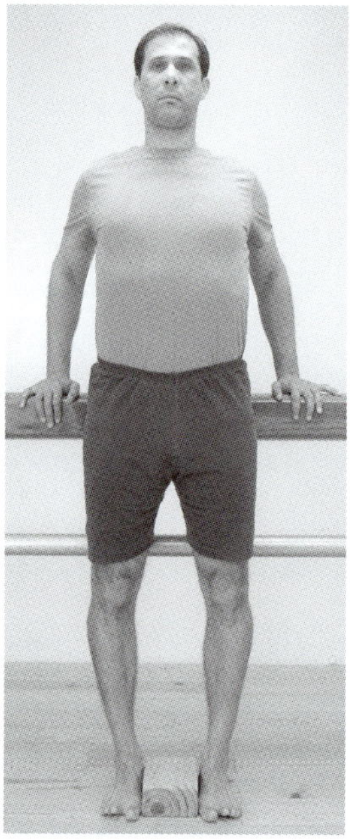

以下的变体将瑜伽砖置于双脚之间，可站立在房间中央习练，也可背靠木马或者桌面习练。背部与手部的支撑有助于减轻落在脚踝、膝部与髋关节的身体重量。将一块瑜伽砖以第二宽度、长面置于双脚之间。双手置于木马上方。脚跟内侧与大脚趾球应接触瑜伽砖。脚跟内外两侧与趾球均匀下压并上提双膝。小脚趾趾骨的骨基向下（该骨头位于脚侧面，紧邻足弓）。趾球依次微微向前、向上提后放下，从而向前拉长双脚内缘。脚跟内侧依次微微提起并向后移，然后放回地面。脚跟内侧去向脚跟外侧。保持双脚内缘的长度并将脚踝内侧上提，远离瑜伽砖。脚踝外侧向内、向上提。足弓上提，脚踝应变细并与地面平行。有时，尤其是针对扁平足，可能会需要将十个脚趾提离地面，但趾球保持在地面上，以此来启动足弓。保持足弓上提并拉长脚趾压向地面。对于足弓过高的情况，脚跟内侧需要强有力地后移。双手下压木马以提升胸腔（图 1.11.1）。对于骨架较小的习练者，可将瑜伽砖最窄面置于双脚之间（图 1.11.2）。

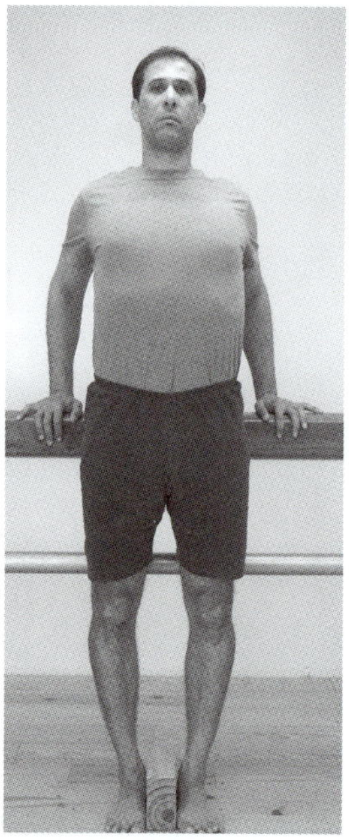

图1.11.1　　　　图1.11.2

保持双脚夹瑜伽砖的觉知，屈膝，并将瑜伽砖上移到双膝内侧。将瑜伽砖以窄面夹在膝盖中间，瑜伽砖的顶端与髌骨对齐（图1.11.3）。用双膝内侧上提瑜伽砖。稍稍前倾以检查瑜伽砖的正面是否与双腿平行。如果瑜伽砖的右侧较左侧向前更多，就需要将右膝内侧上提并将右膝后移。水平地上提膝盖内侧并将膝盖外侧内移贴向瑜伽砖。双膝内侧的后方移向双膝外侧，从而保持髌骨面向前方。

继续保持对双脚与双膝夹瑜伽砖的觉知。将瑜伽砖的窄面沿大腿顶端放置（图1.11.4）。双腿内侧上提，双腿外侧移向双腿内侧。观察大腿内侧是如何夹紧瑜伽砖的，柔化内侧夹瑜伽砖的力，更多地由大腿外侧向内收。大腿上方保持柔软并自前向后移。大腿后侧顶端由内向外延展。这是适用于所有习练者的以瑜伽砖辅助的基本方法。除了让双脚、脚踝、小腿、双膝与大腿对齐之外，股骨头外侧应向内移。可通过髋部外侧前移超过腹部来加强这一动作。耻骨与肚脐上提。觉知会阴并上提会阴的前侧，使其高于后侧。对女性而言，阴道应高于肛门。尾骨会自动地向内移。骨盆腔得到正位，下腹部会变得轻盈并上提。这对于缓解膀胱或减轻子宫脱垂都十分有益。根据个人能力，保持每个用瑜伽砖的体式 30 秒至 2 分钟。

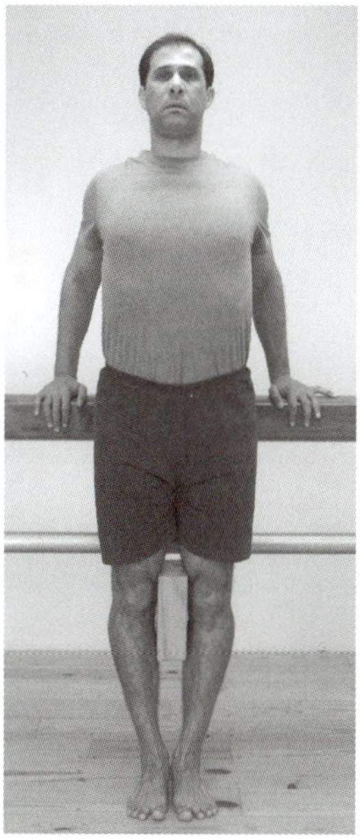

图1.11.3 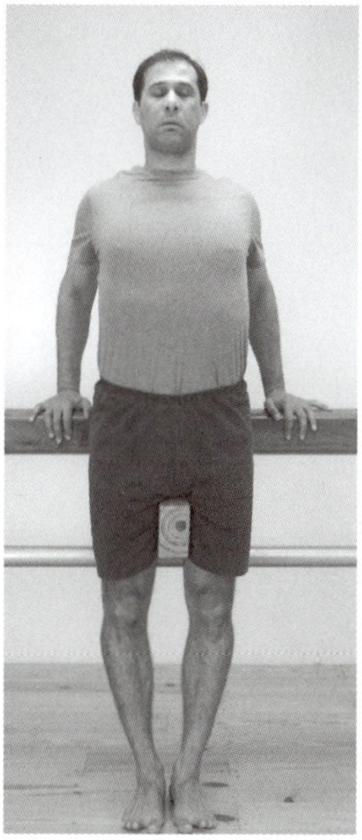　　　　图1.11.4

另一个矫正弓形腿的方法是将瑜伽砖夹在双脚之间，并用一条伸展带在略高于小腿中段处系住双腿（图 1.11.5）。将伸展带尽可能拉紧。为了加强矫正效果，用一块半砖代替瑜伽砖置于双脚之间（图 1.11.6）。随后，移除半砖，双脚并拢并将伸展带系于小腿中段上方。微微屈膝，最大化收紧伸展带后再伸直双膝（图 1.11.7）。

为了矫正膝盖内扣，可将一块半砖置于双膝之间，双脚并拢，并将伸展带牢固地系于小腿中段（图 1.11.8）。可能的话，保持该体式 10 分钟。每日习练该体式，能将内扣的膝盖逐渐拉直。

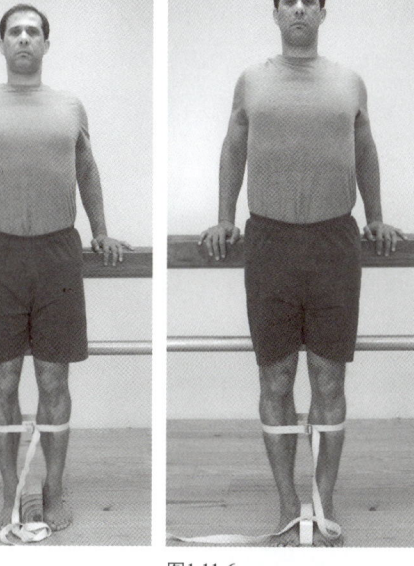

图1.11.5　　　　图1.11.6

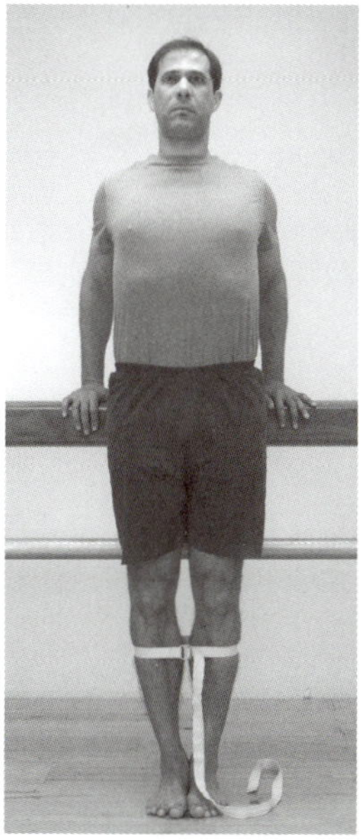

图1.11.7 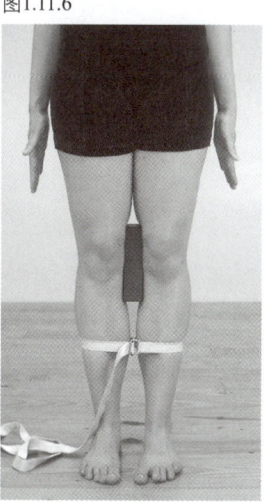　　　　图1.11.8

将一把椅子倒置放在一张靠墙的瑜伽垫上，椅背朝向墙的方向。将另一张瑜伽垫垫在倒置的椅座上。双脚与髋同宽，踩到椅子内侧。双手扶墙保持稳定，双手握住墙钩能更好地帮助臀部前移到与双腿及躯干成一条直线（图1.11.9）。为了使腓肌与大腿后侧进一步延展，可将双脚踩到狮式盒较低的斜面上（图1.11.10）。如图1.11.11所示为类似的辅具设置，双手抓住绕过木马的伸展带，然后将身体拉直。大腿前侧上提，臀部上端下移，臀部中段前移，臀部的底部外侧上移。延展腓肌。

上文中所述的双脚抬起的 Tāḍāsana（山式）变体对于消除足底筋膜炎和足跟骨刺也十分有益。如果行走、跑步及骑行时没有进行相应的平衡伸展练习，尤其是针对腓肌的平衡伸展，便容易出现这类问题。肌肉需要力量与灵活性相互平衡。当肌肉由于使用过度而变硬时，足部循环就会变差。足部组织钙化，造成足底筋膜炎和足跟骨刺。当腓肌得到拉长与延展，足部循环增强，此类问题有可能得到消除。

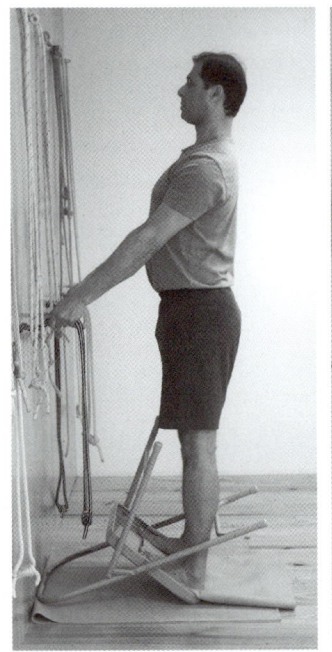

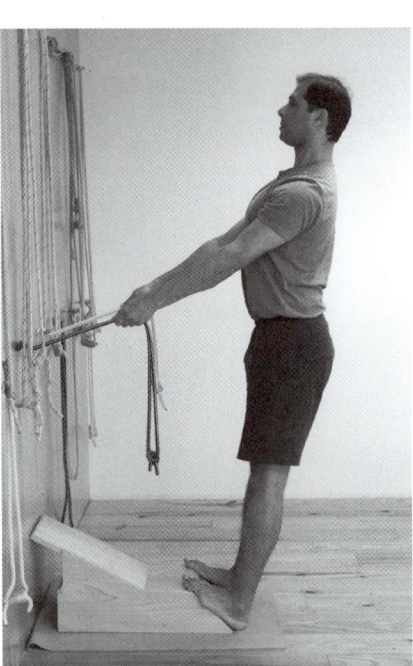

图1.11.9　　　　　图1.11.10 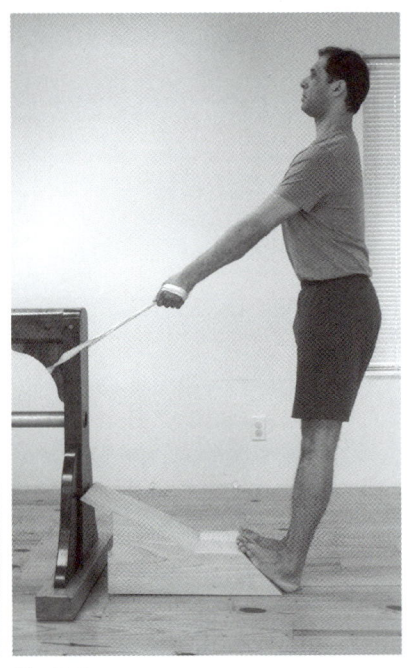　　　　　图1.11.11

使用短伸展带和膝棒，双脚与髋同宽进入Tāḍāsana（山式）站立（图1.11.12）。也可以在膝盖上下两侧只使用伸展带而不用膝棒。微微屈膝使髌骨自然向前，小腿向内（图1.11.13）。伸直双腿时保持膝盖向前，小腿外侧尽可能向内（图1.11.14）。弯曲膝盖并将一条伸展带系于小腿外侧弓形最突出处（图1.11.15），随后缓慢地伸直膝盖，并保持膝盖向前及小腿外侧内收（图1.11.16）。

图1.11.12

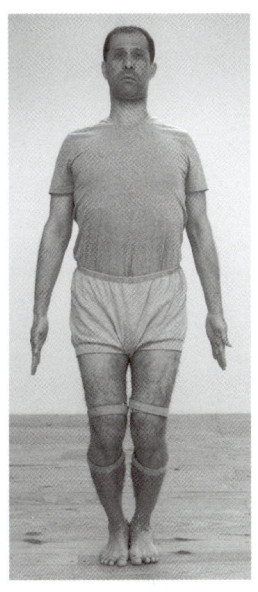

图1.11.13

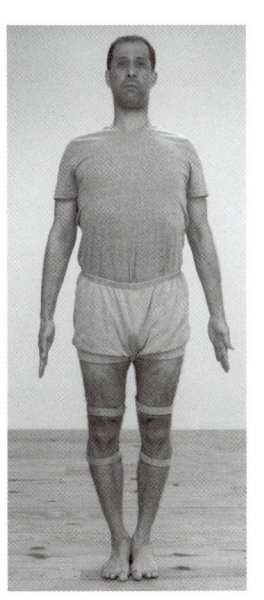

图1.11.14

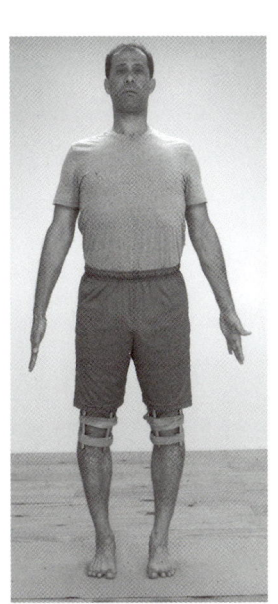

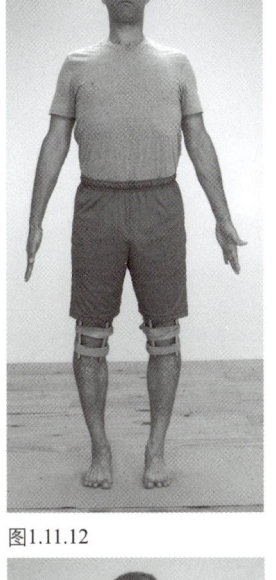

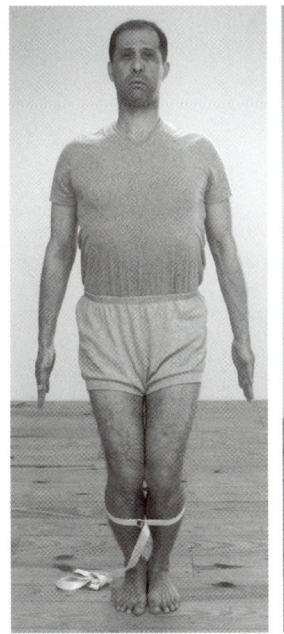

图1.11.15

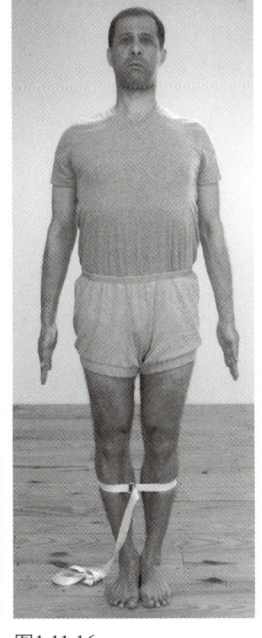

图1.11.16

视身体情况，将一根长膝棒（20厘米）置于膝盖外侧或内侧。针对髂胫束综合征，可以将长膝棒置于膝盖外侧。针对胫前疼痛，可以将长膝棒置于膝盖内侧。如果问题存在于脚踝的内侧或者外侧，则将长膝棒置于对应的膝盖内侧或者外侧。即使问题出现在脚踝，辅助膝部伸直也会有帮助。如图 1.11.17 所示为长膝棒位于双膝外侧，较短的膝棒位于双膝内侧。如图 1.11.18 所示为长膝棒位于双膝内侧，标准长度膝棒位于双膝外侧。只在受伤腿的膝盖外侧或者内侧使用单根标准长度或者长膝棒并辅以伸展带，不需要其他膝棒也会同样有效（图 1.11.19）。

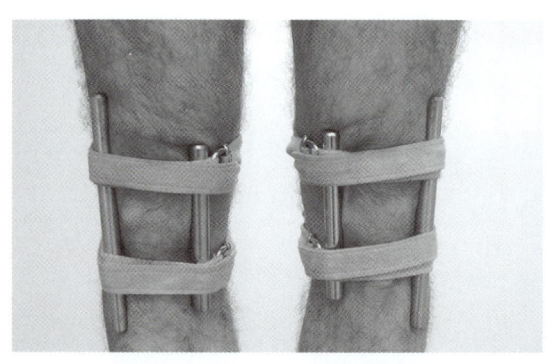

图1.11.17

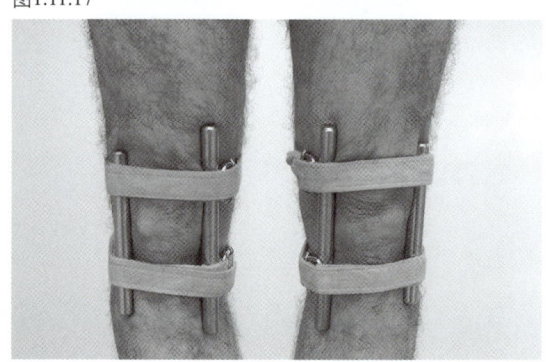

图1.11.18

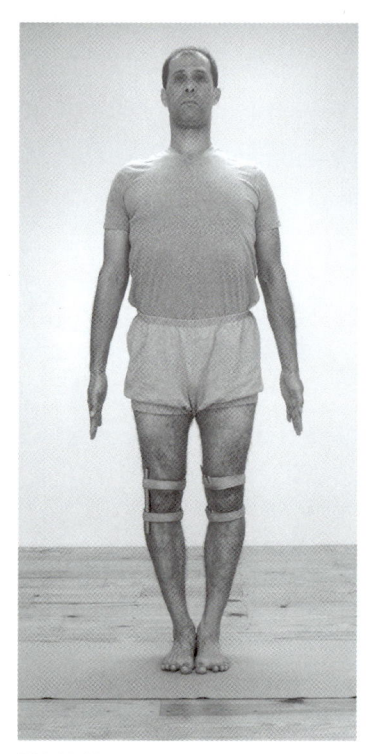

图1.11.19

将一根长膝棒系于小腿外侧中段的胫骨前肌后方,这样当小腿外侧移向小腿内侧时可将肌肉展开(图1.11.20)。坚持在所有直立腿体式中使用膝部辅具,这对于缓解由脊椎引起的腿部神经根疼痛、胫前疼痛,甚至是腘绳肌拉伸疼痛都有益处。这种习练对缓解各类脚踝问题也有帮助。

将一条伸展带系于臀部下方、大腿中段、小腿中段及脚踝,进入Tāḍāsana(山式)站立(图1.11.21)。伸展带充分绕在腿的各处。伸展膝关节韧带。对于弓形腿,可将伸展带绕于髋部下围、双膝及脚踝(图1.11.22)。

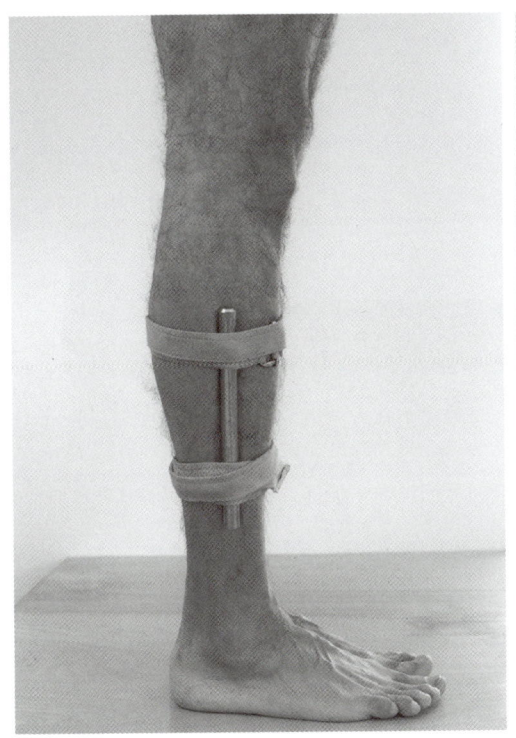

图1.11.20 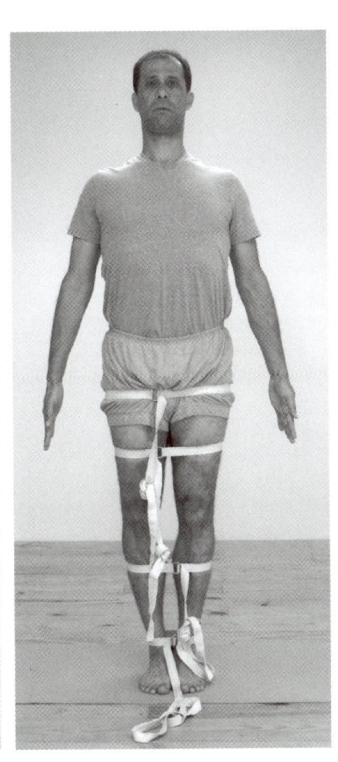　　　　　图1.11.21 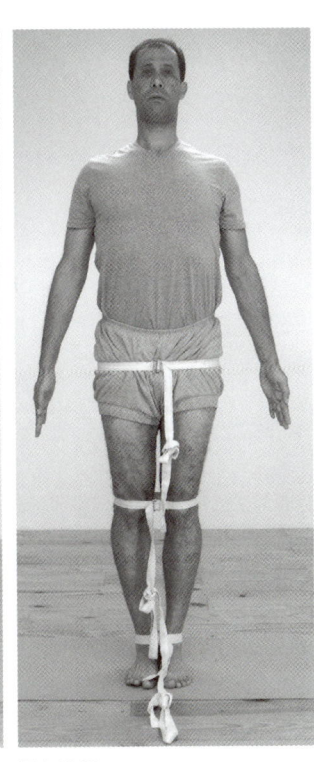　　　　　图1.11.22

将膝棒置于膝盖后方的上下两侧。用短伸展带绕过腿前侧，分别固定膝棒的两端（图 1.11.23 和图 1.11.24）。尽可能保持膝棒平行。如果不平行就重新调整膝棒。这个方向的膝棒有助于在膝关节处创造空间。腓肌向脚跟方向下沉，并将大腿后侧向臀部方向上提。这对有膝反屈问题的习练者有帮助。对于那些既有膝反屈又有膝内扣问题的习练者，应将一块瑜伽砖置于双膝之间并用一条伸展带绕住小腿，将小腿拉近的同时打开双膝（图 1.11.25）。这些技巧也可应用于 Śīrṣāsana（头部平衡式）与 Sālamba Sarvāṅgāsana（有支撑的所有肢体式）中。

根据个人能力，保持该体式至少 30 秒，或者更长时间。如果该体式保持时间少于 1 分钟，应重复习练。对于有经验的习练者，保持 5 至 15 分钟。

Tāḍāsana（山式）是所有体式的基础。教师应在这个体式中检查习练者的不平衡状况，并定期针对不平衡状况给予习练者反馈，告诉习练者该如何矫正。

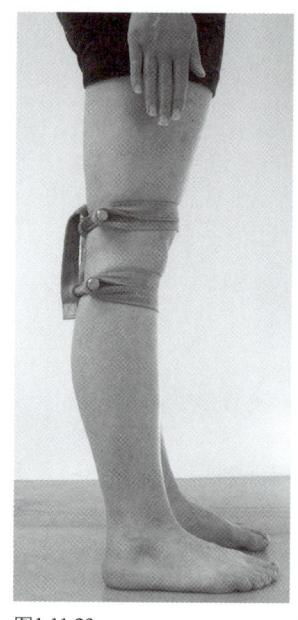

图 1.11.23

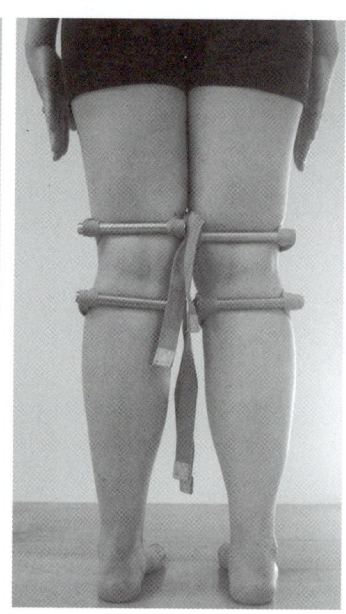

图 1.11.24

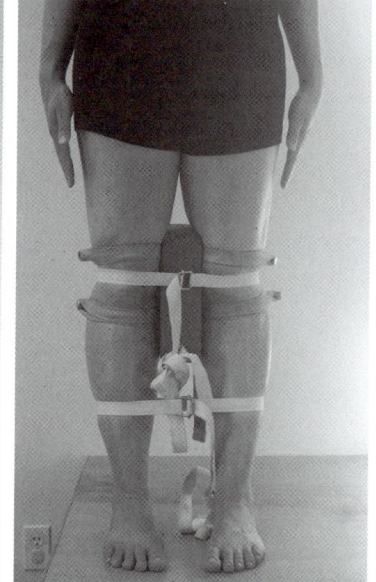

图 1.11.25

12. Utthita Hasta Pādāṅguṣṭhāsana（站立手抓大脚趾式）（直腿与屈腿）

将一把椅子或者犁式盒靠墙绳放置。双手抓住上墙绳。先抬起左腿，脚跟放在椅子或者犁式盒上。保持右腿与地面垂直，脚跟外侧与小脚趾垂直。脚跟内侧下压，并将脚跟内侧、膝盖与大腿上段向后移。收紧膝盖与大腿前侧，并自外向内旋。大腿顶端的后侧自内向外旋。大腿后侧中段的肌肉移向皮肤。腿部外侧有力地向上收，股骨头向内。左腿外髋远离腰部去向地面，使髋部平衡。保持外髋向下，远离腰部。收紧左膝与左大腿。伸展脚踝内侧并将左脚强有力地向墙伸展，脚外缘远离墙面。由腹股沟向脚跟方向拉长腿部内侧。将小腿外侧、膝盖与大腿向内移。大腿前侧皮肤移向肌肉，并将肌肉移向骨骼。提升脊柱、躯干两侧及胸腔。保持肩部下沉。上臂内侧向外旋并将肱三头肌移向骨骼，从而进一步提升胸腔两侧。如果犁式盒太低，根据个人能力，可使用一块瑜伽砖垫高脚跟（图1.12.1）。

椅背上放置一张瑜伽垫并将椅子稍微拉离墙面。左脚踩墙，脚跟与脚踝后侧由墙面支撑，这样椅子不会晃动。如果没有绳墙，将一条伸展带绕过大脚趾球。双手抓住伸展带，手臂伸直，肩部水平位于髋部正上方（图1.12.2）。如果有绳墙，并且腘绳肌与髋部足够灵活，可将脚跟置于较低的墙钩上方。如图1.12.3所示为右脚跟在墙钩上方，并以膝棒辅助。

图1.12.1

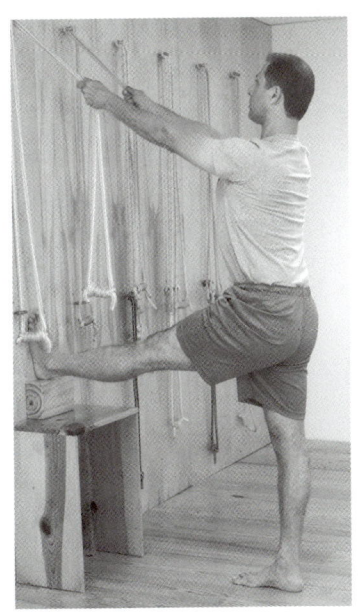

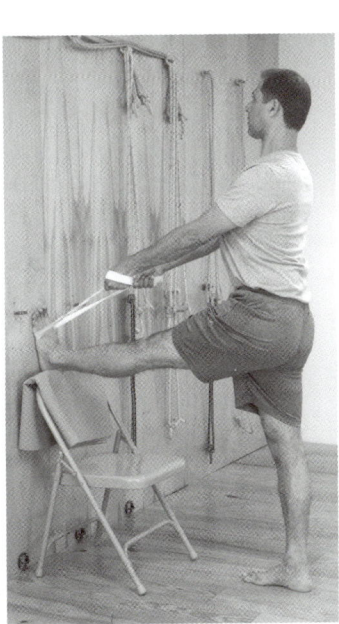

图1.12.2

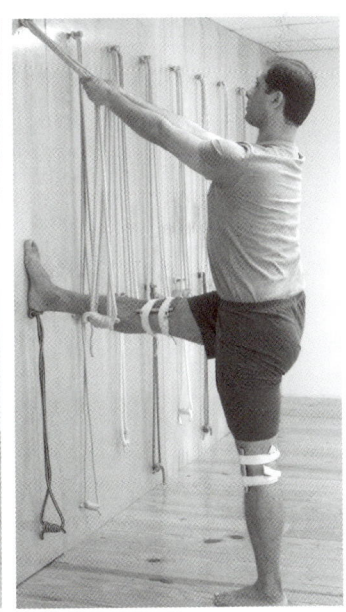

图1.12.3

如果脚跟可以抬得更高，可保持体式的伸展，加入其他支撑物来抬高脚跟。将绳子穿过 11 千克的杠铃片并将其悬于抬起的左大腿上段（图 1.12.4），之后是左大腿中段（图 1.12.5），最后是左大腿下端（图 1.12.6）。根据个人能力，在每个位置保持 30 至 60 秒。重物会进一步收紧腿部前侧、拉长腿骨并延展腿部后侧，从而使腿部、髋部及膝关节保持平衡。

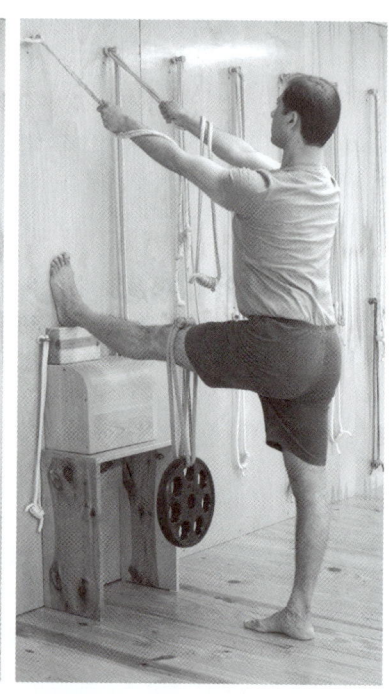

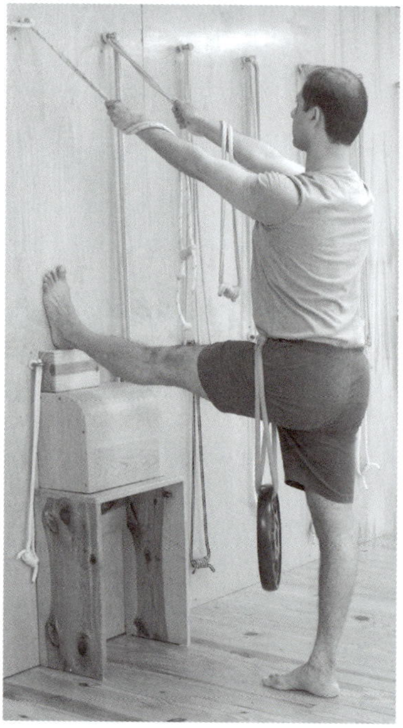

图1.12.4

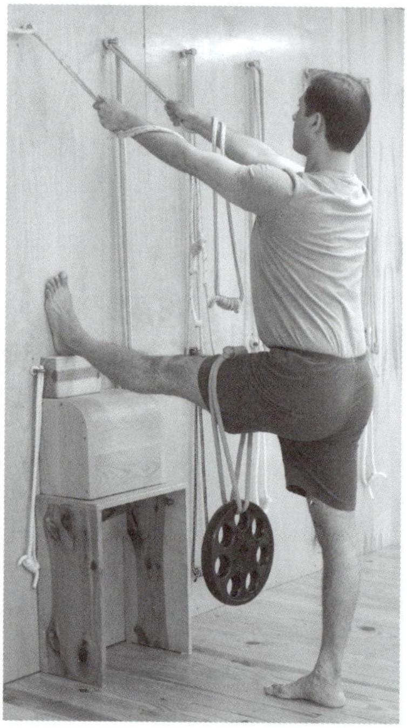

图1.12.5

图1.12.6

一名辅助者将一根绳子绕于习练者的站立腿的大腿前侧，将大脚趾球放在习练者的骶骨处并将骶骨向内、向上推。与此同时，在保持大腿外侧绳子稳定的基础上，将大腿内侧绳子向后拉（图1.12.7）。针对膝内扣问题，一名辅助者将一根绳子绕于习练者的站立腿的膝部。将绳子绕于膝部上方和下方会更舒适一些。辅助者将脚置于习练者的小腿外侧，向内推小腿的同时将膝部向外拉（图1.12.8）。

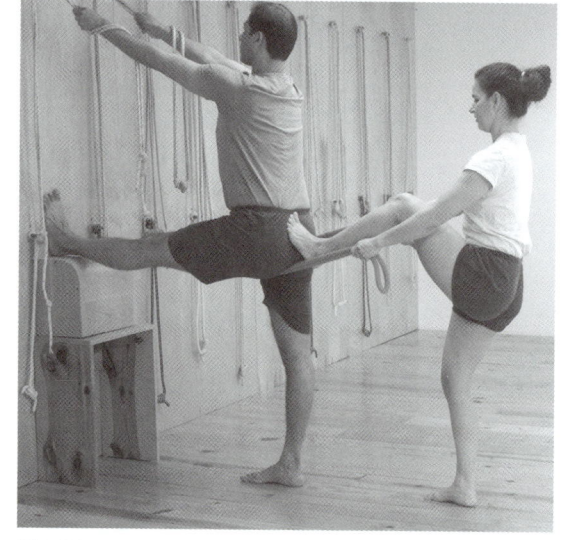

图1.12.7

如图 1.12.9 所示为一个更复杂的辅具设置，这种方式能够深入地矫正各类不平衡的问题，不仅是双膝，也包括弓形腿、髋关节及脊柱问题。将一块四分之一圆砖垫在瑜伽垫上，靠墙放置。准备一个高凳，上方铺上瑜伽垫，然后将一个倒箭盒置于高凳上方，并视需求而定，将一块瑜伽砖或者半砖置于倒箭盒上方。背靠墙站立，站立腿的脚跟放在四分之一圆砖上。将一张三折瑜伽垫水平置于臀部上方。上抬腿的脚跟放在倒箭盒上方。如果腿部与骨盆僵紧，可降低上抬腿的脚跟支撑物的高度，直至双腿均可伸直。为了达到良好的效果，上抬腿的脚跟应略高于大腿前侧。将一根穿有重物的绳子悬于大腿顶端凹陷横纹处（图 1.12.9 所示为 10 千克的重物）。如有辅助者，可将一根绳子绕过习练者的小腿外侧并向内拉。如有膝内扣问题，可将绳子绕于习练者的膝盖内侧并向外拉，同时将小腿外侧向内收。双手扶墙或墙钩以保持体式稳定。上文中详述的所有要点均可在此运用。

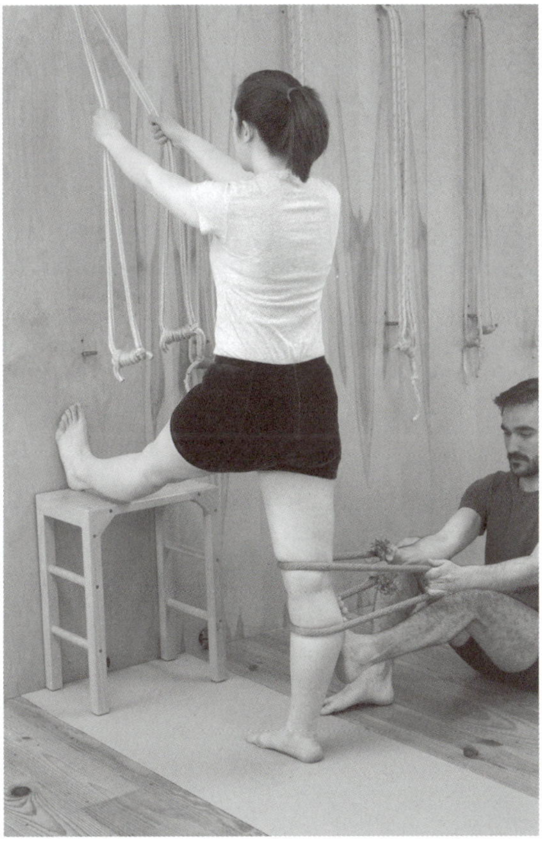

图1.12.8

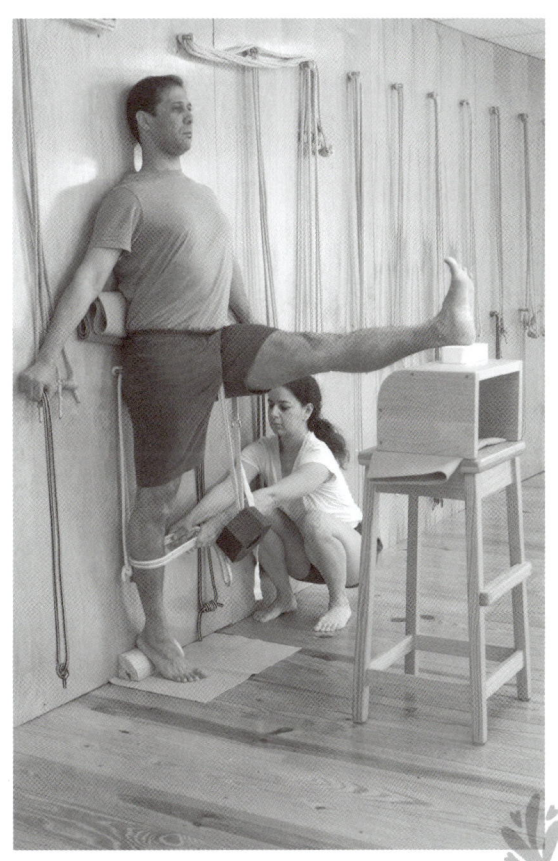

图1.12.9

将一把椅子或者犁式盒靠绳墙放置，以便支撑上抬腿的脚，进入该体式的屈膝变体中。面向墙面，Tāḍāsana（山式）站立。双手扶墙。抬左腿，脚放在犁式盒上。左髋外侧移向地面，远离腰部，保持髋部水平。髋部外侧保持向下，左腿外侧和小腿向膝盖方向上提。膝部外侧转向膝部内侧，使两侧保持水平。双腿活跃，为上提骶骨与胸骨提供一个有力支撑。一名辅助者将一根绳子置于习练者的大腿上端。帮助稳定大腿内侧的绳子并将大腿外侧的绳子向下拉（图1.12.10所示为伸展带在膝部上下两侧的辅助）。该变体也可背靠墙习练，上抬脚可放于支撑物上。

根据个人能力，保持以上所有变体30秒至3分钟。如果体式保持时间少于或者等于1分钟，重复习练3次。

Utthita Hasta Pādāṅguṣṭhāsana（站立手抓大脚趾式），无论直腿或者屈腿，都能够缓解炎症、韧带与肌腱疼痛、半月板撕裂、髌骨循轨失常、软骨损伤、骨关节炎，以及正位偏离问题。

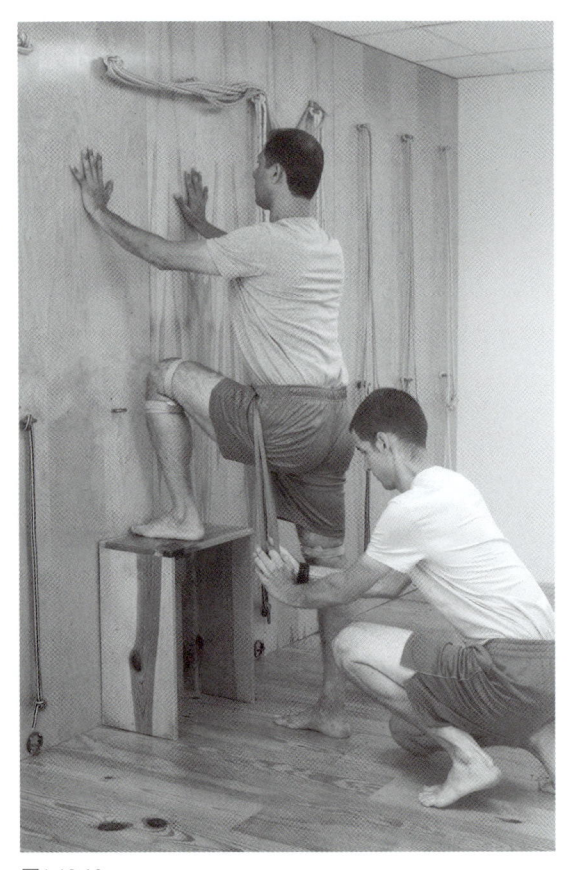

图1.12.10

13. Pārśva Utthita Hasta Pādāṅguṣṭhāsana（侧站立手抓大脚趾式）（直腿与屈腿）

使用与 Utthita Hasta Pādāṅguṣṭhāsana（站立手抓大脚趾式）中相同的辅具支撑。从之前的体式开始，面朝墙站立，右腿在上。转向左侧并使右脚跟与站立腿的足弓对齐（图 1.13.1 所示为以膝棒辅助）。右手抓住绳子，左臂向下伸直以提升脊柱。将绳子穿过一片杠铃片悬于右大腿上段（图 1.13.2 所示为无膝棒辅助）、中段（图 1.13.3），以及下段（图 1.13.4）。如果髋部及腘绳肌僵紧，可降低上抬腿的腿部支撑物的高度。如果上抬腿的髋部抬起过高，很难下沉与站立腿的髋部保持水平，那么就降低上抬脚的高度并将其前移，直至髋部落下（图 1.13.5）。

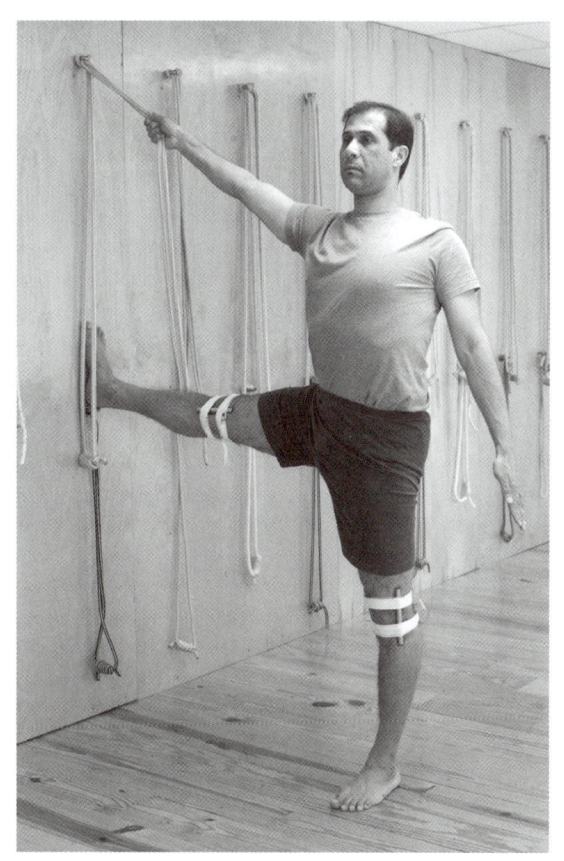

图1.13.1

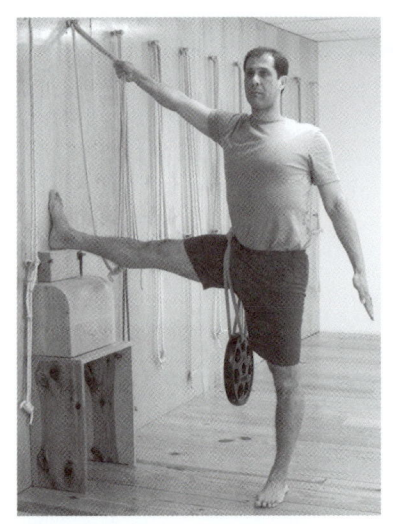

图1.13.2

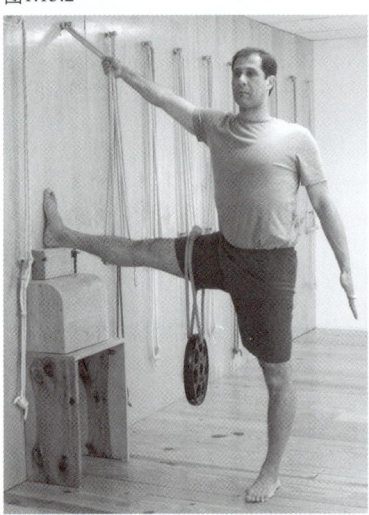

图1.13.3

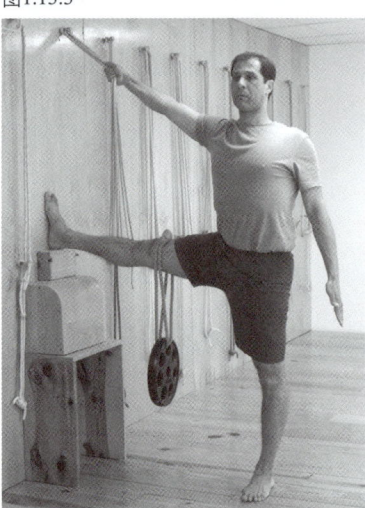

图1.13.4

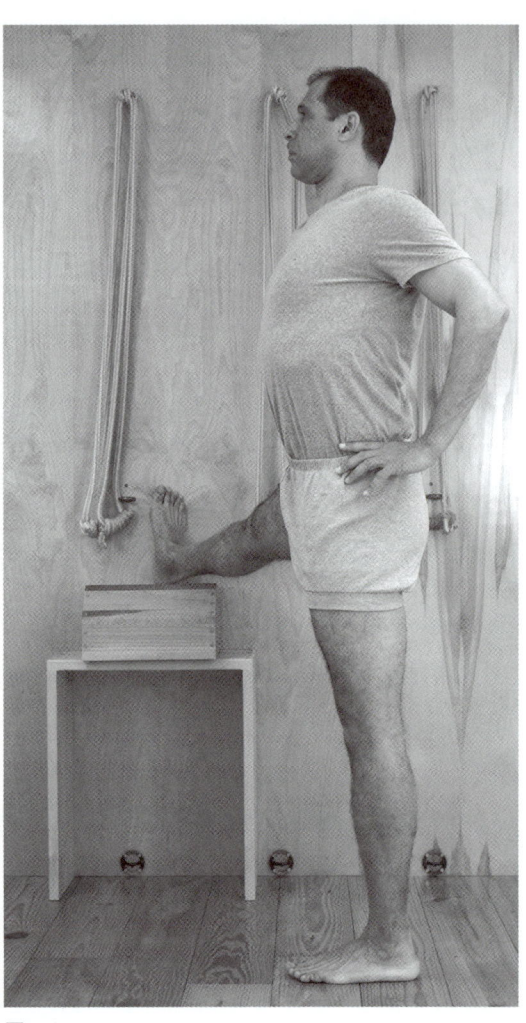

图1.13.5

一名辅助者站立在习练者前方并将一根绳子绕过习练者的上抬腿上端。绳子的一部分应经过习练者的臀部。辅助者将脚置于习练者的左大腿前侧并将其向后推。与此同时，辅助者拉下端的绳子使习练者的臀部下移，髋关节窝外侧与大腿上端前移。在该辅助调整中保持平衡会比较困难。须均衡协调推力与拉力（图 1.13.6）。

将一张瑜伽垫与一块瑜伽砖置于椅子的上方。如果个子较高的话，可增加一块瑜伽砖或者在椅子上使用更大的辅具。右脚踩在辅具上，右侧躯干与椅子平行。右手扶墙保持稳定。屈膝腿的脚跟与站立腿的足弓对齐。左手放到髋部，手肘向后，上提胸腔（图 1.13.7）。也可伸展手臂来拉长脊柱。在这个侧面的变体中，可运用上文中所详述的站立腿的动作要领，但是要有力地把站立腿的大腿前侧向后移，因为这条腿的前侧容易向前。关注屈膝腿的大腿内侧，将其向膝盖内侧拉长，并将膝盖内侧向膝盖外侧后移使其与脚和髋部成一线。大腿外侧移向臀部，臀部上端沉向地面方向。

根据个人能力，在以上所有变体中保持每侧30秒至3分钟。如果保持时间少于或者等于1分钟，重复习练3次。

Pārśva Utthita Hasta Pādāṅguṣṭhāsana（侧站立手抓大脚趾式）能够缓解炎症、韧带与肌腱疼痛、半月板撕裂、髌骨循轨失常、软骨损伤、骨关节炎，以及正位偏离问题。它能够促进髋部循环，这对于膝部与腿部都是有益处的。

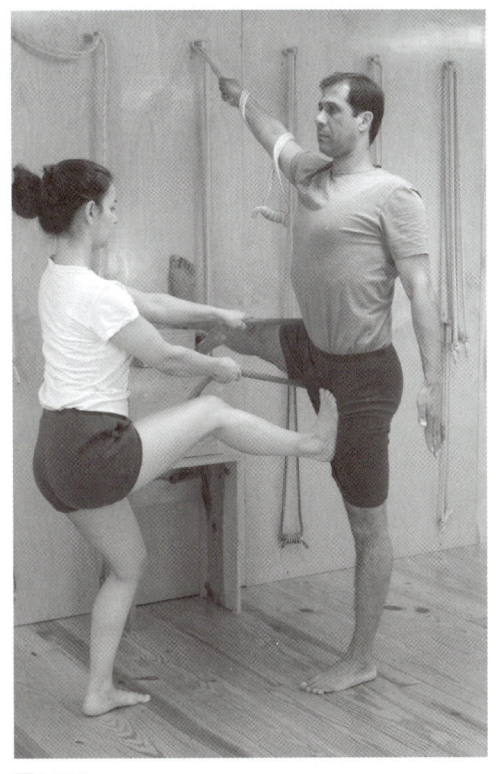

图1.13.6

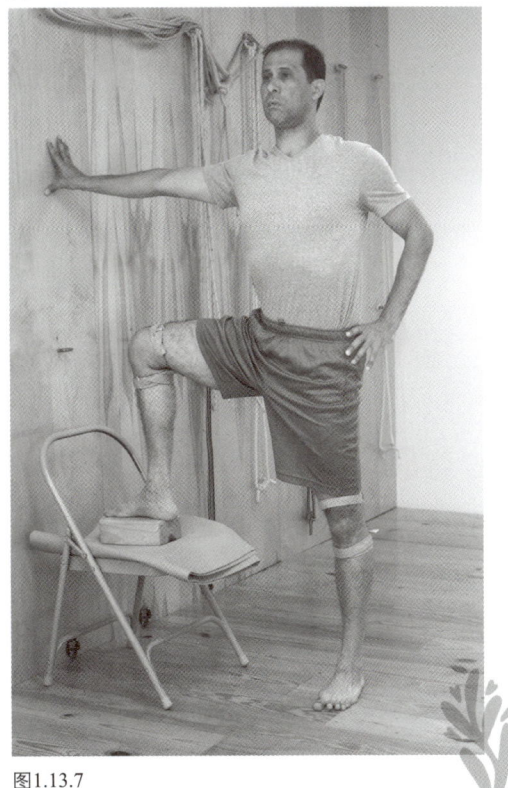

图1.13.7

14. Utthita Trikoṇāsana（三角伸展式）

Utthita Trikoṇāsana（三角伸展式），或者任何木马辅助的站立体式，都要从 Tāḍāsana（山式）开始。双腿分开约 1.5 米。理想情况下，双臂向两侧伸展时，脚踝应在手腕下方。这个体式是 Utthita Hasta Pādāsana（四肢伸展式）。将瑜伽砖或者四分之一圆砖置于双脚与木马之间，双脚间距离恰当（图 1.14.1）。双脚外缘下压。将大脚趾球前移、脚跟内侧后移来拉长双脚内缘。脚踝内侧向脚踝外侧上提。小腿内侧、双膝及大腿向上、向外提。双腿外侧内移。收紧并上提膝盖。从腿部的内侧、后侧将小腿、膝盖与大腿向外展开。脚跟下压，双腿后侧由脚跟向坐骨拉长。提起耻骨、肚脐、胸骨及胸腔。双手扶在木马上，手臂向两侧伸展。肩部向下移，肩胛骨收进背部。不是简单地将肩胛骨收进背部即可，而是将肩胛骨之间的皮肤展开，以进一步扩展胸腔。脚跟再次下压来进一步收紧腿部肌肉，并将股骨头收进髋关节窝内。进一步提升骨盆、耻骨及胸腔。

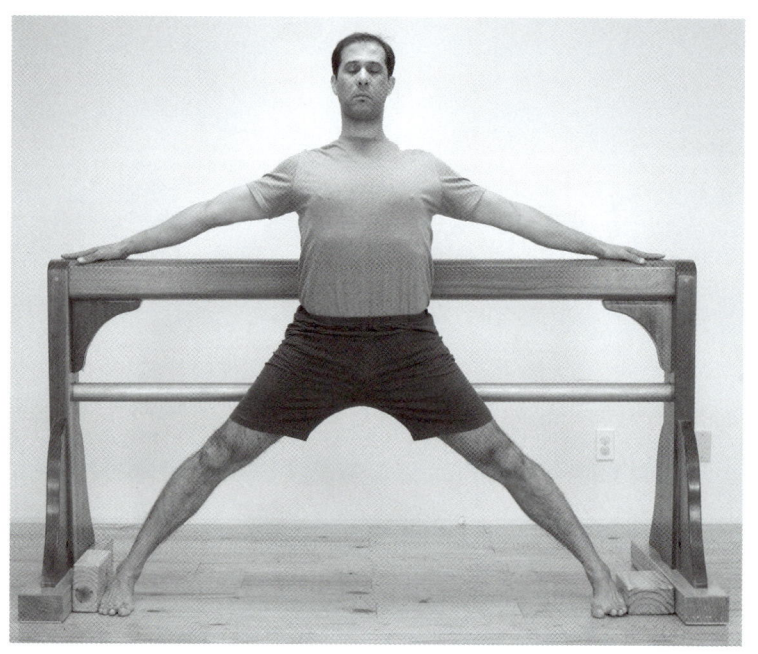

图1.14.1

左腿向外转 90°，进入 Utthita Pārśva Pādāsana（四肢侧伸展式）。左脚大脚趾球踩在瑜伽砖上或者将足弓踩在四分之一圆砖上。脚可以放在瑜伽砖上，但四分之一圆砖可以更好地支撑前脚的足弓。脚抬高有助于提升脚踝、膝盖及髋关节。伸展腿部后侧，进一步伸直膝盖。整个右脚外侧保持贴到瑜伽砖上。当使用木马或者墙做支撑时，右脚不微微内旋。右腿前侧与膝盖外侧向后移，左脚与左腿进一步向外旋。左脚跟内缘踩向四分之一圆砖并抬起脚趾来上提足弓及腿前侧。通过将脚跟外侧向脚踝上提来将小腿外侧移向内侧。腿部外侧向髋部上提。与此同时，膝盖与大腿外侧移向内侧。双脚脚跟下压来上提股骨头与骨盆。左大腿前侧向右腿方向移动。让大腿外侧与臀部的连接更锋利（图 1.14.2）。右手扶木马，从左腿大腿顶端或者骨盆底部屈腿，左手向下放到瑜伽砖上。保持身体如 Tāḍāsana（山式）一样，头部后侧与尾骨对齐，躯干两侧均衡地拉长。如图 1.14.3 所示为左脚放在倒箭盒上。这种高度会拉长及上提腿部关节，减轻膝关节的负重，对于缓解膝部疼痛很有效果。

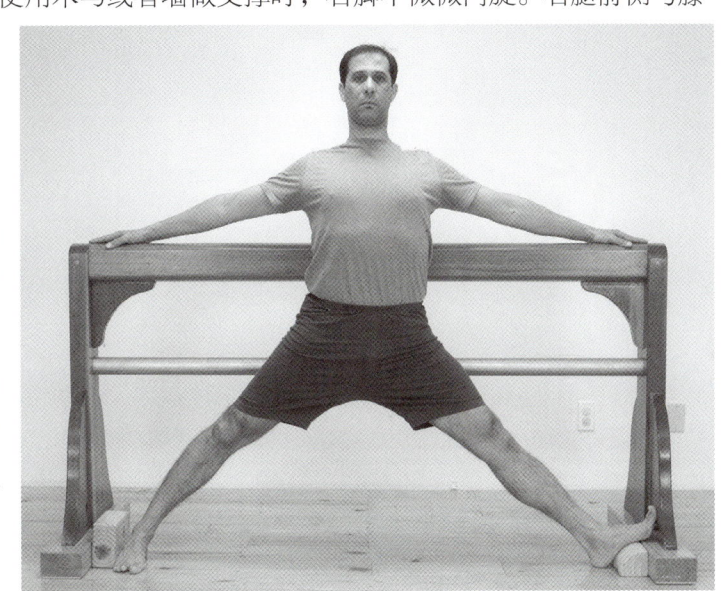

图 1.14.2

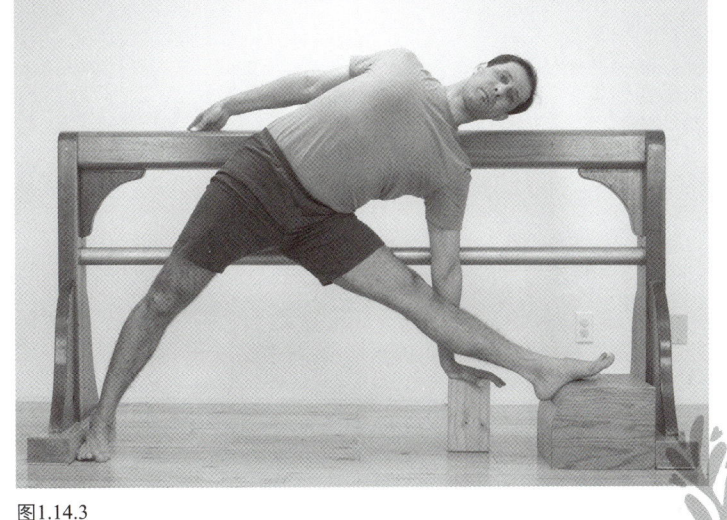

图 1.14.3

右脚外侧贴墙。右手抓住上墙绳，左手放在椅子上（如果身体非常僵紧的话），或者一块瑜伽砖上（图 1.14.4）。这个简单的变体可帮助减轻脚踝、膝盖及髋关节的压力，对于超重人士十分有益。同样的变体也可在膝棒的辅助下完成（图 1.14.5）。

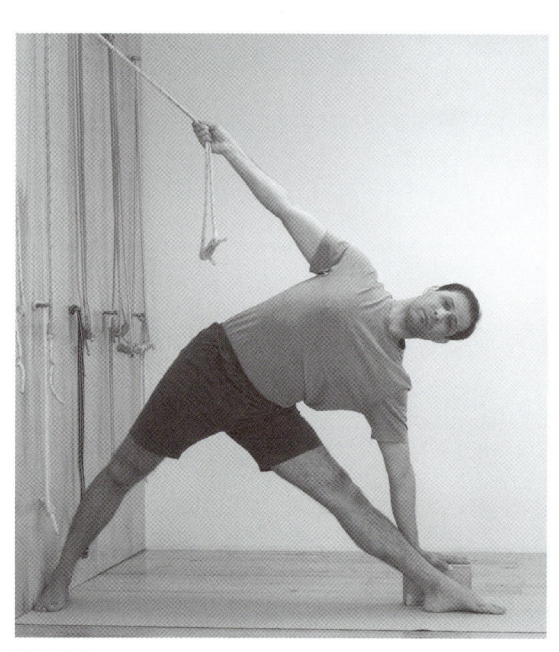

图1.14.4

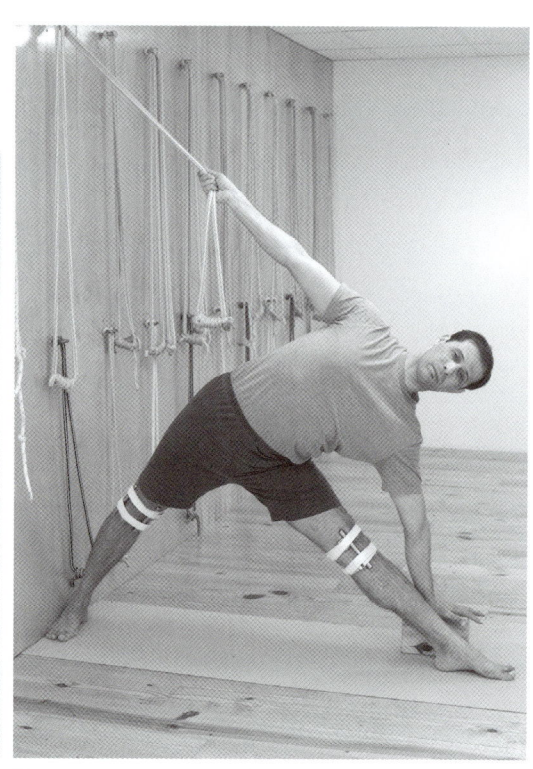

图1.14.5

将前脚放在靠墙的四分之一圆砖（图1.14.6）或者倒箭盒上（图1.14.7），同时下方手放在瑜伽砖上，上方手放在墙上。将一把椅子倒过来放在墙边，椅子腿远离墙。在椅子背面放一张瑜伽垫或毛毯，将前腿放在其上。将掌根按在椅子腿之间的横杠上（图1.14.8）。所有这些变体都会进一步延展和伸直前腿的后侧及膝盖。

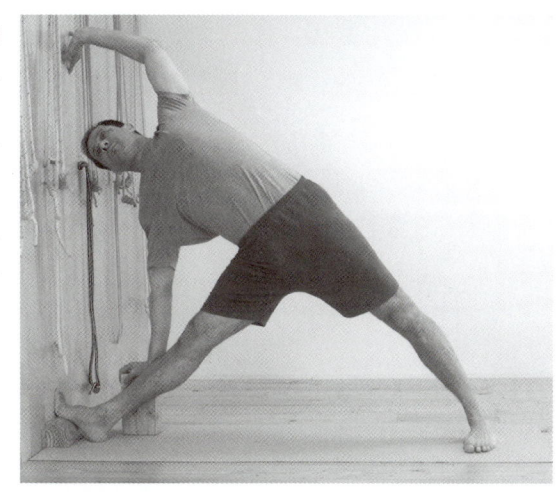

图1.14.6

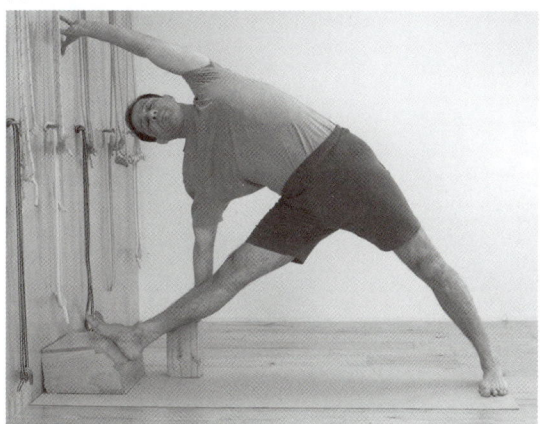

图1.14.7

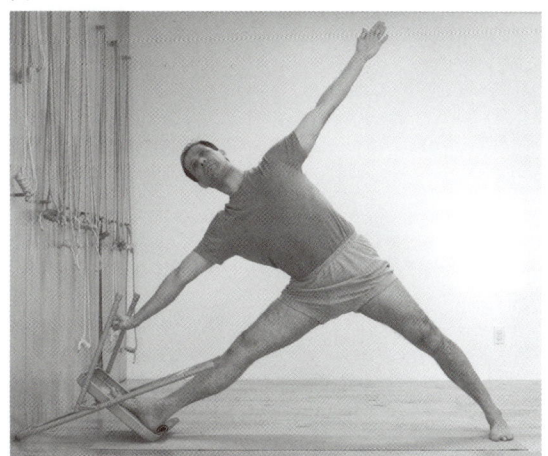

图1.14.8

如果在以上变体中感觉前腿膝盖疼痛，则将一块瑜伽砖放在小腿下方，有助于上提及伸直腿（图 1.14.9 所示为伸展带在膝盖上下两侧）。觉知前腿膝盖的四个角。将其与膝盖后侧的四个角进行对比。所有边角应向腿部中心内收并将腿部核心向髋部上提。

如果疼痛有所缓解或者改善，那么在习练中将前脚下方垫一块斜木板帮助调整即可（图 1.14.10）。斜木板促使习练者在脚与腿更多做功。前腿脚跟放到一个直径为 10 厘米的圆饼中央。大脚趾球最大限度地向上提起（图 1.14.11 和图 1.14.12）。这个简单的辅具能够促进腿部提升与伸展，并让腿部前侧与后侧相互平行。

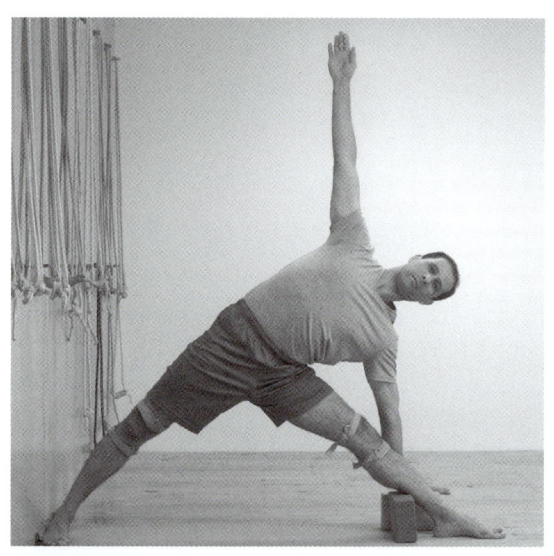

图1.14.9

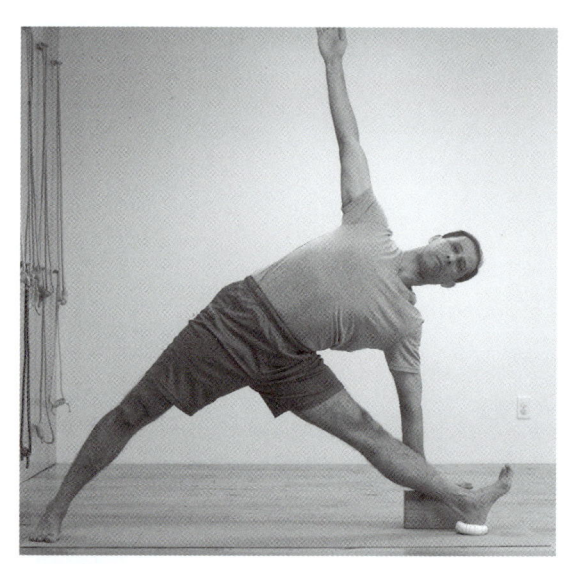

图1.14.11

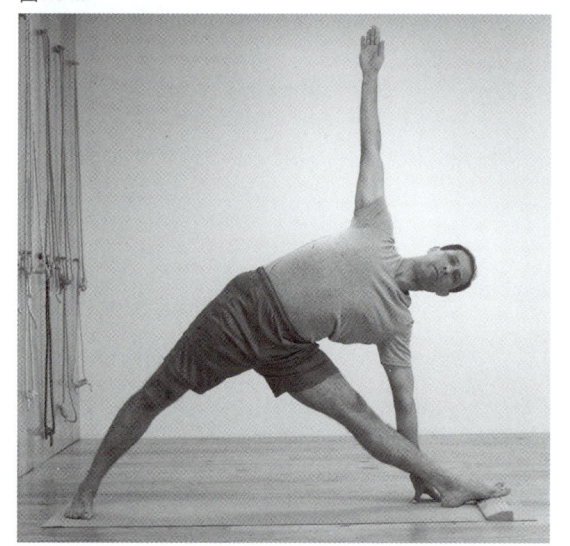

图1.14.10

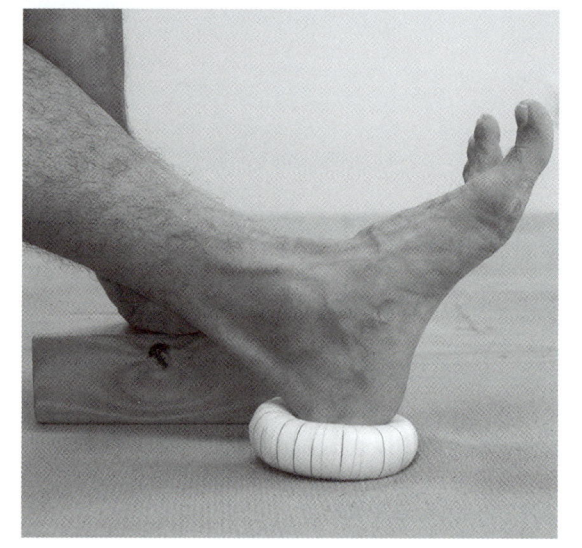

图1.14.12

如果感觉后腿膝盖疼痛，可将一块小泡沫垫、折起的小防滑垫或者叠起的手巾垫在后脚内缘下（图 1.14.13 和图 1.14.14）。小腿内侧上提，膝部外侧向后，同时小腿外侧下移。如疼痛仍在，一名辅助者可将一根绳子绕于习练者的小腿中段以协助提升腿的内侧。辅助者将习练者的脚外侧下压（图 1.14.15）。将一条伸展带穿过低位的墙钩，并将其由前腿的小腿外侧上方绕过，面向墙并将小腿外侧移向内侧（图 1.14.16）。

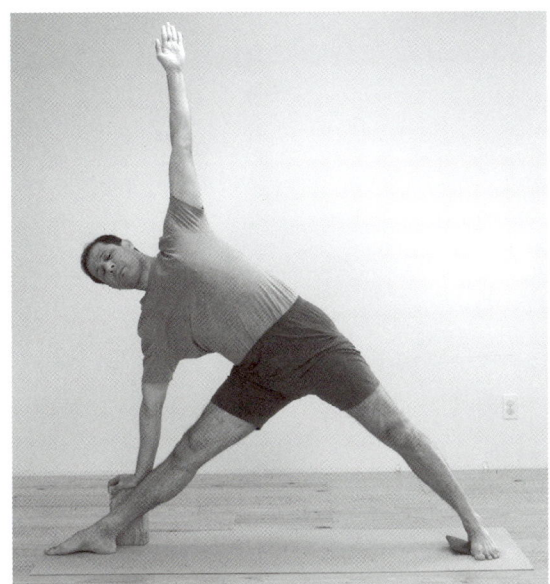

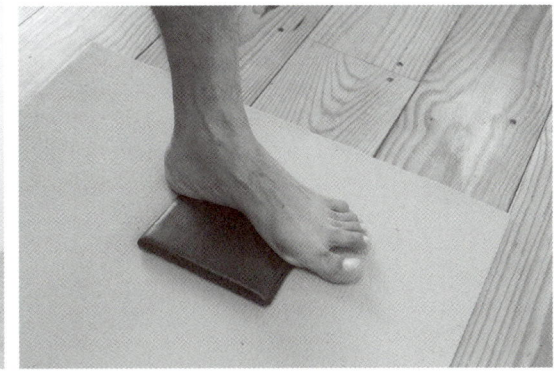

图1.14.13

图1.14.14

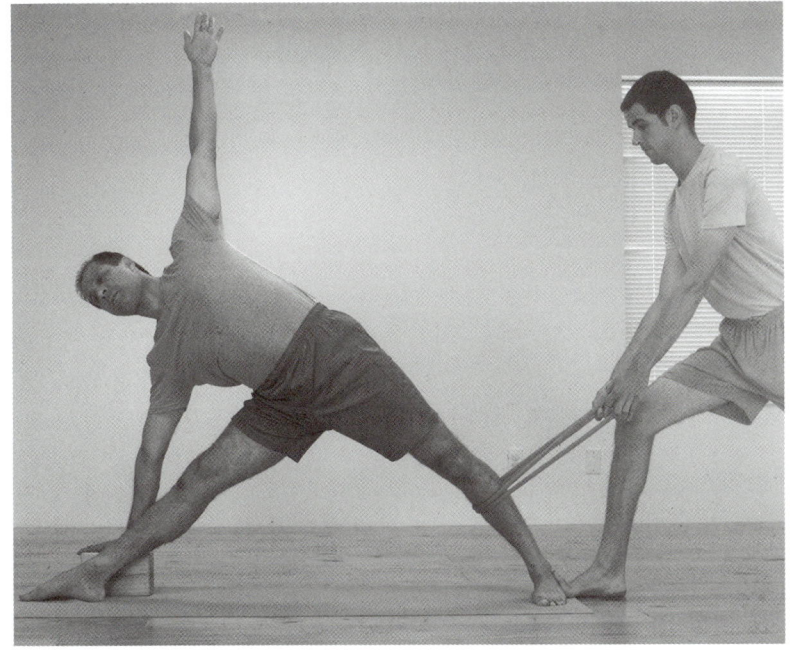

图1.14.15

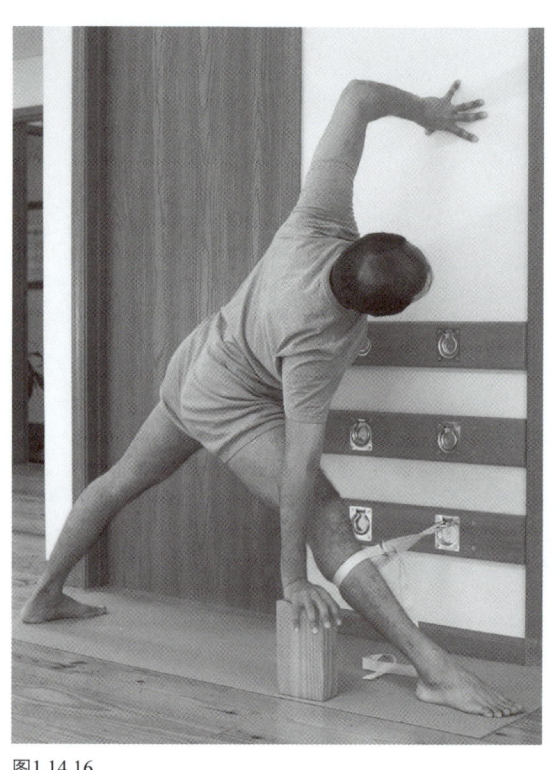

图1.14.16

无论以哪种方式习练，觉知脚、小腿、膝部与大腿如何转动。双腿的内外两侧应平行。腿的前侧与后侧也应相互平行。

根据个人能力，在每侧保持该体式30秒至2分钟。

这些 Utthita Trikoṇāsana（三角伸展式）的变体能够帮助缓解韧带、肌腱及半月板撕裂，髌骨循轨失常，软骨损伤，骨关节炎，以及正位偏离问题。双腿的内外两侧都得到加强，这有助于膝部更好地承重。

15. Pārśvottānāsana（加强侧伸展式）

身体右侧靠木马站立。右脚向前迈，足弓踩在四分之一圆砖或者大脚趾球踩在瑜伽砖上。后脚跟踩在四分之一圆砖上或者后脚跟在地面上紧靠瑜伽砖。这是 Pārśvottānāsana（加强侧伸展式）的起始阶段。可在这个变体中停留一段时间以促进 Pārśvottānāsana（加强侧伸展式）及 Parivṛtta Trikoṇāsana（扭转的三角伸展式）中腿部的延展。如果木马的基座上有一个圆孔，将长伸展带绕过膝部上下两侧，环扣朝内。将长伸展带穿过圆孔，并利用长伸展带将后腿的膝盖内侧有力地向后拉（图 1.15.1 和图 1.15.2）。一名辅助者将手置于习练者的大腿后外侧，辅助大腿后外侧向前转，使髋部保持水平（图 1.15.3）。

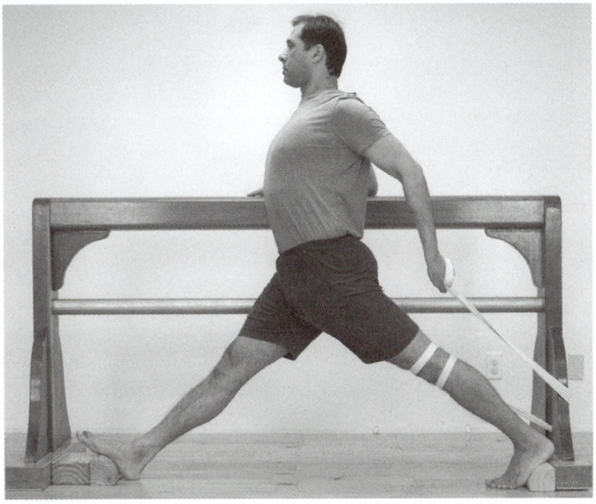

图1.15.1

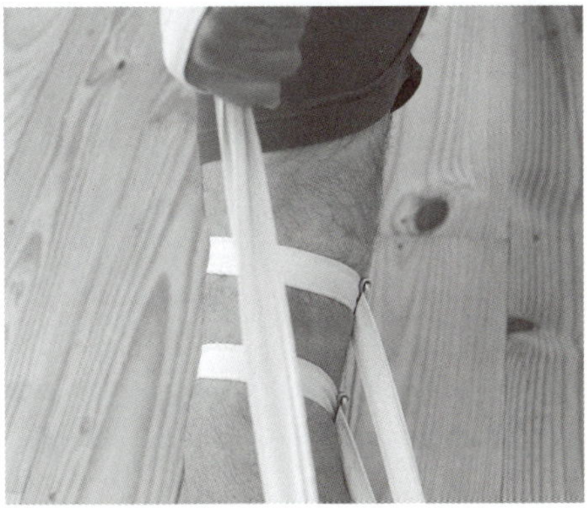

图1.15.2

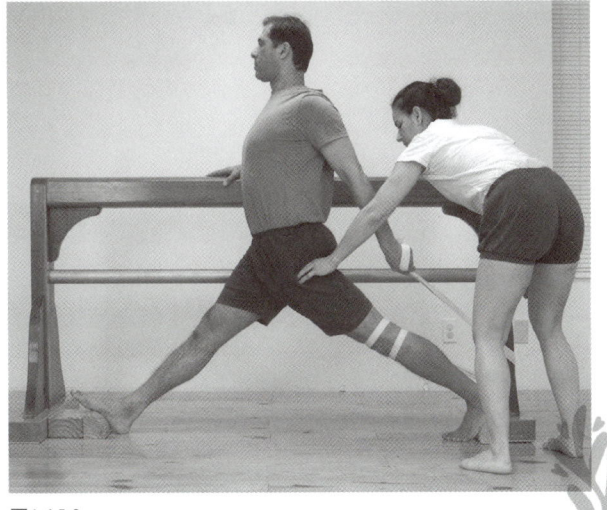

图1.15.3

左脚跟后外侧贴墙,脚趾由身体的中线略向外旋。右脚向前迈,放到四分之一圆砖或者瑜伽砖上,双手放到瑜伽砖上,进入凹背前屈位。如果背部拱起,将瑜伽砖以最高高度放置(图1.15.4所示为以膝棒辅助)或者在原有瑜伽砖上方增加一组瑜伽砖。

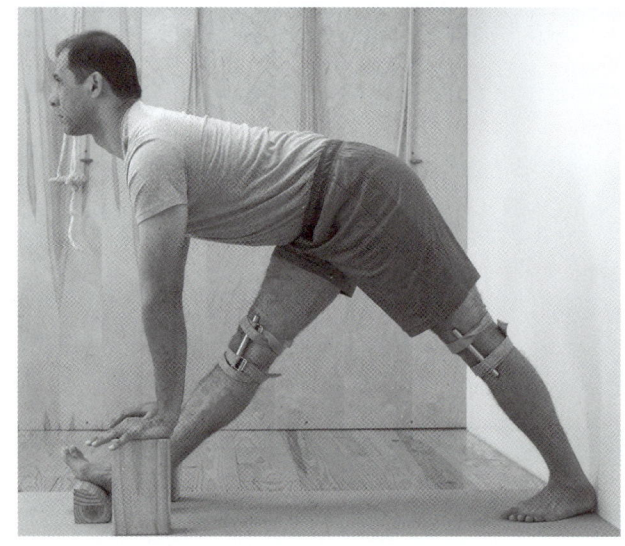

图1.15.4

前脚可踩在一块斜木板上或者将脚跟放在一个圆饼上(图1.15.5)。如果腘绳肌与髋部足够灵活,前屈并将头部贴向前腿。拉长躯干两侧(图1.15.6)。

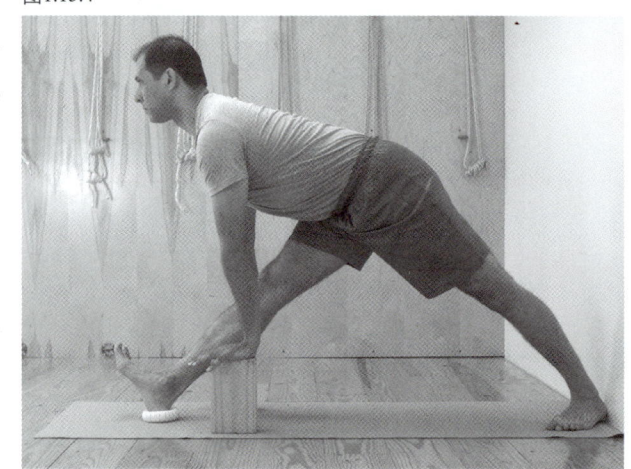

图1.15.5

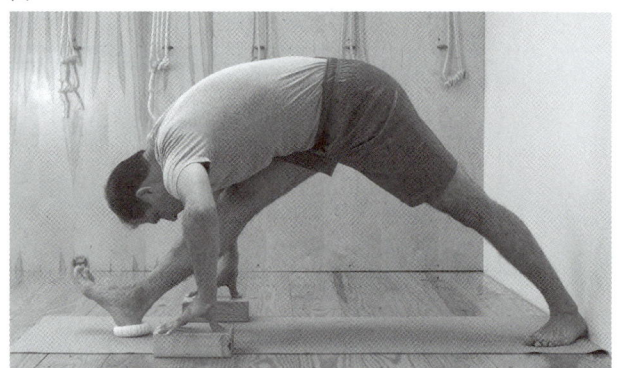

图1.15.6

左脚跟向后抵墙，右脚向前。左膝轻柔地跪到地面。伸展右腿后侧并将大脚趾球尽量抬高。右脚跟后侧向地面伸展。左手扶地，保持体式稳定。右手抓脚。将大脚趾球拉向髋部并进一步伸展脚跟后侧，使其远离髋部（图1.15.7）。保持脚部动作不变，双手扶地伸直双膝，进入凹背前屈位（图1.15.8）。

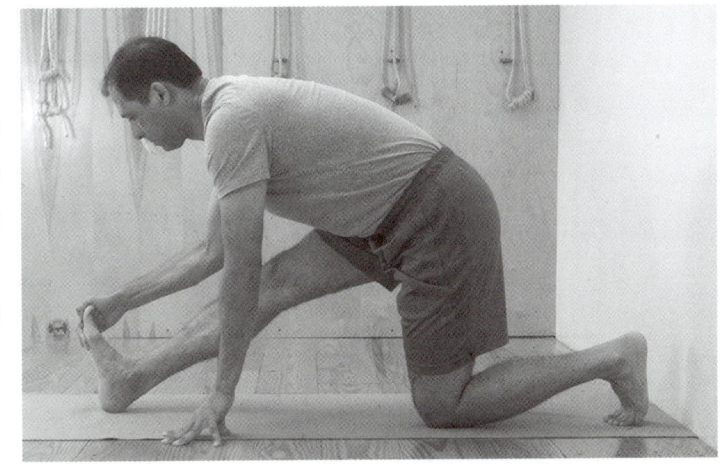

图1.15.7

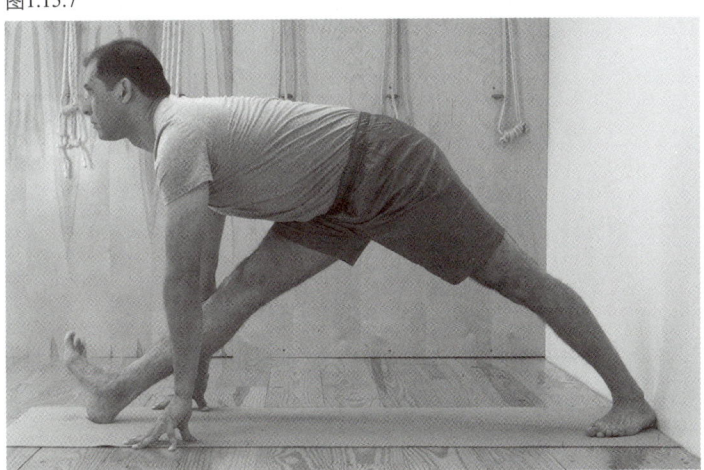

图1.15.8

保持右手扶地并用左手抓脚帮助手臂向前，同时尽量伸展腿部与脚跟后侧。尽可能地前屈进入圆背位（图1.15.9）。

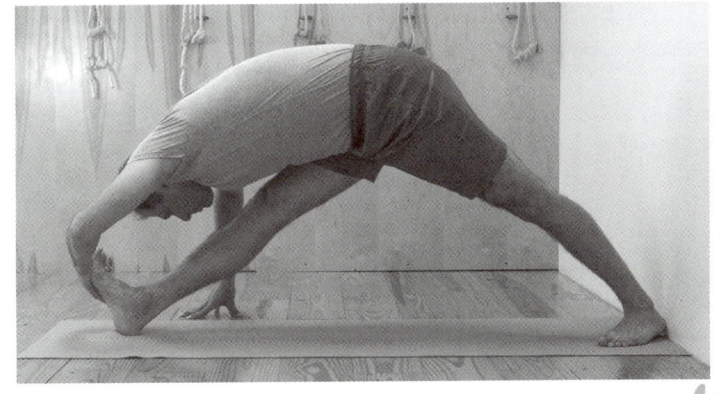

图1.15.9

左脚跟外侧沿墙下压至地面。脚踝内侧上提。腓肌向脚跟方向延展。保持后膝内外两侧的韧带与后脚内外两侧对齐来保护膝部。髋部外侧前移。右脚趾球下压使大腿前侧上提。髋部外侧后移。两髋保持水平。左大腿前侧移向大腿内侧并上提肚脐右侧来进一步保持髋部水平。在凹背前屈位中，双手下压并将肱二头肌前旋以伸展双臂后侧。肩部移向腰部。由髋部至头部拉长躯干两侧。胸骨移向下颚。完全前屈时，保持以上动作要领并柔软躯干，使躯干两侧进一步向前腿释放。放松头部与颈部后侧。

该体式可只用辅具，而不用墙面完成。然而，墙能够带来更多的内在稳定。由凹背前屈位开始。如果腘绳肌与髋部足够灵活，下一个体式是尽可能前屈进入圆背位。

根据个人能力，每侧保持30秒至2分钟，如果保持时间少于1分钟，应重复习练。使用这种辅具的 Pārśvottānāsana（加强侧伸展式）变体能进入 Parivṛtta Trikoṇāsana（扭转的三角伸展式）。

Pārśvottānāsana（加强侧伸展式）能够缓解肌腱、韧带与半月板撕裂的炎症与疼痛，髌骨循轨失常，软骨损伤，骨关节炎，以及正位偏离问题。双腿的内外两侧都得到加强，使膝部能够更好地承重。

16. Parivṛtta Trikoṇāsana（扭转的三角伸展式）

Parivṛtta Trikoṇāsana（扭转的三角伸展式）在木马边用与 Pārśvottānāsana（加强侧伸展式）一样的辅具，或者靠墙，或者在房间中央无支撑完成均可（图 1.16.1 所示为以木马与膝棒辅助，图 1.16.2 所示为以墙、四分之一圆砖和膝棒辅助）。使用木马，以右腿在前、左腿在后开始。左脚踝内侧向外侧上提。小腿与膝部内旋使得后腿一侧髋部向前转，但将膝盖内外两侧的韧带与脚内外两侧对齐。右脚趾向髋部上提。收紧膝部与大腿。股骨头外侧向内移，但腹股沟保持柔软。拉长躯干两侧，并利用在木马横杠上的左手肘与横梁上方的右手帮助进入扭转。

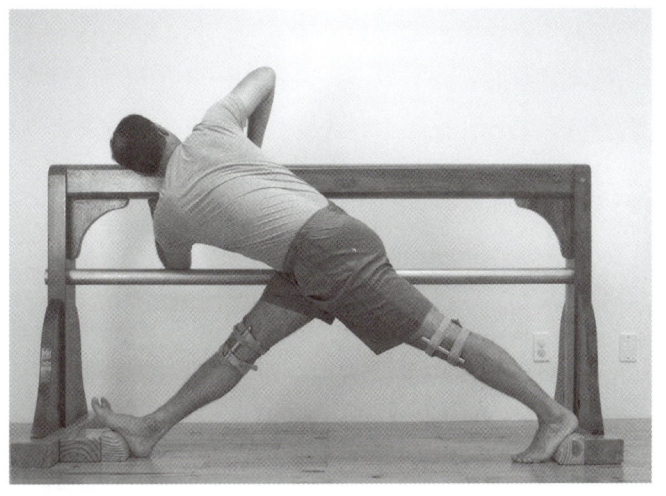

图1.16.1

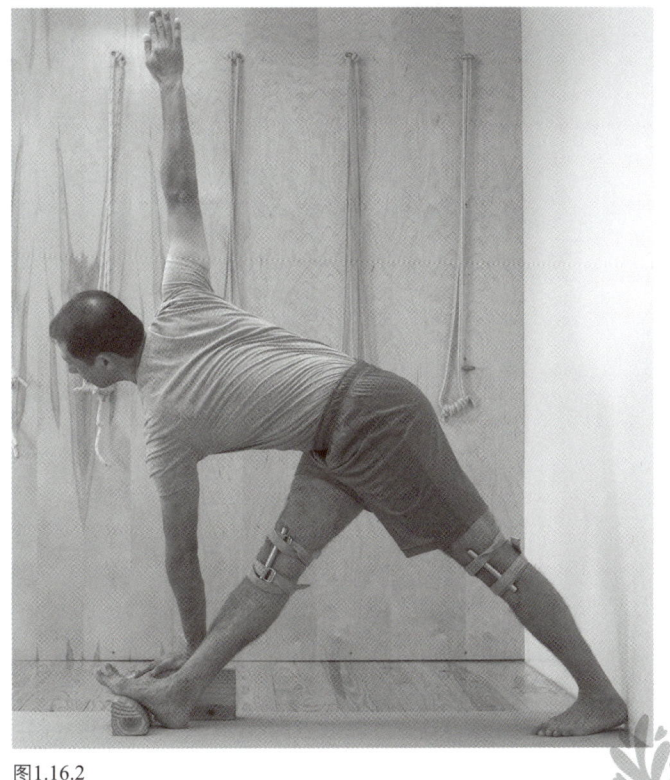

根据个人能力，每侧保持该体式 30 秒至 2 分钟。如果保持时间少于 1 分钟，应重复习练。

Parivṛtta Trikoṇāsana（扭转的三角伸展式）能够缓解韧带、肌腱与半月板撕裂的炎症与疼痛，软骨损伤，骨关节炎，以及正位偏离问题。双腿与双膝都得到加强。

图1.16.2

17. Ardha Candrāsana（半月式）

　　利用木马来辅助支撑该体式时，将上抬腿放到木马上也可以。但理想状态是让上抬脚的足弓与站立脚的脚跟对齐。可以利用一个高凳来支撑上抬腿，一块瑜伽砖来支撑手。根据习练者的身高，也许在高凳上还需要其他的支撑物使腿与髋同高。在这种情况下，可以将一个倒箭盒（或者其他辅具）加在上方。在倒箭盒上方铺一张毛毯，使脚有一个柔软的接触面。身体右侧靠木马站立。左手扶木马。从右大腿顶端弯曲，将右手放到瑜伽砖上。左腿向上抬。确定右髋位于脚踝的正上方，使腿垂直于地面。保持左手扶住木马。伸展右臂的同时蹬直双腿，拉长躯干两侧。脚踝、膝盖与股骨头外侧移向脚踝、膝盖与腹股沟内侧。腓肌顶端向大腿上提。后一个动作对于膝反屈尤为有益。延展左脚内侧远离髋部，左脚外侧去向髋部。小腿外侧移向小腿内侧。大腿外侧移向髋部，大腿内侧远离髋部。均衡地拉长臀部两侧，使之远离腰部。辅助者将一根绳子绕在习练者的小腿中段外侧并均衡地拉绳子的两端来矫正弓形腿（图 1.17.1 所示为以膝棒辅助）。

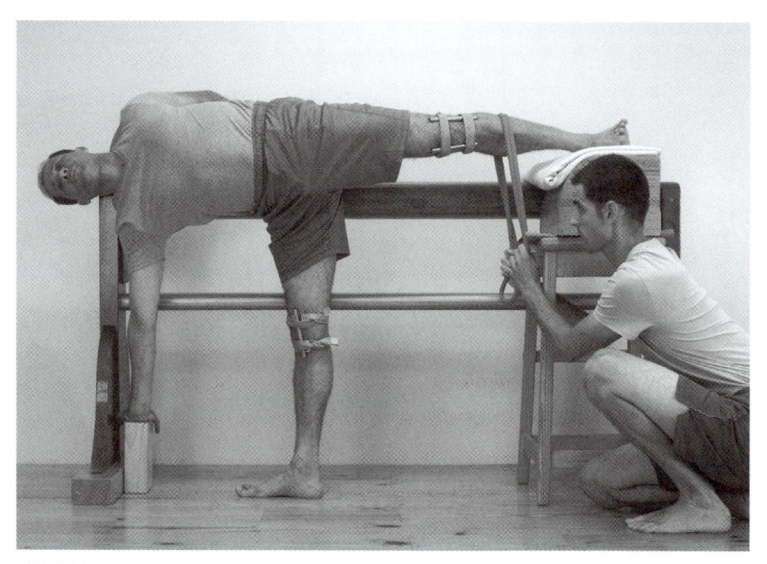

图1.17.1

分别将两块瑜伽砖垫在木马两端的下方来增加木马横梁到地面的高度。左脚在木马下方并向上推压，似乎要将横梁抬离地面。图 1.17.2 和图 1.17.3 所示为右脚在横梁下方并辅以膝棒。这个体式能够加强腿部和膝部的力量。

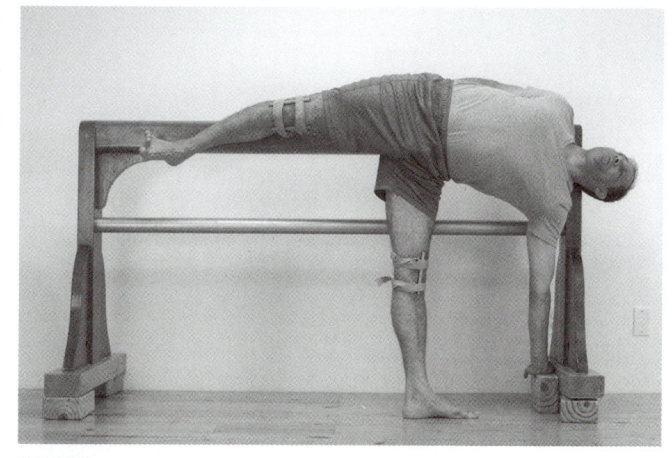

图1.17.2

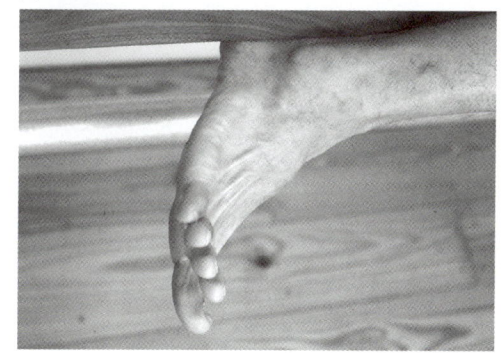

图1.17.3

背靠墙站立，右手向下放到瑜伽砖上，左腿抬起靠墙。如果有墙绳，上方手可抓住上方的墙绳，高度合适的话，还可将腿放在墙钩上。上抬腿应与髋部保持水平。图 1.17.4 所示为该体式以膝棒辅助。该体式也可以靠在没有墙绳的墙面习练。

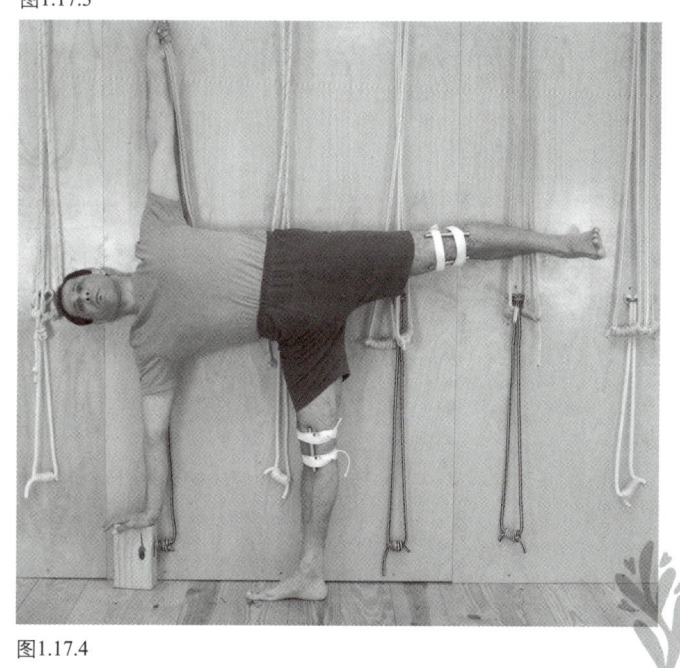

图1.17.4

将一条伸展带绕于大腿，再将其穿过大致与大腿中段等高的墙钩。调整距离，使左腿与地面垂直，上抬脚贴墙面，腿与髋部保持水平。然后，左脚尽量远离墙面，使伸展带在大腿前方牢牢收紧（图 1.17.5）。一名辅助者可将一根绳子绕于习练者的小腿外侧并挂上重物（图 1.17.6）。

根据个人能力，每侧保持该体式 30 秒至 2 分钟。如果保持时间少于 1 分钟，应重复习练。

Ardha Candrāsana（半月式）能够缓解韧带、肌腱与半月板撕裂的炎症与疼痛，软骨损伤、错位，骨关节炎，以及正位偏离问题。双腿得到极大的延展，脚踝与膝关节在单腿平衡中得到加强。

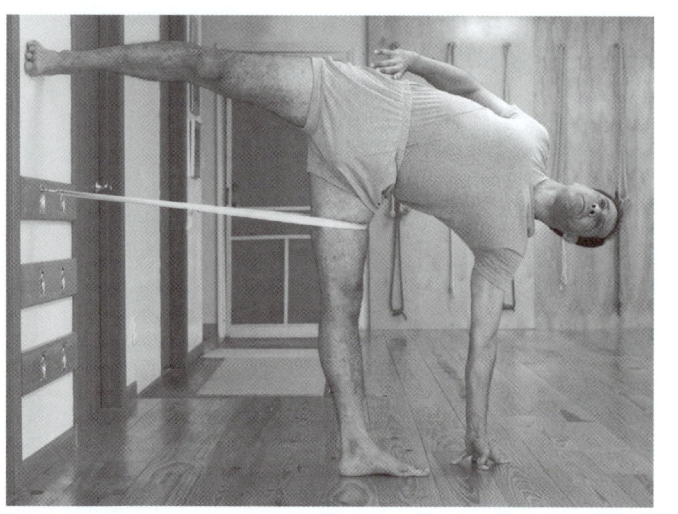

图1.17.5

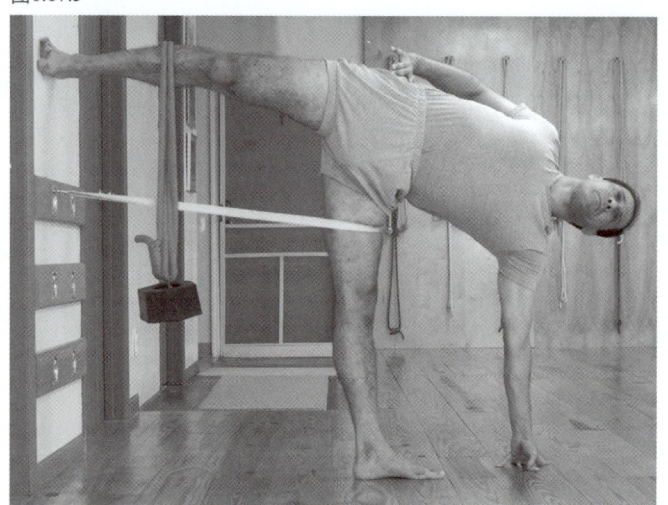

图1.17.6

18. Parivṛtta Ardha Candrāsana（扭转的半月式）

身体左侧朝着木马站立。准备一个铺有瑜伽垫和毛毯的高凳，或者利用一把椅子的靠背并铺上瑜伽垫和毛毯。若个子矮，可将高凳或者椅子置于木马基座的内侧。若个子高，则将高凳置于木马外侧。由髋部前屈，躯干转向左侧，右手肘放到横杠上，左手放到横梁上。右脚放到高凳上。右脚趾向后以拉长右腿（图1.18.1所示为以膝棒辅助）。

收紧双膝，延展双腿。后腿的内腹股沟与腓肌移向脚跟，使上抬腿进一步延展。两侧股骨头向内收紧。放松腹股沟，拉长躯干两侧及脊柱前侧，并进一步扭转。

根据个人能力，每侧保持该体式30至60秒，可重复习练。

Parivṛtta Ardha Candrāsana（扭转的半月式）能够缓解韧带、肌腱与半月板撕裂的炎症与疼痛，软骨损伤、错位，骨关节炎，以及正位偏离问题。单腿站立能够加强脚踝与膝关节的力量。脊柱的扭转能够调整脊柱的缺陷，这有助于使膝部保持正位。

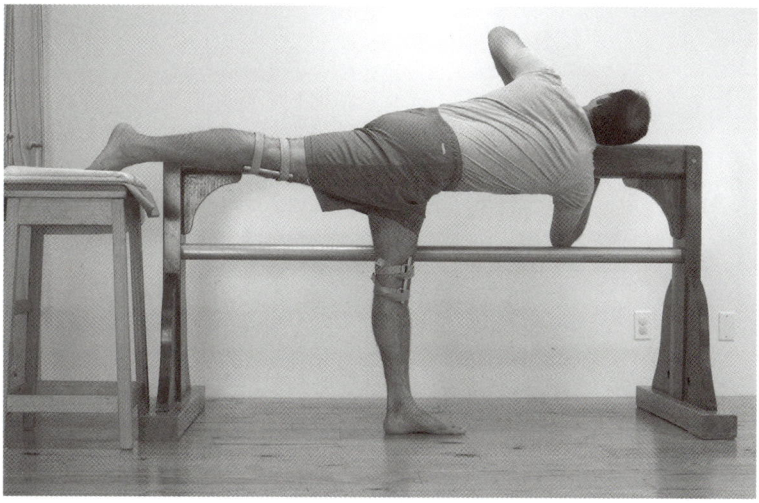

图1.18.1

19. Vīrabhadrāsana Ⅲ（战士三式）

面向墙站立。双手打开与肩部同高，推墙，如腘绳肌、髋部或者肩部较紧，双手可高于肩部。手肘外侧下移。胸腔向上并扩展（图1.19.1所示为以膝棒辅助）。双手压墙，双脚向后退，肩部下沉，但手部保持不变，伸直手臂，并拢双脚。双腿应垂直于地面。躯干微倾，为髋部与肩部创造空间。这是半前屈式（图1.19.2）。伸展双臂，将手臂上方内侧向外旋、小臂向内旋。脚跟向下踩，内脚踝、小腿、膝盖与大腿上提。大腿前侧收紧并远离墙面。拉长躯干两侧。保持头部与颈部向墙延展，在颈部与肩部之间创造空间。左腿保持收紧，双肩与髋部保持水平，右腿向后、向上抬起，与躯干齐平（图1.19.3）。上抬腿的大腿、小腿及脚跟内侧向后延展。右髋外侧转向地面。收紧双膝与大腿。利用一个高凳（图1.19.4）或者一把椅子的椅背（图1.19.5）来支撑上抬脚。使用辅具，可以更长时间保持体式，动作完成的精准度也更高。

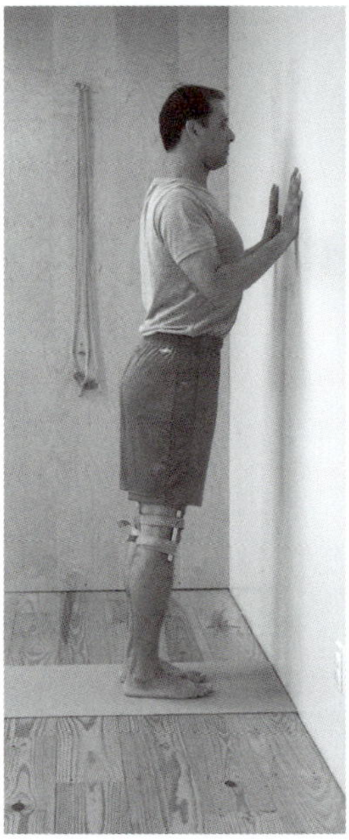

图1.19.1

图1.19.2

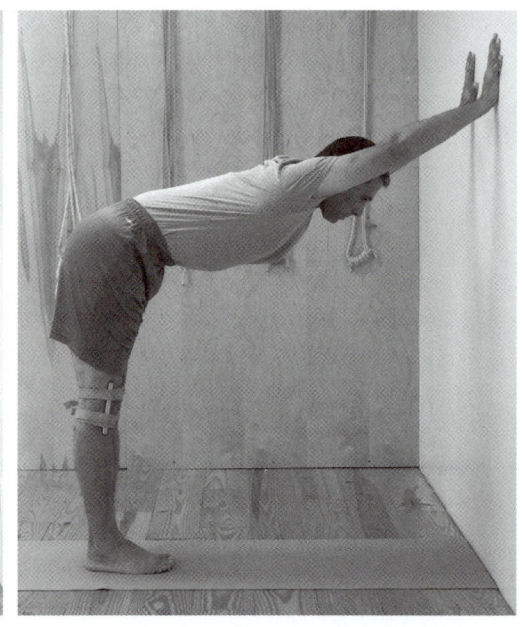

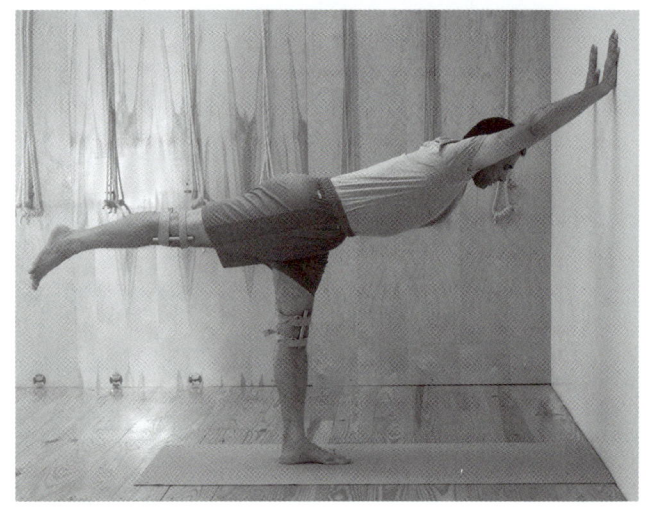

图1.19.3

在 Ardha Uttānāsana（半强烈式）中，木马置于身后与腿平行，双手放到一个高凳上（如果身高较高，增加一个辅具）或者墙上。抬起左腿，脚跟放到木马的横梁下方。延展腿部后侧并上提以强化膝盖（图 1.19.6）。该体式对于存在膝反屈问题的习练者尤为有益。

根据个人能力，每侧保持该体式 20 至 60 秒。当上抬腿有支撑，可保持更长时间。重复习练 2 至 3 次。

Vīrabhadrāsana Ⅲ（战士三式）能够缓解韧带、肌腱与半月板撕裂的炎症与疼痛，软骨损伤，骨关节炎，以及正位偏离问题。单腿平衡能够加强脚踝与膝关节的力量。

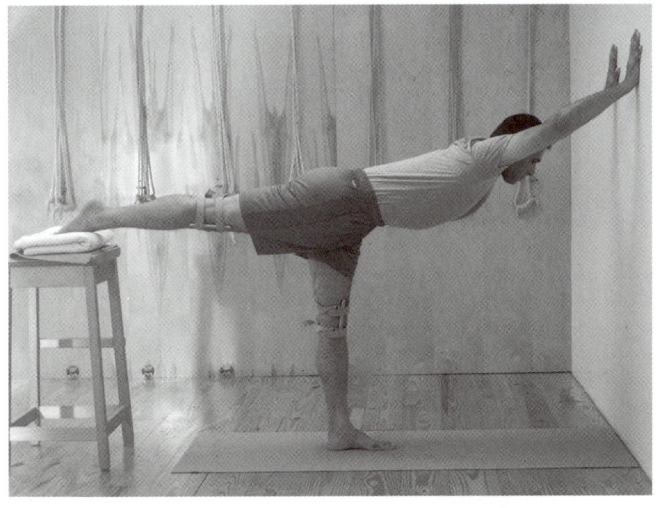

图1.19.4

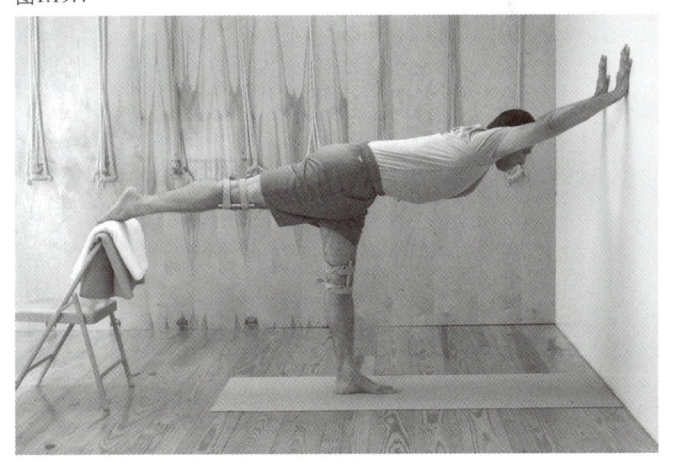

图1.19.5

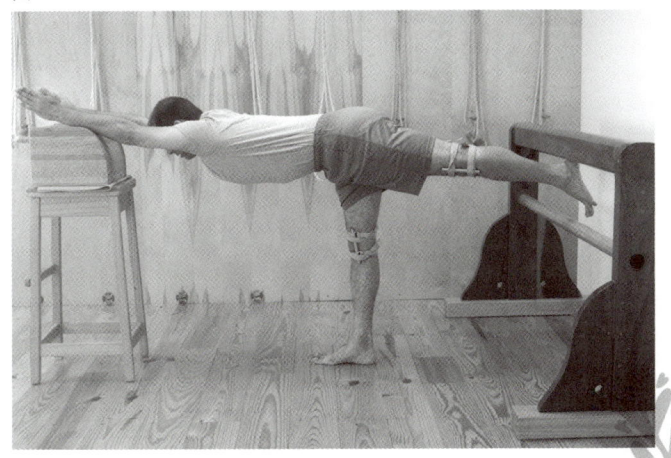

图1.19.6

20. Prasārita Pādōttānāsana（双角式）

　　将两块瑜伽砖分开 60 厘米的距离，置于木马前方。背朝木马站立，将双手放在木马的横梁上方，双脚打开与髋同宽。双腿打开更多，并将多块瑜伽砖置于双脚与木马基座之间来挡住双脚。多试几次以便找到合适的距离。这是 Utthita Hasta Pādāsana（四肢伸展式）。从大腿/骨盆底端折叠前屈，将前侧腹股沟向后侧腹股沟旋转。双手放在瑜伽砖上，进入凹背 Prasārita Pādōttānāsana（双角式）。调整瑜伽砖的高度，确保后肋收进背部（图 1.20.1 所示为以膝棒辅助）。

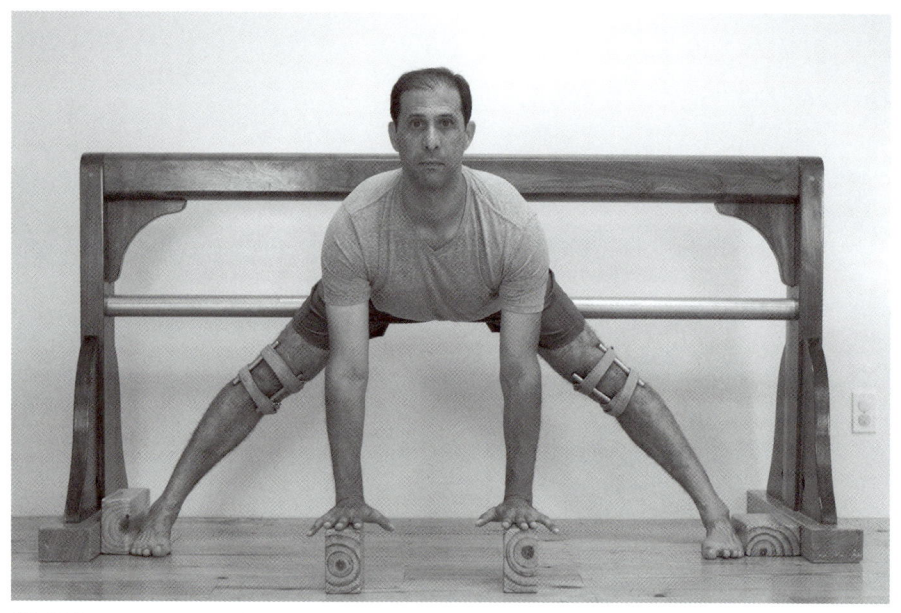

图 1.20.1

两名辅助者分别将绳子绕于习练者的双膝内侧，并将绳子向上、向外提起（图1.20.2）。该辅助对于膝内扣者尤为有益。针对弓形腿，辅助者可以用自己的脚向内推习练者的小腿外侧，同时上提绳子（图1.20.3）。将长伸展带穿过木马基座上的圆孔，再绕于对侧腿的小腿外侧（图1.20.4）。该辅助对于弓形腿也十分有益。针对膝反屈问题，可将大腿前侧进一步提起并向上、向后收紧。

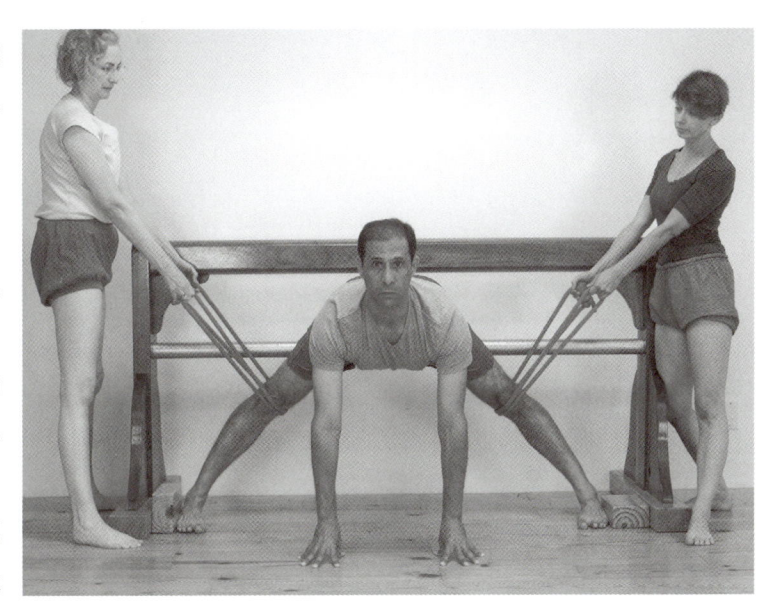

图1.20.2

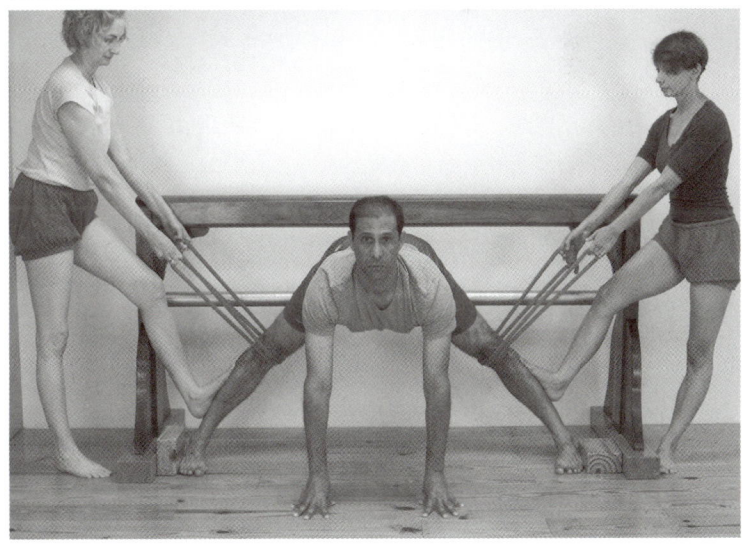

图1.20.3

辅助者将长伸展带穿过习练者的双膝内侧系在木马上，辅助双膝内侧上提。在横梁顶端利用防滑垫固定伸展带（图1.20.5所示为头部向下）。

双脚下压。收紧双膝与大腿。双腿内侧上提。大腿外侧下移。觉知这个力对于腰部两侧上提的作用。这也能避免腰椎过度伸展。膝关节内外两侧韧带有力地向后、向上移。与此同时，拉长膝盖韧带。双腿后侧向外延展。双手下压，伸展手臂，并进一步将肋骨收进背部。大腿前侧向后移，躯干向前拉长。保持双腿的力不变，进入头部向下的完整体式。如果头部无法触碰地面，可以放置一张毛毯或者瑜伽砖来支撑头顶，避免挤压颈部。也可以不支撑头部来放松头部与颈部。

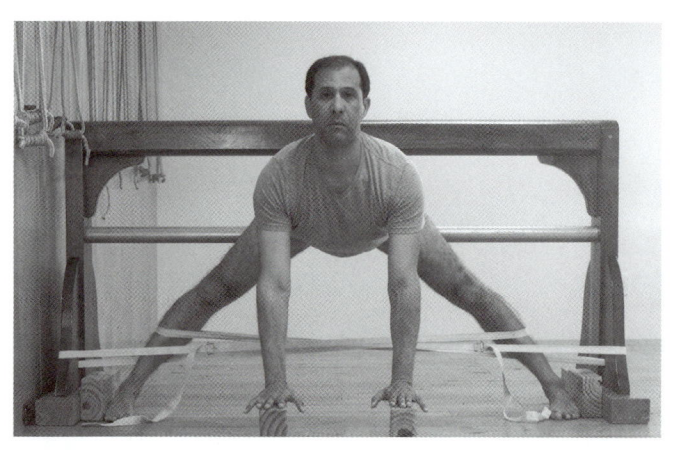

图1.20.4

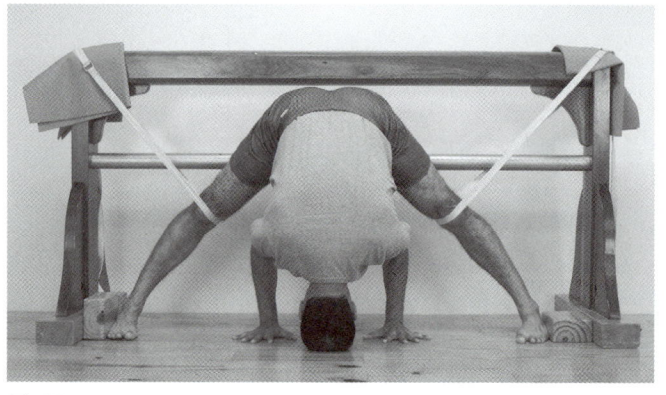

图1.20.5

根据个人能力，保持该体式1至5分钟。

Prasārita Pādōttānāsana（双角式）能够缓解韧带、肌腱与半月板撕裂的炎症与疼痛，软骨损伤，骨关节炎，以及正位偏离问题。双腿与双膝的力量都会得到加强。

21. Utkaṭāsana（幻椅式）

　　将伸展带系于小腿上方，伸展带的环扣由觉知较差的一侧腿拉向觉知较好的一侧腿。例如，如果右腿比左腿偏离中线的问题更严重，那么将伸展带的尾端自右向左拉。在最终体式中，伸展带的环扣应置于双腿中间，由外向内拉。双脚并拢，屈膝，进一步收紧伸展带使其紧贴皮肤（图 1.21.1）。随后，Tāḍāsana（山式）站立，双臂向上伸展进入 Ūrdhva Hastāsana（手臂上举式），手掌相对。脚跟下压，屈膝，将大腿内侧下落直至大腿与地面几乎平行（图 1.21.2）。该体式也可以将伸展带放在膝部上下两侧完成（图 1.21.3）。

　　脚跟继续下压，使双膝与小腿的内外两侧向后移。正确地做这些动作会使脚趾提起。保持双膝内外两侧相互平行。大腿后侧移向膝盖，大腿前侧移向髋部。肚脐向后收，背部皮肤向内收。进一步伸展双臂并拉长躯干两侧。尾骨向前收进身体。

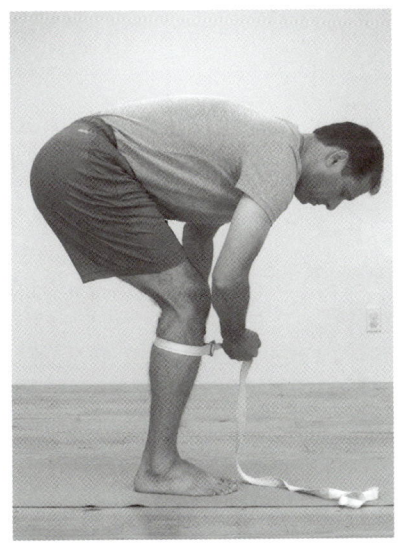

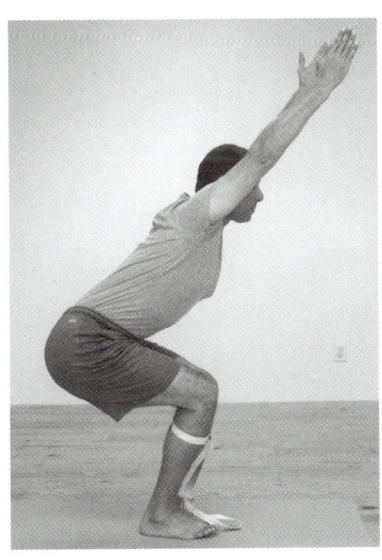

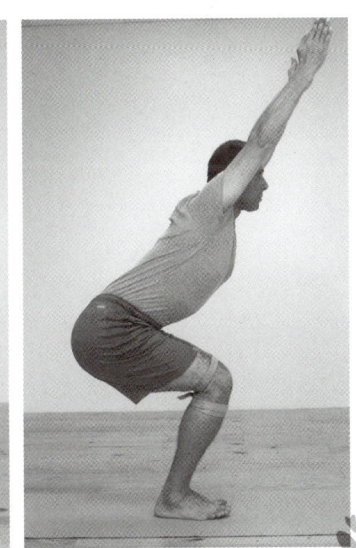

图1.21.1　　　　　图1.21.2　　　　　图1.21.3

双脚距离墙面略远些站立。双手推墙以便保持稳定，屈膝进入 Utkaṭāsana（幻椅式），背部与臀部靠墙。该变体可以由习练者独立在大腿上方放置杠铃片习练。如果有一名辅助者帮助放置杠铃片会更容易。在大腿上方放置一张防滑垫固定杠铃片。小腿稍稍向前，超过脚踝。胸腔上提（图 1.21.4）。半砖以窄面夹在双膝之间，背部靠墙。双臂向上伸展进入 Ūrdhva Hastāsana（手臂上举式），屈膝进入 Utkaṭāsana（幻椅式），背部靠墙（图 1.21.5）。将一块普通木砖的窄面置于双膝之间，双臂与背部向上伸展并离开墙面（图 1.21.6）。

根据个人能力，保持该体式 10 至 30 秒。重复习练可加强腿部力量。

Utkaṭāsana（幻椅式）对加强大腿前侧力量效果显著，对于膝反屈者尤为有益。

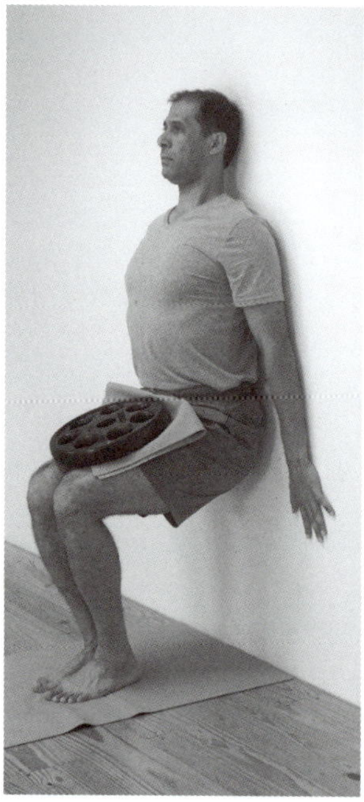

图1.21.4 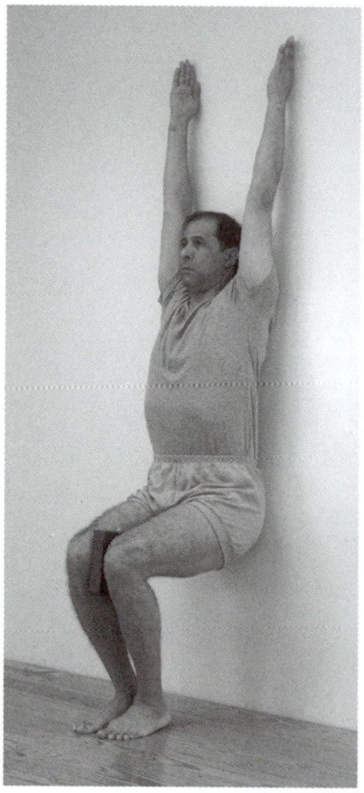　　　　　图1.21.5　　　　　图1.21.6

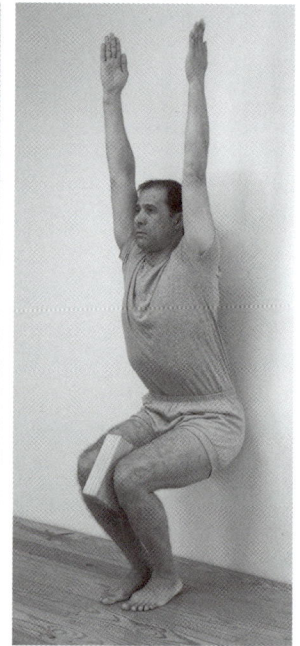

22. Vṛkṣāsana（树式）

　　Tāḍāsana（山式）站立，将一根墙绳，或者 Supta Padaṅguṣṭhāsana（仰卧手抓大脚趾式）中可用的辅具置于右膝后侧，向右屈膝，脚跟放到左大腿内侧顶端。手臂向下，脊柱向上延展（图1.22.1）。如果能保持身体稳定，手臂可以向两侧伸展，与肩齐平，掌心朝上（图1.22.2）。双臂在身体两侧会更容易找到平衡，这就好像走钢索的人手持一根平衡杆能够增强稳定性一样。保持平衡，将双臂上举，与肩同宽（图1.22.3）。左脚跟内侧下压。左脚跟内侧、膝部与大腿向后用力，腿部伸直。右大腿内侧向膝盖方向拉长。右大腿外侧移向臀部。双臂向上延展并彼此平行，躯干两侧上提。

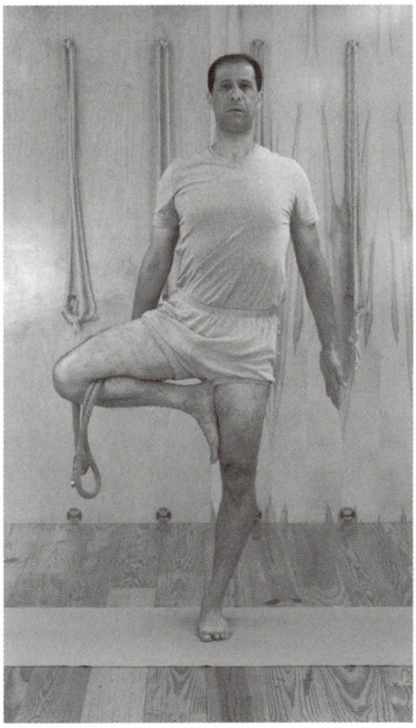

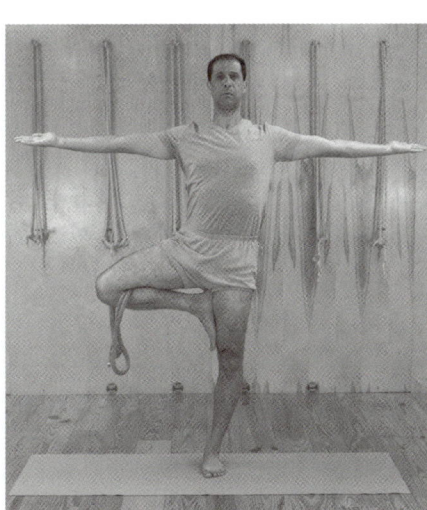

图1.22.1　　　　　　　　　　图1.22.2 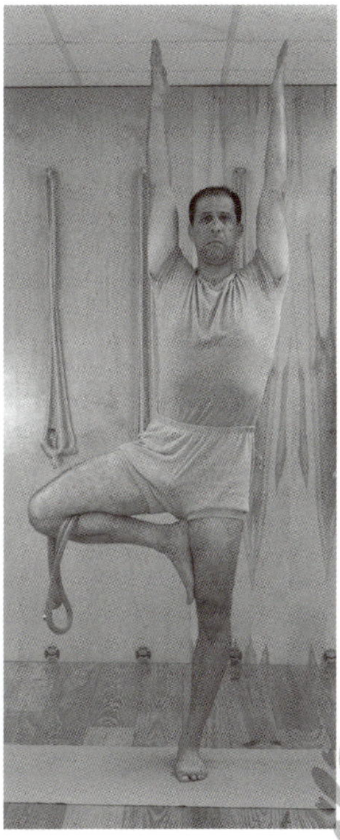　　　　　　　　　　图1.22.3

身体右侧靠近墙面保持平衡，进入Tāḍāsana（山式）站立。如果髋部感到紧张或者膝部无法很好地弯曲，可以用一条伸展带绕过脚踝与大腿。手握伸展带，确保在脚跟尽可能上提到大腿的过程中，髋部也均衡上提。手推墙保持平衡（图 1.22.4）。

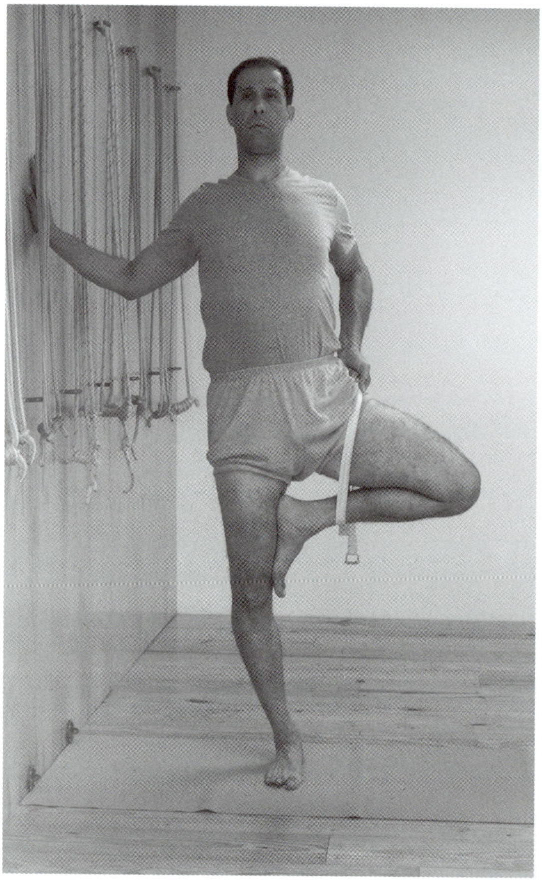

伸展带绕于膝盖上下两侧。Tāḍāsana（山式）站立，身体右侧靠近墙面。右膝弯曲，脚跟放到左大腿内侧顶端，膝盖抵墙，与左腿保持一线。左臂向上伸展，右手扶墙保持稳定（图 1.22.5）。右臂沿墙向上伸展，如果能够保持平衡，右臂离开墙面，双臂相互平行（图 1.22.6）。如果身体开始摇晃，将右手重新放回墙面以稳定体式。右大腿前侧向膝部拉长，膝部沿墙下移，直至两侧髋部平行。弯曲的膝盖保持抵墙能够增强稳定性并进一步打开髋部。

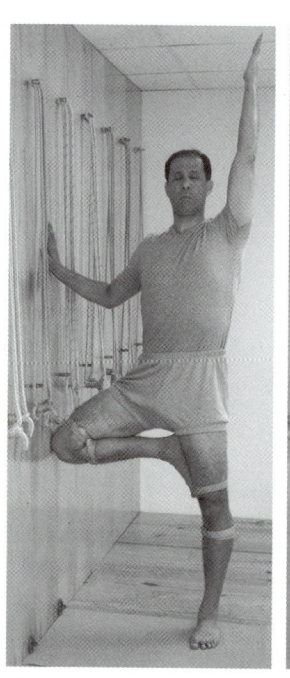

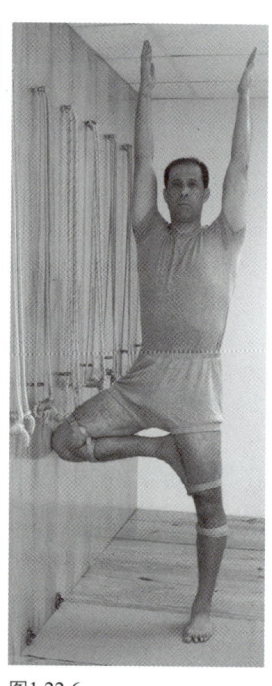

图1.22.4

图1.22.5 图1.22.6

身体右侧靠近有墙钩的墙面站立，墙钩约与小腿中段等高。将伸展带穿过墙钩并绕于小腿中段。墙钩的位置应使得伸展带能够绕过小腿前方并将小腿外侧拉向墙。收紧伸展带。屈右膝进入 Vṛkṣāsana（树式），膝盖抵墙。膝盖沿着墙面下移直至髋部相对水平。尝试将伸展带进一步收紧并移脚远离墙面，帮助小腿外侧内收，以便矫正弓形腿。双手扶髋，感知髋部是否水平。如果它们不对称，将右髋向前、向下移动，直至与左髋保持水平（图 1.22.7）。

根据个人能力，每侧保持该体式 20 秒至 2 分钟。

Vṛkṣāsana（树式）能够加强双腿、双膝、脚踝的力量，打开髋部，并改善膝部的屈曲能力。

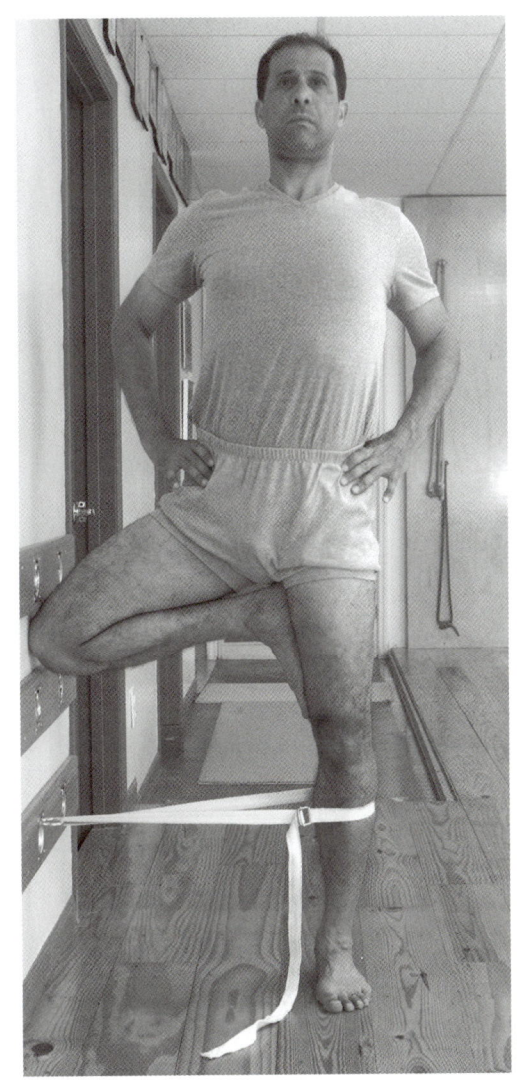

图 1.22.7

23. Utthita Pārśvakoṇāsana（侧角伸展式）

将一个倒箭盒置于木马底座的内侧，支撑左脚抬离地面。背靠木马站立进入 Tāḍāsana（山式）。腿分开更多进入 Utthita Hasta Pādāsana（四肢伸展式）。左脚向外打开进入 Utthita Pārśva Pādāsana（四肢侧伸展式），左脚足弓踩在倒箭盒上。右手扶木马横梁，屈左膝，左手放到竖直摆放的瑜伽砖上（图 1.23.1）。左脚抬高以减轻屈膝的负重。其他支撑左脚的辅具方式在用木马的 Utthita Trikoṇāsana（三角伸展式）中有详述。

与 Utthita Trikoṇāsana（三角伸展式）类似，在 Utthita Pārśvakoṇāsana（侧角伸展式）中，右脚外侧也贴于墙面。右手握住上墙绳。左手放到瑜伽砖上。瑜伽砖的高度取决于膝部的承重能力，高度越低，重量会更多地落到膝部（图 1.23.2 所示为瑜伽砖以第二高度支撑）。

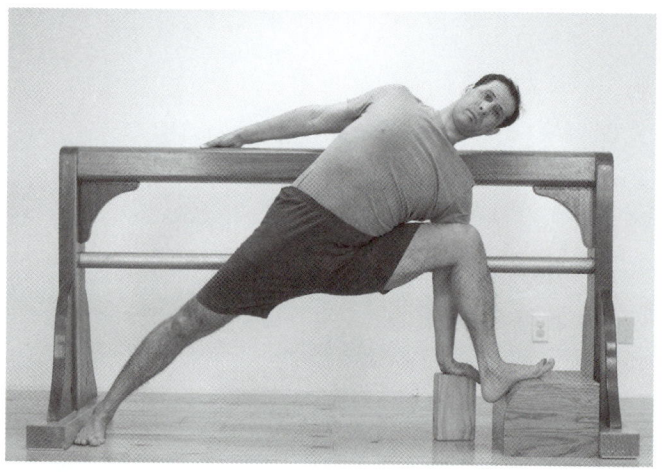

图 1.23.1

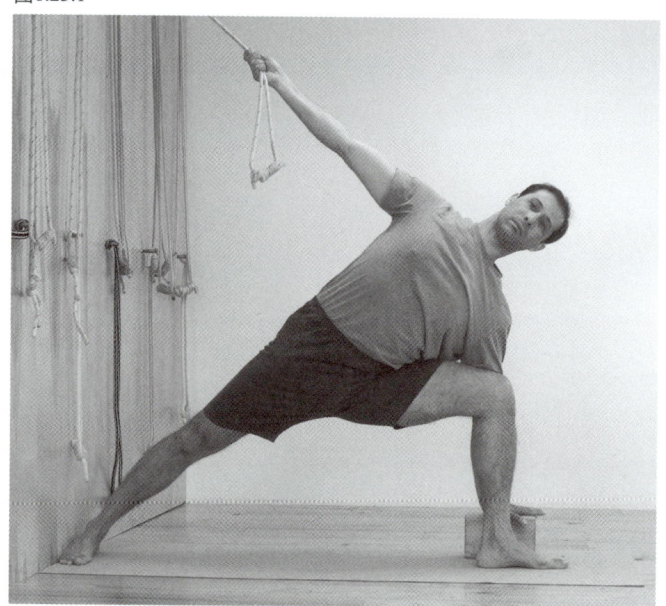

图 1.23.2

将一块四分之一圆砖或者一个倒箭盒靠墙放置，右脚放到其上，右手放到瑜伽砖上，左手举过头顶，保持手肘弯曲推墙（图 1.23.3 和图 1.23.4）。右大腿内侧向膝部方向拉长，右侧臀部向内腹股沟前移。骨盆自右向左转。

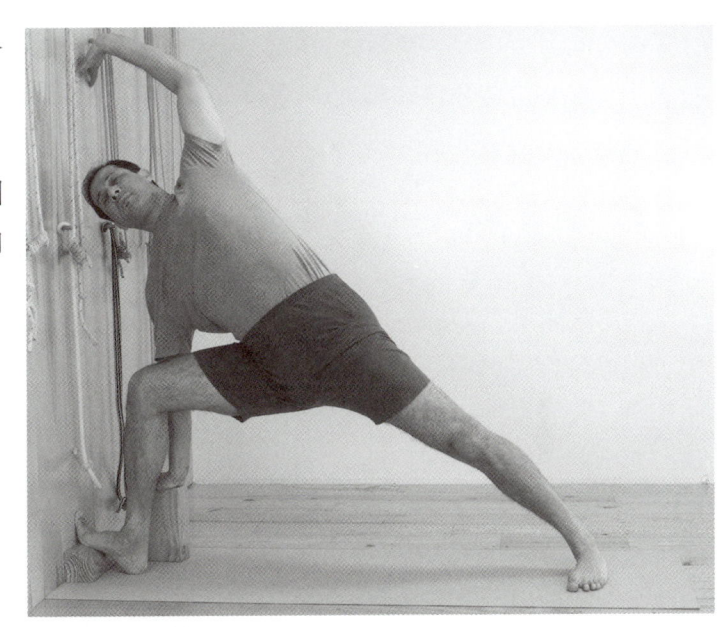

图1.23.3

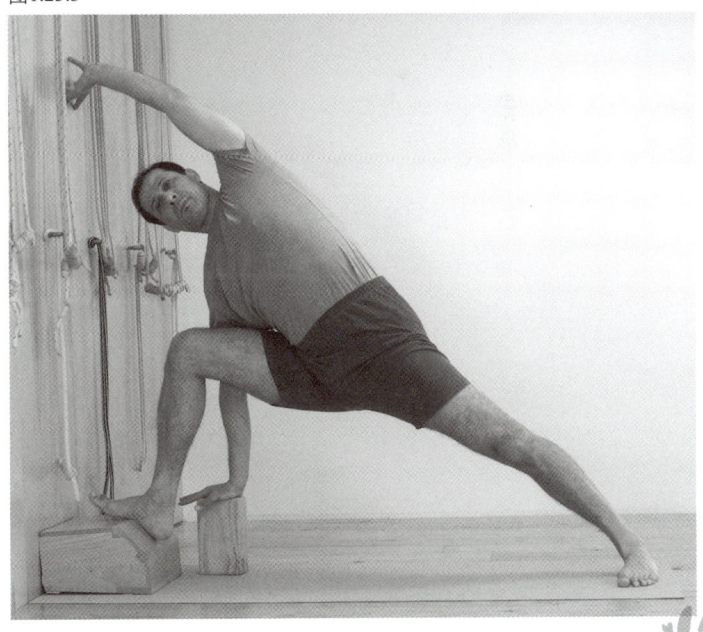

图1.23.4

在房间中央，将一块斜木板置于瑜伽垫上，并将左脚大脚趾球踩在斜木板的最高点上（图 1.23.5）。伸展带系于膝盖的上下两侧（图 1.23.6）。

右脚跟向下，内脚踝与小腿上提。保持有力地提升右小腿内侧，收紧右大腿并沉向地面。用力回拉右膝外侧韧带。左脚足弓上提，小腿内侧前移并转向小腿前侧。左膝的前后、内外均与脚踝对齐。左大腿内侧向膝部拉长，大腿外侧同时向臀部拉长。左侧臀部顶端向下，并将臀部底端前移收进身体。躯干两侧均衡地拉长。左手下压以向上延展手臂，肚脐与胸腔转向天花板方向。

根据个人能力，每侧保持该体式 30 至 60 秒。如停留时间较短则需重复练习。

Utthita Pārśvakoṇāsana（侧角伸展式）能够加强双腿力量，对于学习如何在膝盖承重时屈曲进入 90° 也很有帮助。

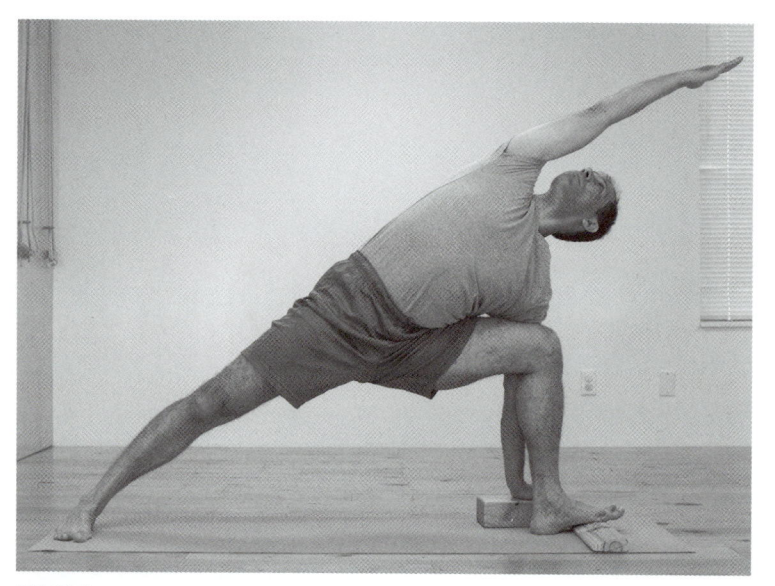

图 1.23.5

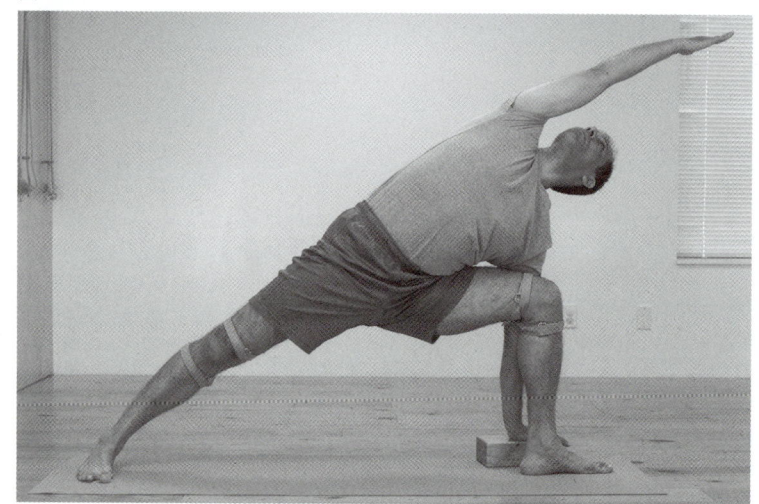

图 1.23.6

24.Vīrabhadrāsana Ⅱ（战士二式）

在椅子上铺一张瑜伽垫和毛毯。坐下的时候保持左大腿后侧水平支撑在椅面上。多试几次以便找到 Vīrabhadrāsana Ⅱ（战士二式）中左大腿后侧毛毯的折叠厚度。左腿应形成一个直角，膝盖在脚踝正上方。如果髋部僵紧，或者右脚足弓与左脚跟无法对齐，则将右脚向前移，直至右腿能无痛感并伸直。在这个变体中，右脚无须抵墙（图1.24.1）。对于那些膝盖无法承重，特别是躯干直立就会感到膝痛的人来说，这是一个很好的变体。随着习练推进，可将右脚后移，直至足弓与左脚跟对齐（图1.24.2）。双臂向两侧伸展，从髋部均衡地上提躯干两侧。

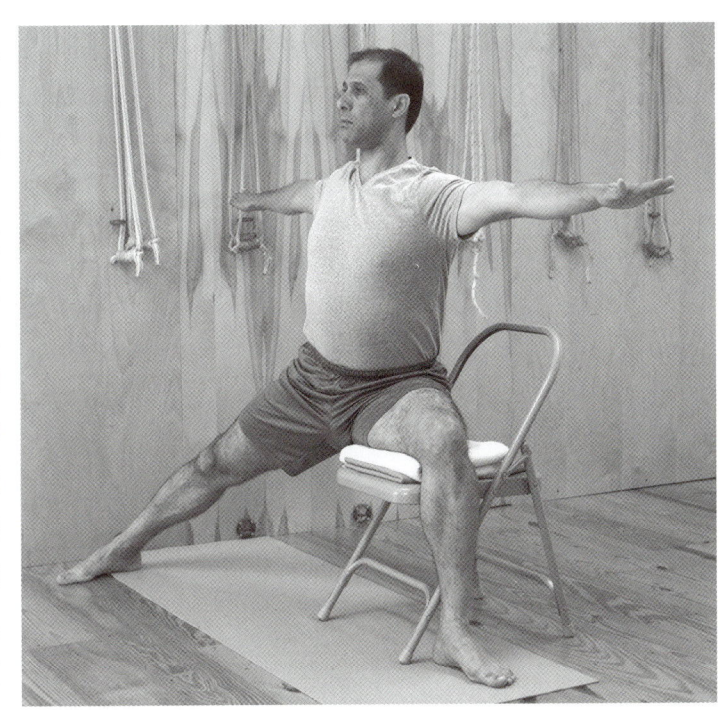

图1.24.1

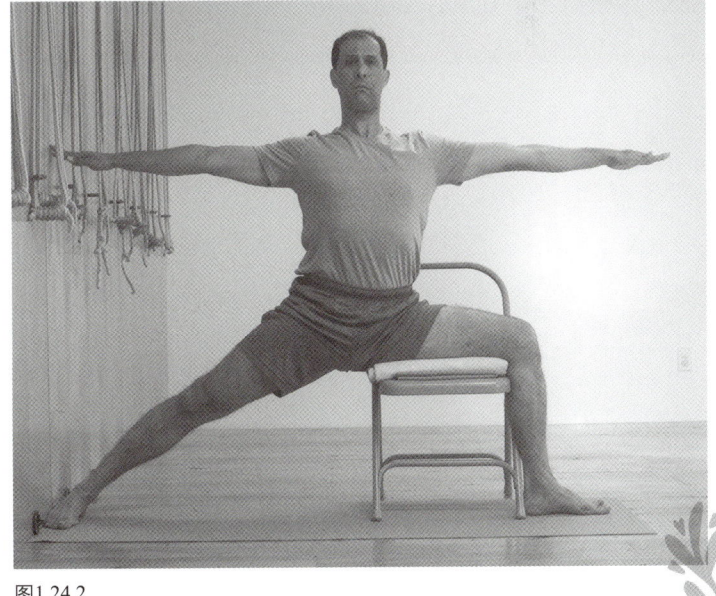

图1.24.2

如果髋部相对灵活，则右脚侧面贴墙，右手抓墙钩，屈左膝形成直角（图1.24.3）。手抓墙钩能够减轻屈膝的承重，并能保持躯干直立。

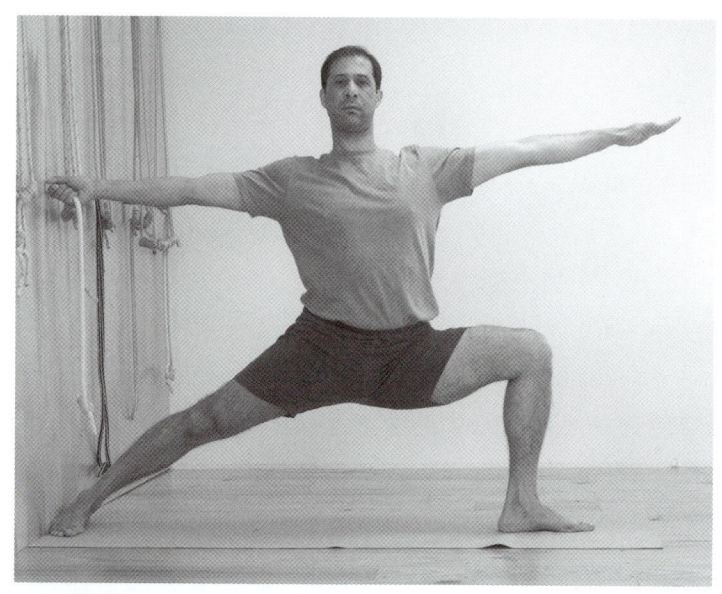

图1.24.3

将瑜伽砖以最低高度、最长面垂直于墙面放置，右脚踩在瑜伽砖上，脚趾指向（触碰）墙面。屈右膝进入 Vīrabhadrāsana Ⅱ（战士二式），将第二块瑜伽砖以第二宽度夹于小腿与墙之间。木砖同样适用，但更轻的泡沫砖更为合适。右手触墙并使胸腔上提。左臂向侧方伸展。跖骨移向脚跟，小腿推向瑜伽砖的方向（图 1.24.4）。膝盖内外两侧与脚踝内外两侧对齐。髌骨前侧下移，后侧上移。

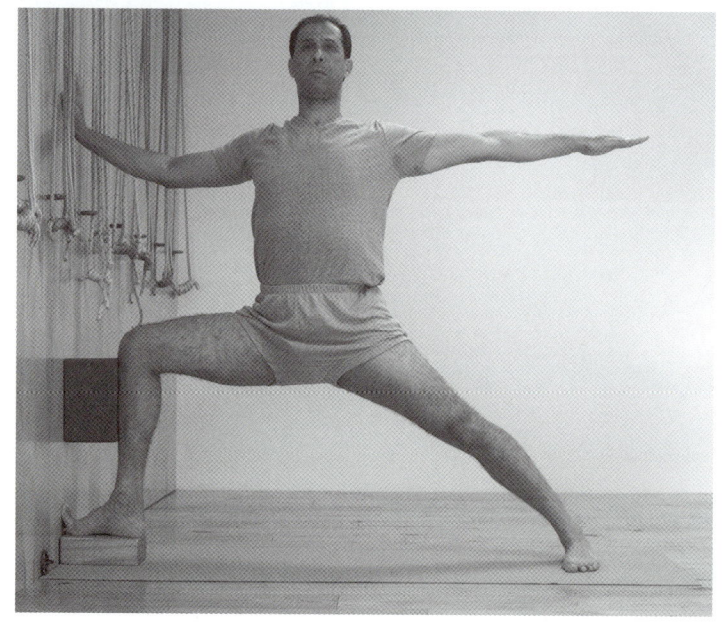

图1.24.4

图 1.24.5 所示为以木马辅助，右脚下方使用四分之一圆砖，膝盖上下两侧使用伸展带。该体式同样也可以在房间中央的瑜伽垫上习练，左脚下方垫斜木板（图 1.24.6）。

右腿保持在 Utthita Pārśvakoṇāsana（侧角伸展式）中。左腿的大腿内腹股沟向膝盖内侧有力地延展，大腿外侧向髋部延展。膝部内外、前后都与脚踝对齐。大腿顶端的皮肤移向髋部，大腿后侧的皮肤移向膝部。左腿的臀部内收，右腿的大腿后移。上提耻骨、肚脐与胸椎。

该体式能锻炼耐受力。刚开始保持该体式 20 秒，加以习练，逐渐延长至 1 分钟。如有需要，在两侧之间习练 Tāḍāsana（山式）以使呼吸恢复顺畅。如果保持该体式少于或等于 30 秒，则重复习练 3 次。

Vīrabhadrāsana Ⅱ（战士二式）可以使双腿与膝关节拥有力量及稳定性。

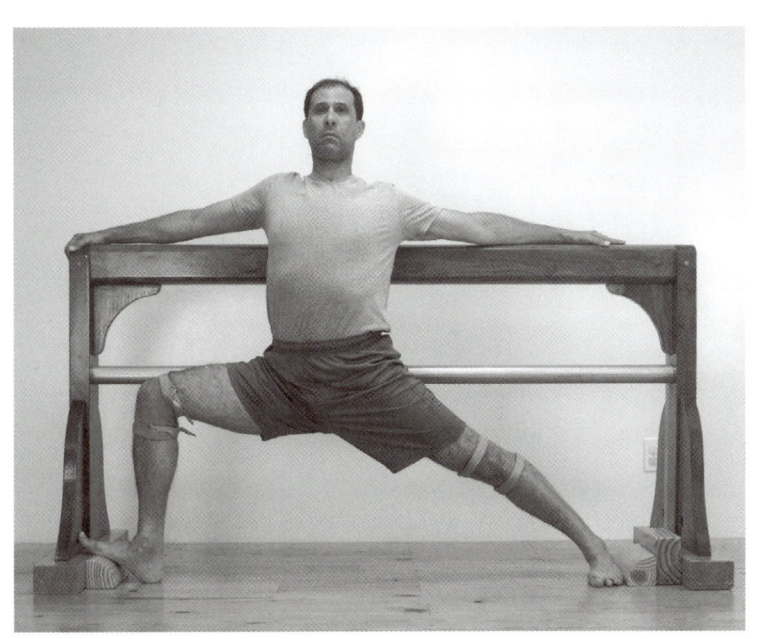

图1.24.5

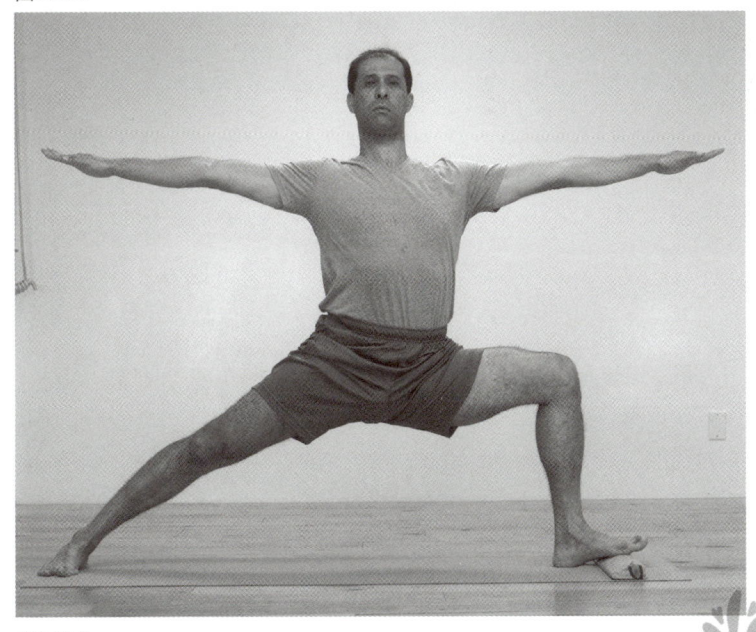

图1.24.6

25. Vīrabhadrāsana Ⅰ（战士一式）

身体右侧站在木马旁。双手向前伸展，放在木马上。左脚向后撤并将脚跟提起放到四分之一圆砖上，脚趾微向外转。右脚向前，脚趾向上，踩到瑜伽砖上或者将足弓踩到四分之一圆砖上。双手下压木马以上提胸腔。双膝与大腿收紧。左脚踝内侧向脚踝外侧上提。左膝内外两侧与左脚内外两侧对齐，以防止膝盖在左髋向前时感到疼痛。保持膝部力的走向，将左大腿前侧向内旋，左大腿后侧上端向外旋。右髋上提，左髋向前。屈右膝来到脚踝正上方进入 Vīrabhadrāsana Ⅰ（战士一式）。由于右脚上提，膝盖可能无法完全屈曲到脚踝正上方，但还是应尽量屈膝（图1.25.1）。

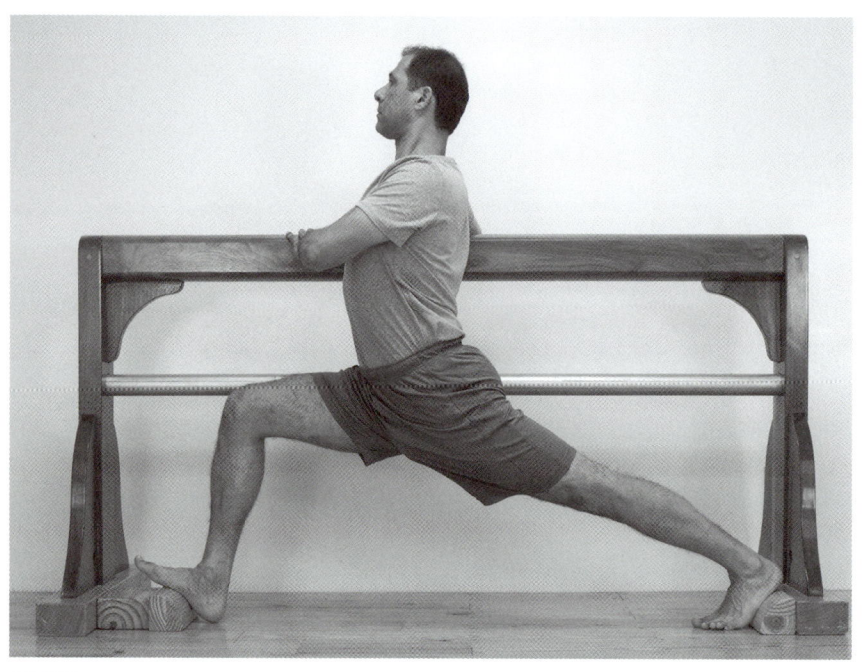

图1.25.1

左侧腓肌向脚跟延展。左大腿前侧收紧。左小腿顶端的前侧上提以进一步伸直膝盖。右小腿外侧前移以稳定腿部，膝盖内外两侧与脚踝内外两侧对齐。上提耻骨、腹部与胸骨。髋关节窝底端前移，髋关节窝顶端后移。如图1.25.2所示为该体式在木马旁习练，膝盖上下两侧使用伸展带。

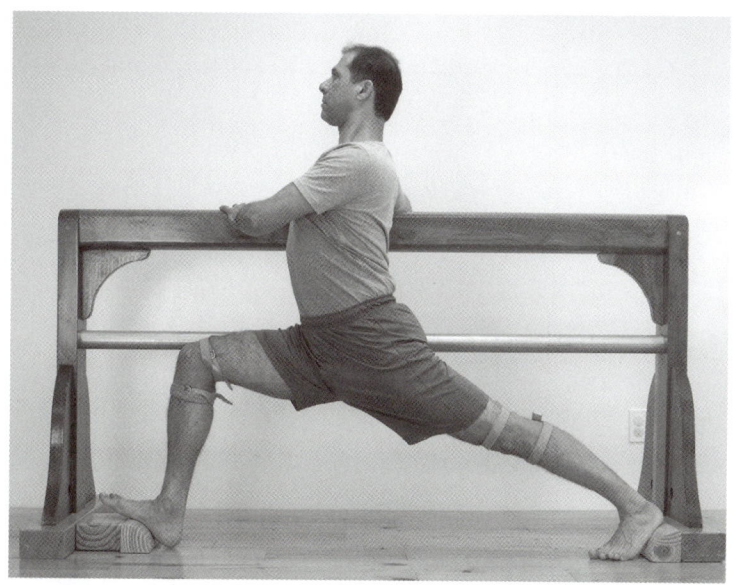

图1.25.2

将一个矮凳置于木马前方。右大腿上段后侧与臀部坐在矮凳上以使右大腿的前侧紧贴木马横杠的下方。如有需要，在臀部下方增加辅具来创造大腿与木马横杠的拮抗。双手放到木马上方。左腿延展伸直并用双手力量帮助上提胸腔。左脚跟可以上提，但须向后拉长。尝试用右腿向上顶起木马（图1.25.3）。该变体能够防止屈曲时膝盖疼痛，加强膝部力量，疗愈腹股沟拉伤、腹股沟疝，辅助腹股沟疝手术后的恢复。

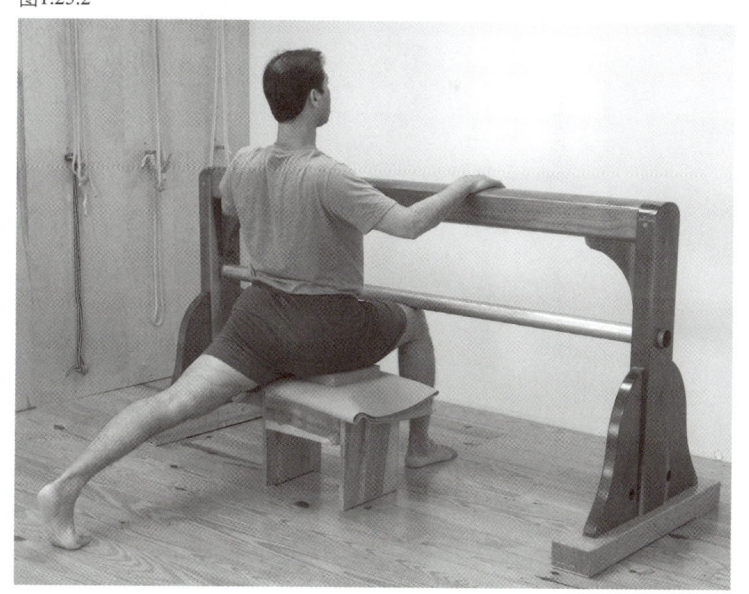

图1.25.3

将一个狮式盒或者倒箭盒靠外侧墙角放置，左脚踩到狮式盒或者倒箭盒的平面上。将一块瑜伽砖或者半砖夹在膝部内侧与墙之间。双手向上或者向前扶墙，右腿向后迈一步（图1.25.4和图1.25.5）。用上述方法移动腿部。利用墙面支撑使耻骨底端前移，耻骨顶端上提。左腿一侧的骶骨向墙前移并向地面下移。左腿可略打开，离开中线以延展骶骨，股骨头移入髋关节窝中心。这样可矫正髋部与骶骨，膝部也会受益。

根据个人能力，每侧保持该体式20至60秒。如果保持时间少于或等于30秒，则应重复习练。

Vīrabhadrāsana Ⅰ（战士一式）可以加强双腿与膝部的力量。这些变体有助于膝盖无痛弯曲。

图1.25.4

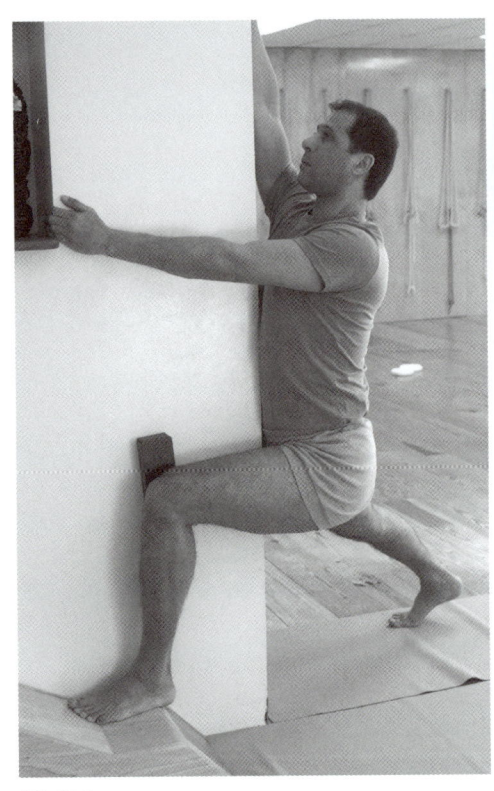

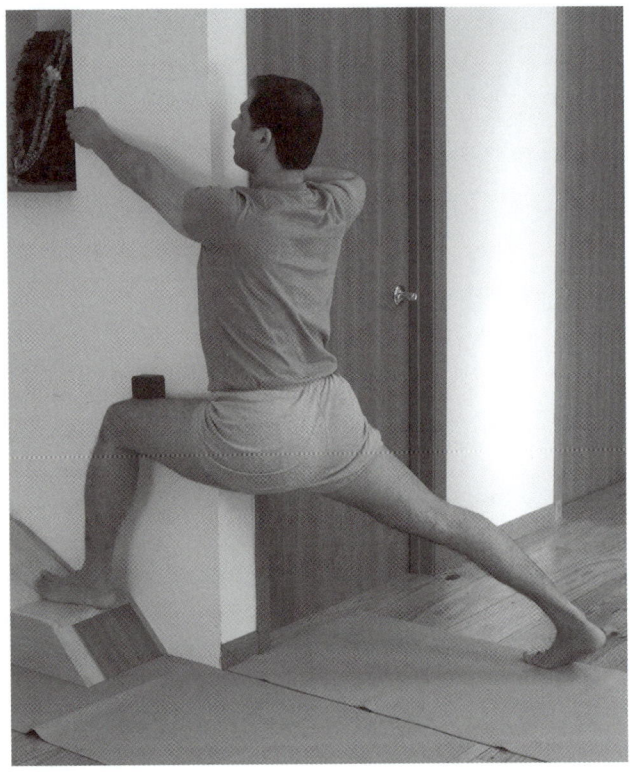

图1.25.5

26. Utthita Marīchyāsana I（站立圣马里奇一式）

　　将一个木马距离墙 0.5 米并与墙平行放置。将一个高凳放在墙和木马之间并抵住木马。将一块斜面砖①或者其他支撑物置于高凳上，斜面砖高的一面朝向木马。背靠墙站立并上抬左腿，左脚踩在斜面砖上（图 1.26.1）。斜面砖能够提升大脚趾球从而强化小腿前侧的上提及打开腹股沟。保持臀部贴墙以便平衡骶骨。右臂从右腿内侧扶木马（图 1.26.2）。个子较矮的习练者可将左脚踩在一块靠墙的瑜伽砖上（图 1.26.3）。如果屈膝时感到疼痛，可将一根绳子或者其他辅具夹在膝盖后方（图 1.26.4，并可参见图 1.6.7 至图 1.6.16 所示屈膝后方的其他辅具）。一名辅助者使用绳子将习练者上抬腿的髋部外侧向下拉（图 1.26.5）。

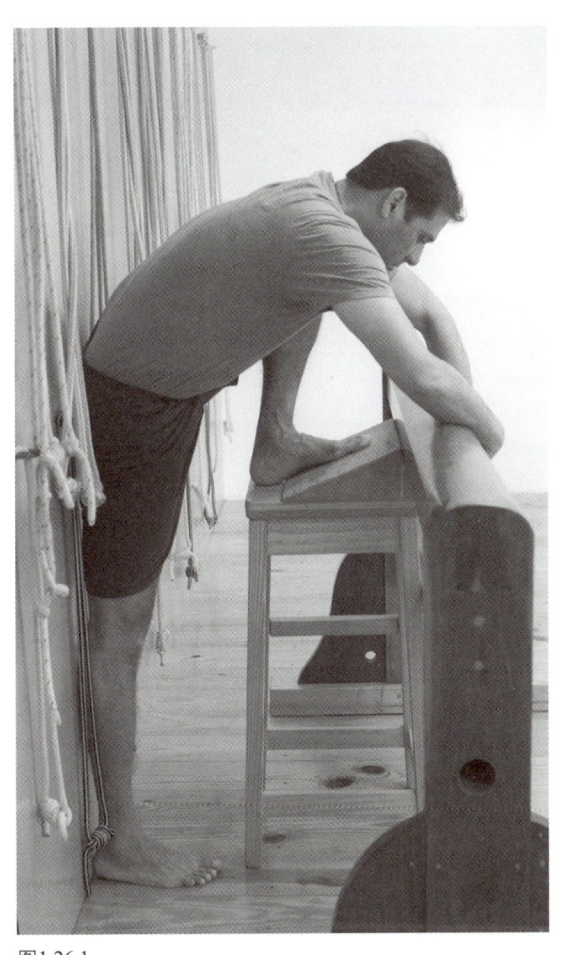

图1.26.1

① 斜面砖是一个尺寸为 30 厘米 × 22 厘米 × 10 厘米的辅具。它是由 B. K. S. 艾扬格设计的，将其窄边置于大腿顶端与骨盆下方可以辅助 Paścimottānāsana（西方强烈式）中的折叠前屈。它能帮助延展胸腔与躯干。此处示范了它进一步演进的其他用法。

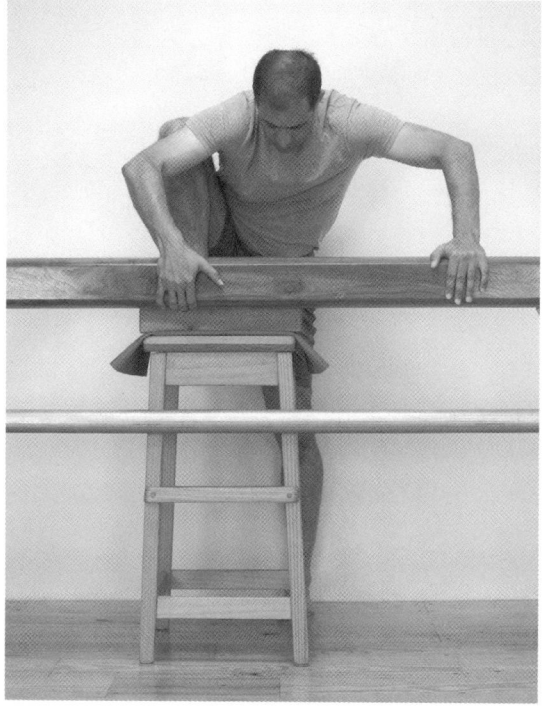

图1.26.2

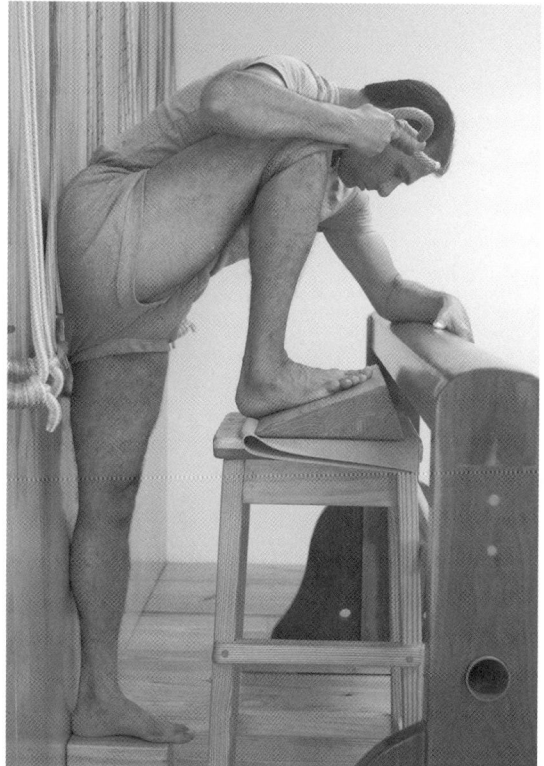

图1.26.3

图1.26.4

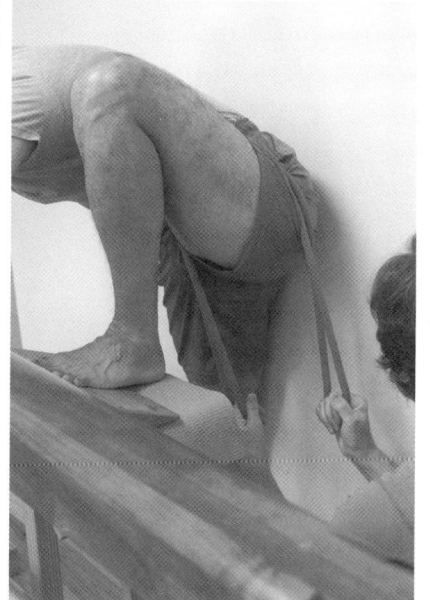

图1.26.5

如果没有木马，可以将一把椅子的椅座朝墙放置。个子较高或者有能力的习练者，可以在椅座上增加辅具让脚抬得更高，或者将脚放到桌子上。保持髋部靠墙，前屈，手扶椅背（图 1.26.6）。为了将脚抬得更高，可以让椅座远离墙面。将一个杠铃片置于椅座上，以便保持椅子稳定。将左脚踩在椅背上（图 1.26.7）。

左脚小脚趾、脚跟外侧与髋部外侧对齐。左腿内侧上提，左腿外侧特别是大腿顶端外侧的股骨头内收。右髋外侧向下。右大腿外侧上提，小腿去向膝部，膝部外侧内旋，尽可能保持腿部直立。右腹股沟向下。手拉木马，尽量前屈。

根据个人能力，每侧保持该体式 20 秒至 2 分钟。如果保持时间少于或等于 1 分钟，则应重复习练 3 次。

Utthita Marīchyāsana Ⅰ（站立圣马里奇一式）有助于膝盖屈曲，加强腿部力量及打开腹股沟。该体式对缓解下背部疼痛也极为有益。

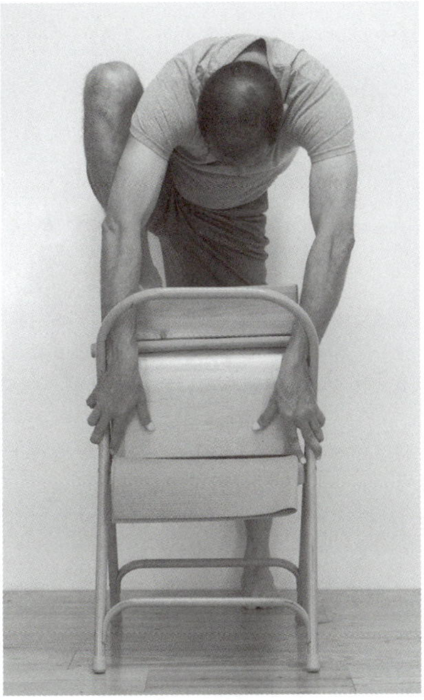

图1.26.6

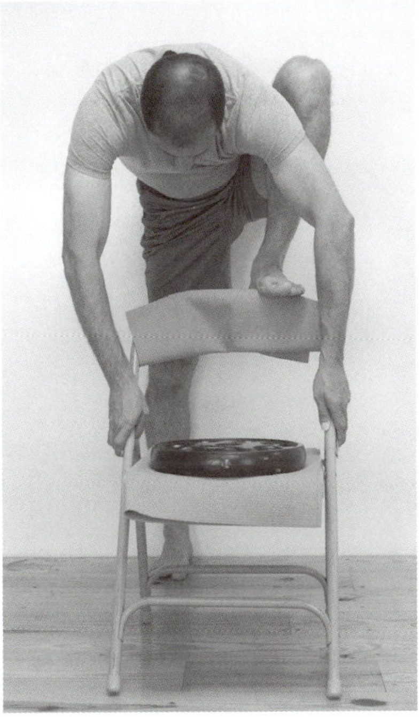

图1.26.7

27. Utthita Padmāsana（站立莲花式）

将一张瑜伽垫叠起置于一个坚固的桌子或者靠墙的高凳上。右腿站稳，左腿放到高凳上。小腿外侧置于高凳上方，与躯干平行。如果膝盖远高于髋部，那么就将小腿放到低的支撑物上，或者用一块瑜伽砖将左脚垫高。左脚趾外侧、脚跟与髋部对齐。双手抓绳子，或者双手扶墙以便保持稳定。左脚回勾并将脚踝外侧向脚踝内侧上提，使踝骨保持水平。脚踝内侧向脚跟内侧有力地延展。利用绷带卷（图1.27.1）、小圆饼（图1.27.2）、半砖（图1.27.3）、斜面砖（图1.27.4）或者大三角板（图1.27.5）垫高脚跟外侧，以便帮助上提，增加强度。左手放膝部内侧（图1.27.6）、大腿中段（图1.27.7）及大腿顶端（图1.27.8），将左大腿向外旋。观察大腿哪个部位最为僵紧。力在最僵紧的部位保持更长时间。

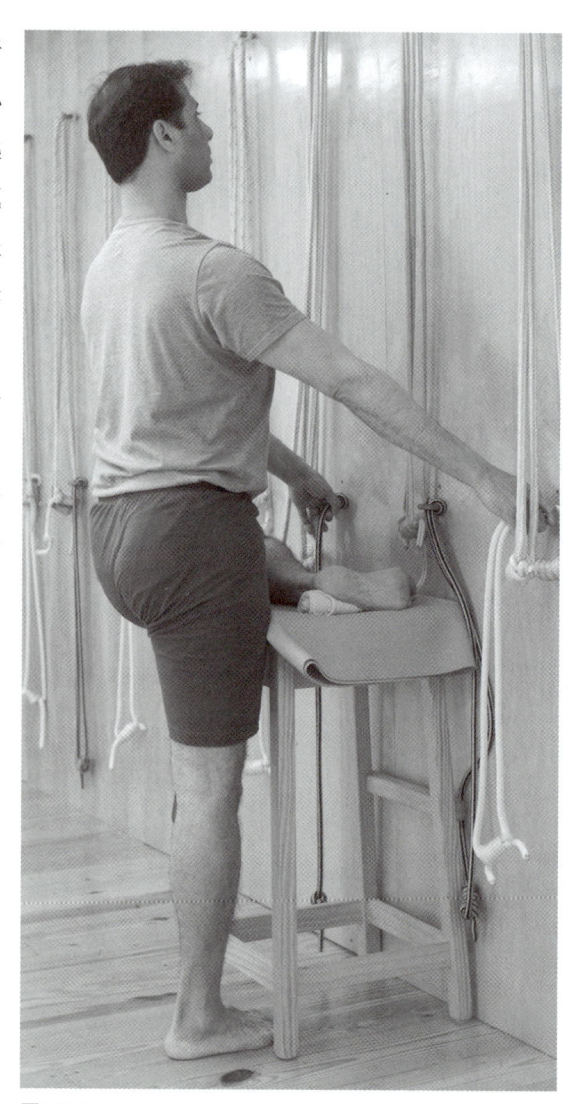

图1.27.1

第一章
针对膝部的体式 | 107

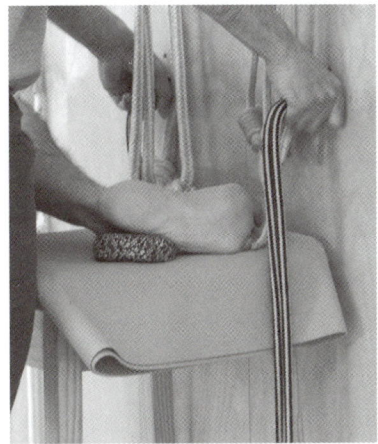

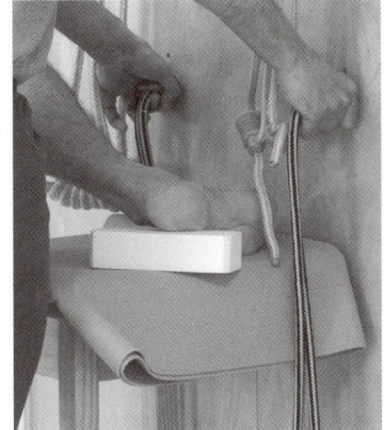

图1.27.2

图1.27.3

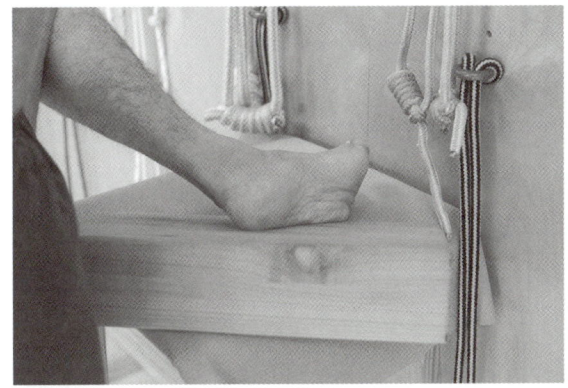

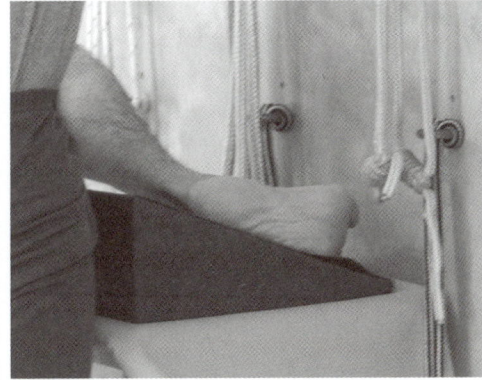

图1.27.4

图1.27.5

图1.27.6

图1.27.7

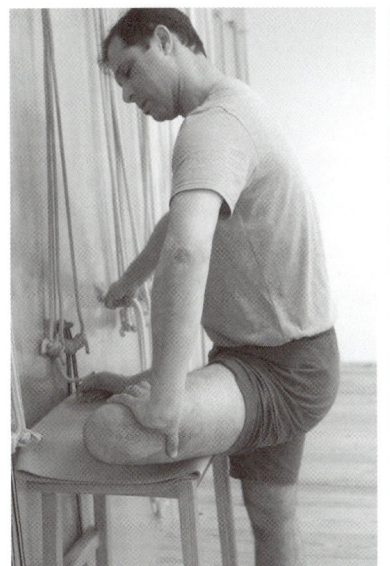

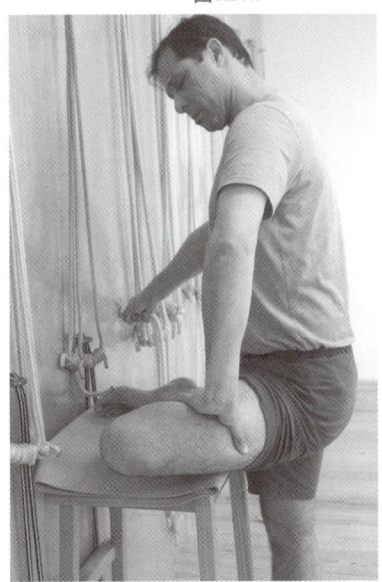

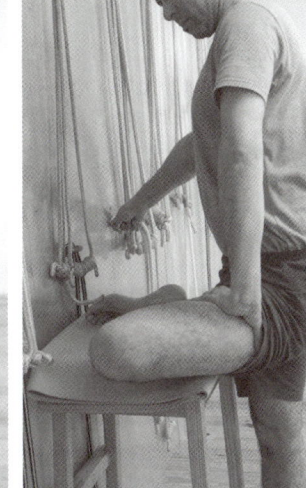

图1.27.8

如果没有高凳或者髋部十分僵紧，则将一张瑜伽垫铺在面向墙的椅座上。根据髋部的高度与灵活程度，将 1 至 3 个抱枕置于椅座上。如果使用超过一个抱枕，则将它们靠椅背放置，避免滑落。利用墙来支撑背部（图 1.27.9），或者利用桌面来支撑。

如果感到疼痛，可以在膝部后面使用绳子。将绳结置于膝部外侧固定住（图 1.27.10）。分别将绳子从膝部内侧（图 1.27.11）、小腿内侧（图 1.27.12），以及大腿上部向外拉（图 1.27.13）。在给膝部带来明显舒缓效果的辅助位重复拉绳子的动作。

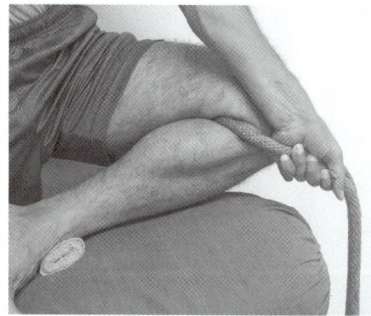

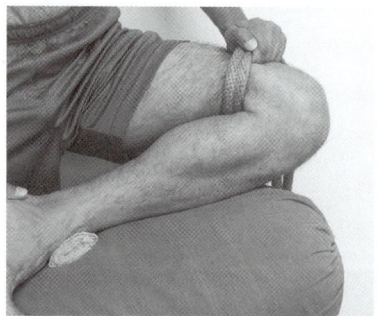

图 1.27.9

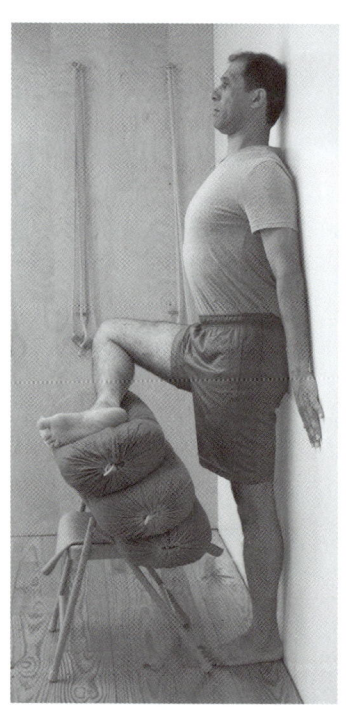

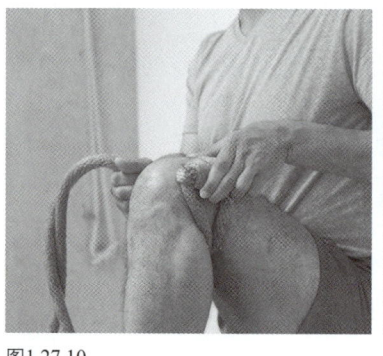

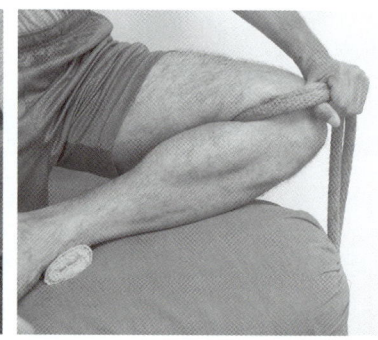

图 1.27.10

图 1.27.11

图 1.27.12

图 1.27.13

背靠墙站立。双手扶墙或者抓墙钩。用木马抵住高凳，以防高凳倾斜，也可以在进出体式时扶木马（图1.27.14所示为左脚跟下垫半砖）。将一块四分之一圆砖置于靠墙的防滑垫上。右腿的脚跟放到四分之一圆砖上（图1.27.15）。垫高脚跟有助于使股骨头外侧上提进入髋部并提升脊柱。该体式也可在膝盖上下两侧使用伸展带习练（图1.27.16）。

左腿内侧上提。左腿外侧移向左腿内侧。左腿股骨头外侧保持稳定内收。觉知右臀顶端，将其由中心移向侧面。右臀外侧下移。右大腿内侧向膝部拉长。右大腿外侧由髋部外侧移向膝部。脚踝外侧向脚踝内侧上提，脚踝内侧向脚跟延展。踝骨应平行。

每侧保持该体式30秒至3分钟。如果保持时间少于或等于1分钟，则应重复习练3次。

Utthita Padmāsana（站立莲花式）是膝关节向外旋。当打开髋部、大腿与腹股沟时要小心，去感受这个外旋打开的是髋部、臀肌及梨状肌，而非膝部。有空间的膝部弯曲能够增进循环并减轻炎症。

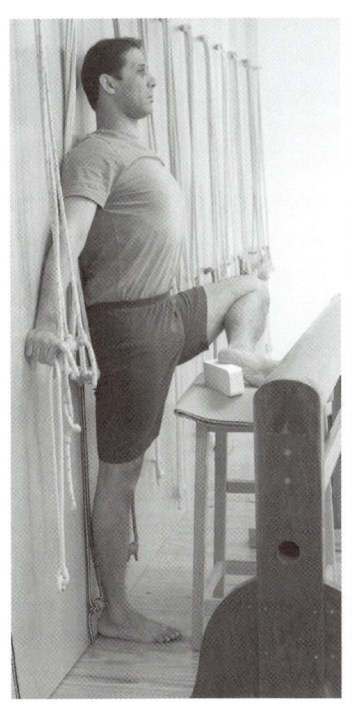

图1.27.14 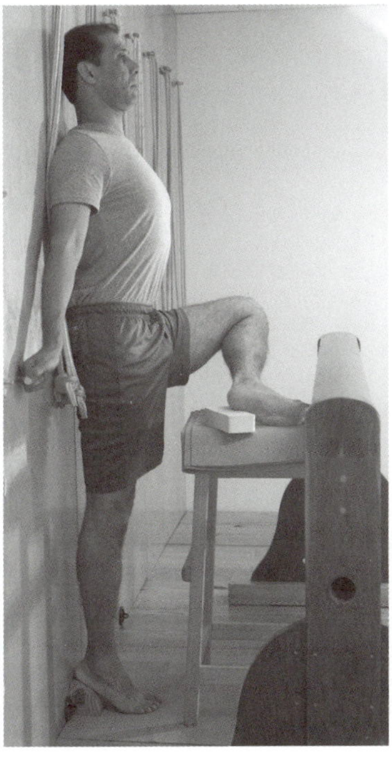　　　　　图1.27.15 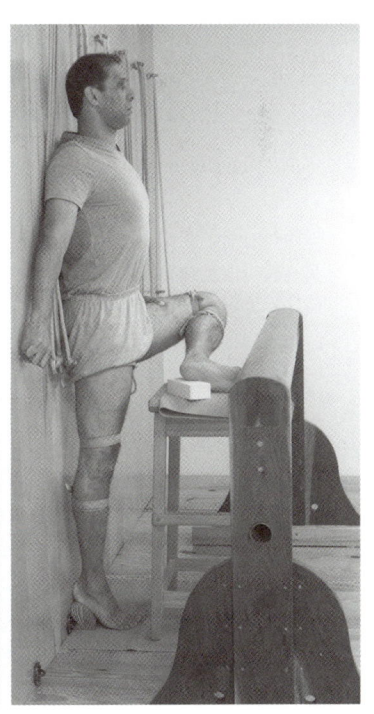　　　　　图1.27.16

28. Parivṛtta Utthita Padmāsana（站立扭转莲花式）

由 Utthita Padmāsana（站立莲花式）开始，先右腿站立，向左扭转。右手放到左膝。辅助者可将习练者右腿的髋部向墙固定来保持稳定，避免转动（图 1.28.1）。右手上举扶墙来进一步扭转（图 1.28.2）。左手抓墙钩可在扭转时借力（图 1.28.3）。在图 1.26.1 至图 1.27.5 中介绍的其他支撑物与动作要领也可运用在此处。

每侧保持该体式 30 至 60 秒。重复习练 3 次。

Parivṛtta Utthita Padmāsana（站立扭转莲花式）的习练可深度作用于骶骨，有助于骶骨的平衡、灵活与循环。同时也有益于膝部的平衡与健康。

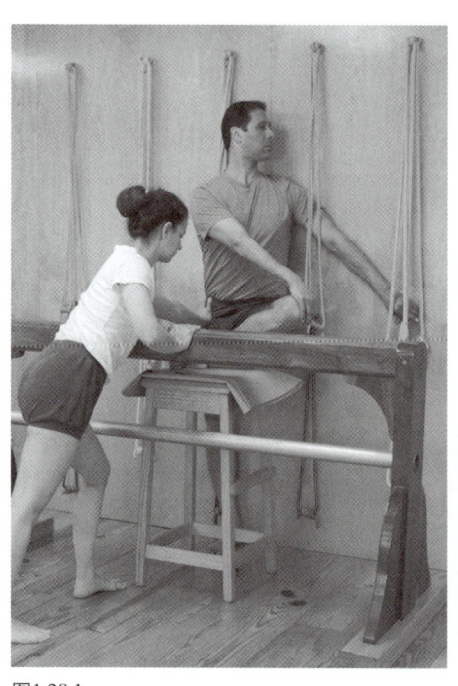

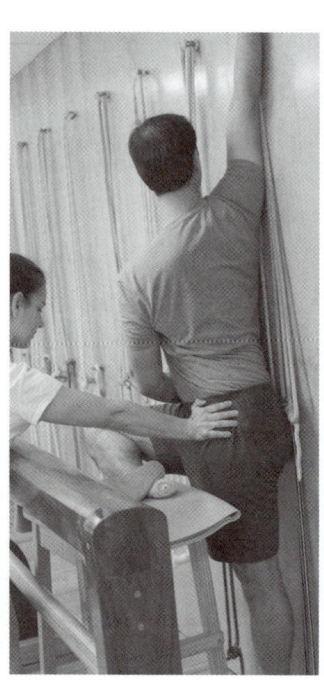

图1.28.1　　　　　　　　　图1.28.2　　　　　　　　　图1.28.3

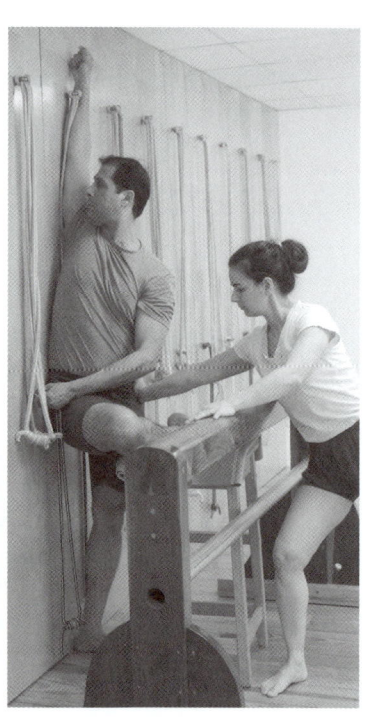

29. Utthita Eka Pāda Bhekāsana（站立单腿蛙式）

靠近墙站立。左手握墙钩、墙绳或者只是将手放到墙上，基本与肩部同高即可。屈右膝并从外侧抓右脚。将脚拉向墙（图1.29.1）。如果肩部相对灵活，就从内侧抓脚背。向脊柱方向内屈手肘，在脚背上转手。手更有力地将脚推向墙的方向（图1.29.2）。一名辅助者将一根绳子置于习练者的右膝后方，用脚将绳子向下拉并用手将习练者的脚移向墙。习练者可双手扶墙、抓墙绳或者墙钩来保持稳定（图1.29.3）。左腿站稳，保持右大腿的前侧与左腿齐平。

如果有地面高度的墙钩，将一条伸展带穿过墙钩。扣住伸展带并将脚穿过伸展带。将伸展带置于膝后。屈膝并以上述方式抓脚。调整伸展带在膝部后侧产生的拮抗力。

每侧保持该体式20至30秒并反复习练3次。

Utthita Eka Pāda Bhekāsana（站立单腿蛙式）可拉长大腿前侧与髋屈肌，在膝部不承重的条件下，帮助增进膝部的深屈能力。

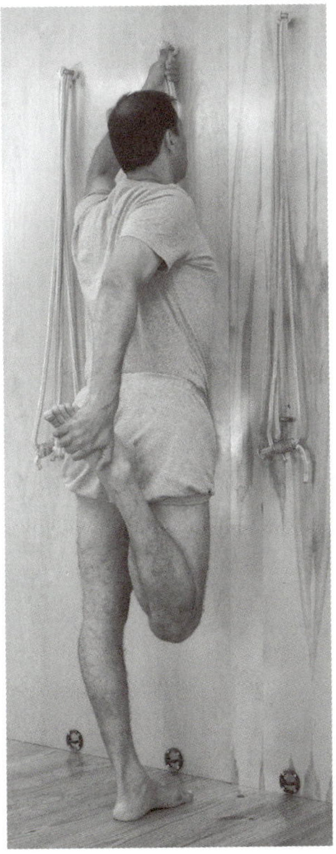

图1.29.1 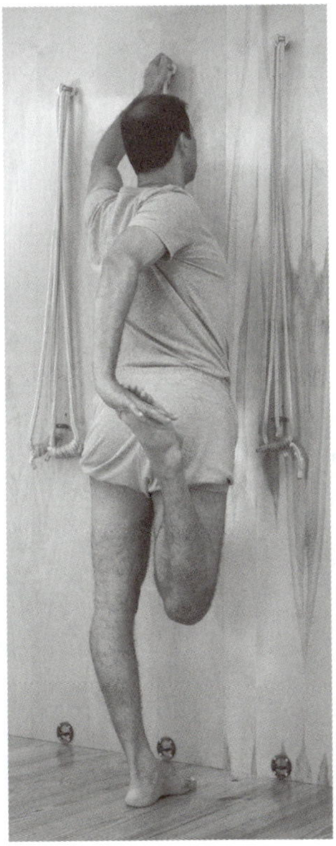　　　　图1.29.2 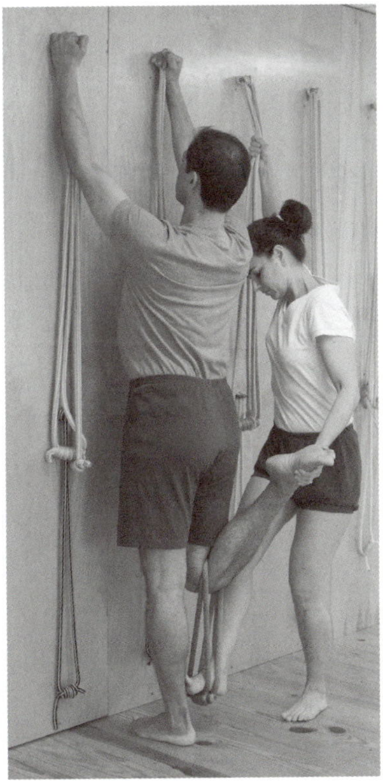　　　　图1.29.3

30. Utthita Eka Pāda Malāsana（站立单腿花环式）

将一根下墙绳与一根上墙绳系在一起。将下墙绳穿过一根由泡沫包裹的PVC管，并将该绳子与旁侧的墙钩系在一起。面朝墙，双手抓两根上墙绳，右腿上抬跨过PVC管。屈膝，小腿前方贴墙，脚趾指向地面。一名辅助者将一根绳子绕过习练者的屈腿的大腿顶端。辅助者稳定住习练者的大腿内侧的绳子并将大腿外侧的绳子向下拉（图1.30.1）。

将一张瑜伽垫与一张毛毯卷起置于木马上方。膝盖的后侧放到毛毯上方。一名辅助者抓住习练者的脚背，将屈膝侧的外髋向下推，并辅助轻微的震动式动作将习练者的脚移向木马。这意味着将脚略微移动超过自身限度后再略微放松（图1.30.2）。该变体尤其适合用在初始尝试无痛屈膝的习练。

每侧保持该体式20至60秒。重复习练3次。

对于弯曲膝关节存在极大困难的人来说，这是一个非常棒的体式。它可以促进膝盖在不承重的情况下屈曲，创造了膝关节的空间，拉长了股四头肌，也延展了腓肌。腓肌的延展增加了足部循环，对足底筋膜炎十分有益。

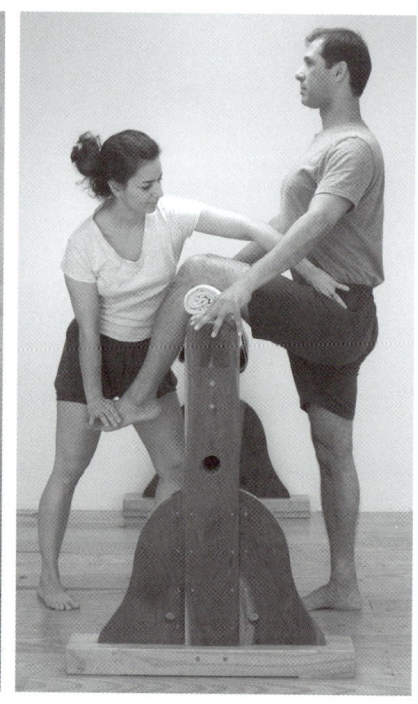

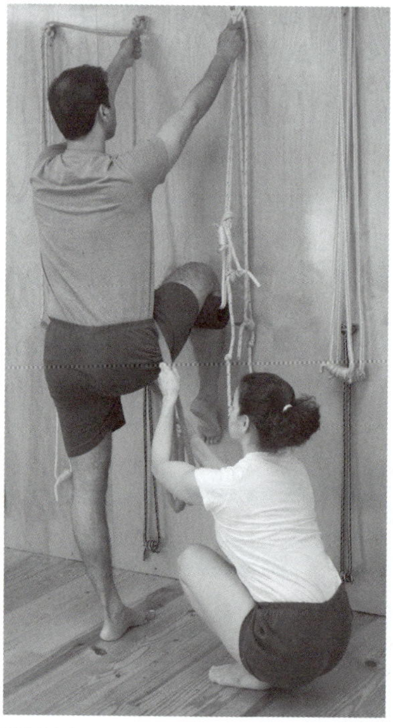

图1.30.1　　　　　　　　　图1.30.2

31. Malāsana（花环式）

将一张瑜伽垫置于两个墙钩之间的地面上。将一张毛毯卷起或者将抱枕置于距墙45厘米处并将脚跟踩在上方。将一张毛毯对折，较厚的边缘置于双膝后方。手握墙钩或者绳子，屈膝蹲下。双脚可分开，最多与髋同宽（图1.31.1）。将一张瑜伽垫卷起置于双膝后方，如有可能，将脚跟放在地面上（图1.31.2），或者继续使用抱枕或毛毯支撑脚跟。

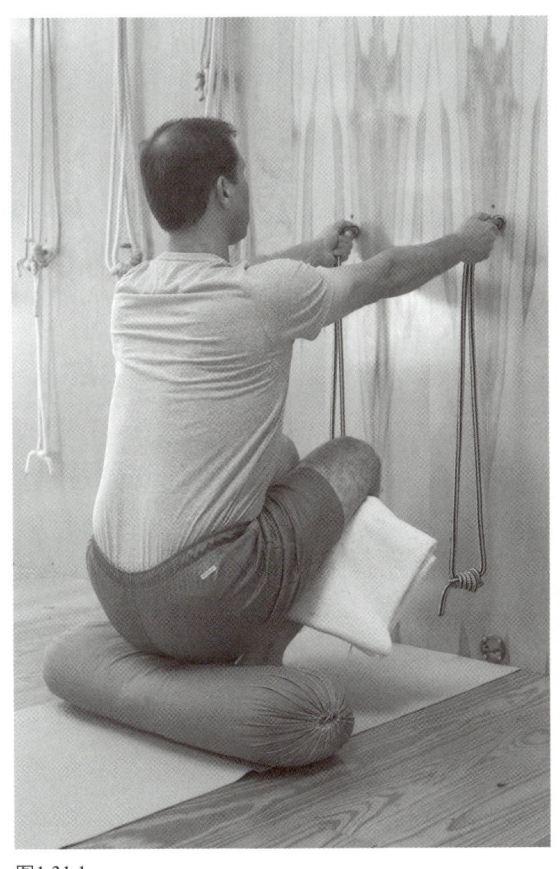

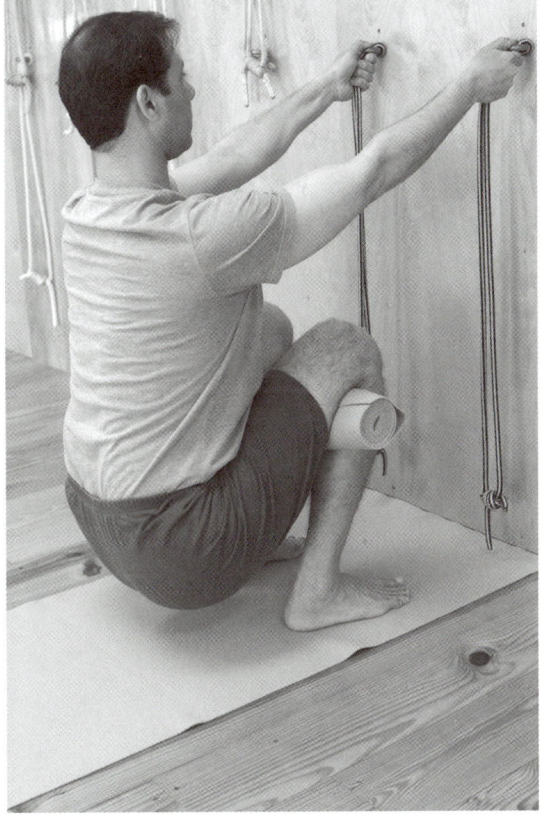

图1.31.1　　　　　　　　　图1.31.2

将两根单独低位墙钩上的下墙绳对折。站在两根下墙绳之间的抱枕、方砖（19厘米高），或者类似高度的物体上。双腿分别穿过对折的下墙绳。将一块毛巾或者小软垫夹在膝后与下墙绳之间（图1.31.3）。手握上墙绳并屈膝蹲下（图1.31.4）。将方砖移走，脚背贴在墙面，脚趾向下（图1.31.5）。

如果以墙绳辅助头倒立式，将一根下墙绳与另外一组上墙绳系在一起。对折墙绳并将双腿穿过。如有需要，将毛巾或者小软垫置于膝后。为了能够舒适地在体式中停留5分钟，可将一张毛毯挂于上墙绳上以便支撑躯干（图1.31.6）。

双脚内缘压向地面或者支撑物。大腿及小腿外侧提向双膝。双膝外侧内旋。小腿前侧上提，小腿后侧下沉并柔软腹股沟。耻骨与躯干上提。

在保持舒适的前提下，尽可能保持该体式1至5分钟。

该变体所制造的重力效果为膝部创造了很多空间，能够缓解膝部疼痛与炎症。

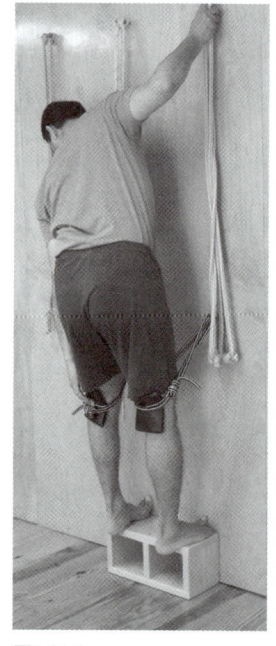

图1.31.3 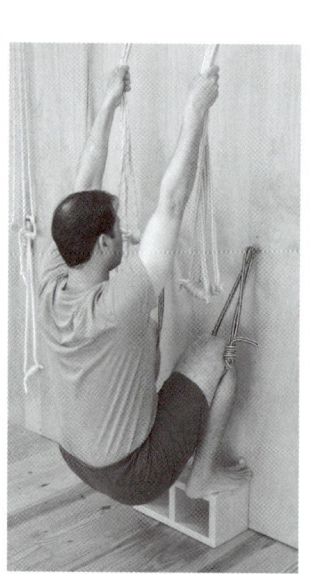　　　图1.31.4　　　图1.31.5 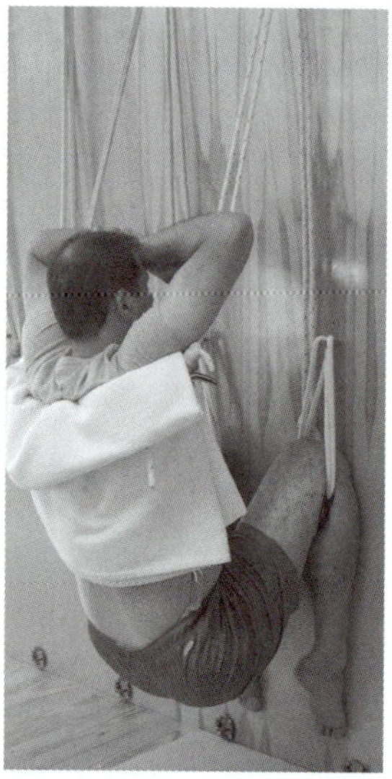　　　图1.31.6

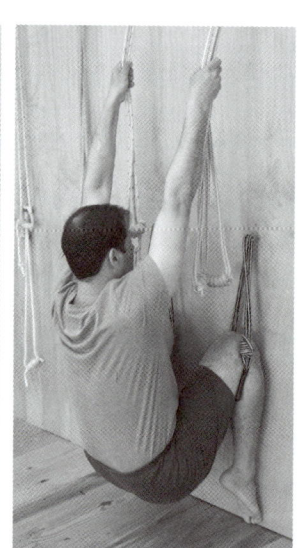

32. Paścimottānāsana（西方强烈式）

由 Daṇḍāsana（手杖式）开始，并选用 Daṇḍāsana（手杖式）的辅具辅助。坐在两张折叠的毛毯、一个抱枕或者铺有毛毯的抱枕上。比 Daṇḍāsana（手杖式）坐得更高会增加髋部屈曲的角度。对于髋部与腘绳肌僵紧的习练者，支撑物的高度可促使下背部、骶骨及腰椎上提。这有助于前屈动作从髋部底端/大腿顶端开始，而非腰部。

将一条伸展带绕于双脚。双手分别抓住伸展带的两端。由背部凹陷开始。双脚可并拢，也可分开与髋同宽，以便提升双腿的觉知（图 1.32.1 所示为双脚分开与髋同宽并使用膝棒）。展开所有脚趾，使得每个脚趾之间都有空隙。脚跟后侧下沉。双脚内缘与外缘上提。展开脚跟的上缘。大腿上段内侧及腹股沟下压。双腿的内、外、前、后向前延展。脚踝内侧有力地推向脚跟。小腿及大腿的外侧向内移。膝盖的内外两侧韧带下沉并将膝盖后侧移向地面。骶骨、腰椎与胸椎脊柱内收、上提。上臂内侧向外旋，肱二头肌朝向天花板。肱三头肌上提，使得胸腔两侧上提。后侧肋骨向前、向上。大腿后侧靠近双膝处沉向地面。腓肌由地面抬起的同时将小腿的上端沉向地面。这些针对膝部的用力方向和未经习练的身体习惯相反。这个体式需要习练一段时间后才能使前屈动作明确地来自髋部底端/大腿顶端。

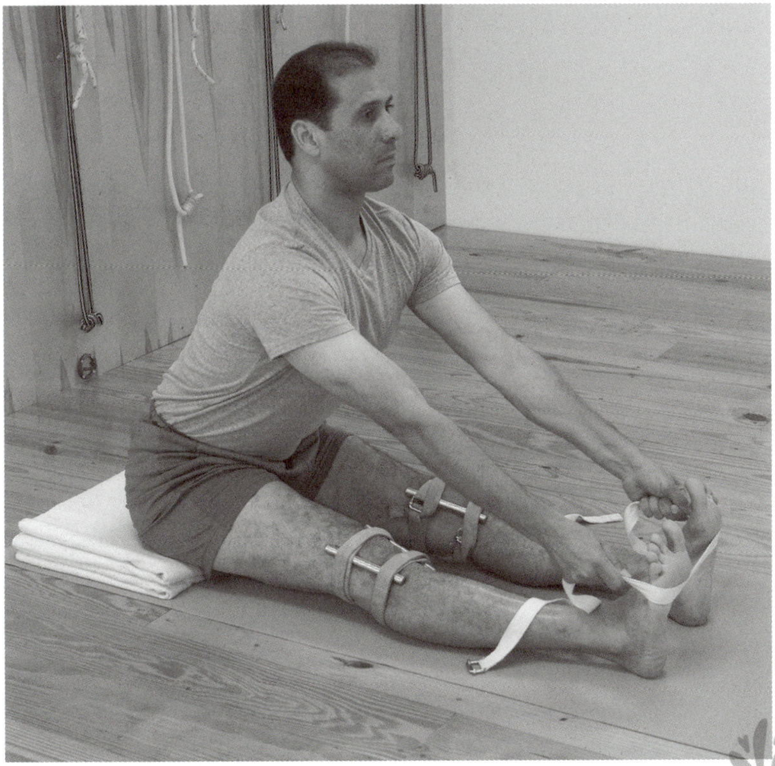

图1.32.1

对于能够从髋部底端而非腰部前屈的习练者，双臂保持伸直，双手沿伸展带向下直至能够抓住双脚的两侧。通过双手抓脚，进一步实现由髋部底端/大腿顶端前屈。手肘上抬至与肩部同高。手腕的后侧前移，使得胸骨前移。保持头不抬起，将下颚移离胸骨。保持头部与颈部的后侧拉长。眼睛看向地面。延展腋窝外侧去向手肘，展开肩膀。保持肩部、颈部及头部之间的空间。与此同时，手肘外侧移向腋窝，将侧面肋骨向前拉长。进一步向前延展前侧肋骨，使其超过后侧肋骨。胸骨底端下沉，使得背部下沉。保持背部皮肤柔软。脊柱前侧应长于后侧。脊柱下沉，头顶前移（图 1.32.2 所示为双脚与髋同宽并以膝棒辅助）。如果膝部后侧在此变体中感到不适，将一张小毛毯卷起置于膝后（图 1.32.3 所示为伸展带系于膝部上下两侧）。保持腹部与头部柔软。

如果小腿的活跃度低于大腿（小腿不易沉向地面），则将泡沫垫或者类似的辅具垫在小腿底部。将一张瑜伽垫或者防滑垫铺在小腿上方，并将 3 个或以上金属棒或者杠铃片放在小腿上方来下压小腿后侧（图 1.32.4）。如果大腿的活跃度低于小腿，则将 3 个或以上金属棒置于大腿上段（图 1.32.5）。也可将一个杠铃片加在大腿上方的金属棒与膝盖之间。在杠铃片的下方放置一个支撑物，例如一块泡沫垫，以防止杠铃片滑离腿部。用伸展带系住小腿外侧使其内移（图 1.32.6）。

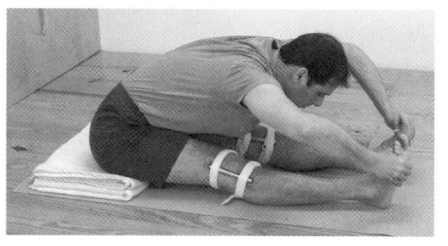

图 1.32.2

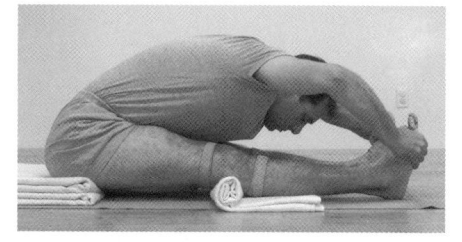

图 1.32.3

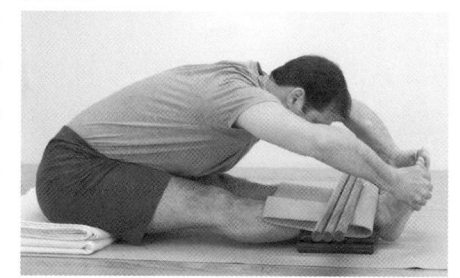

图 1.32.4

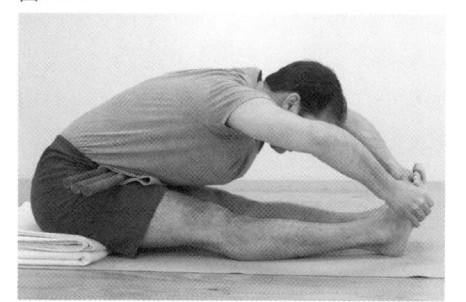

图 1.32.5

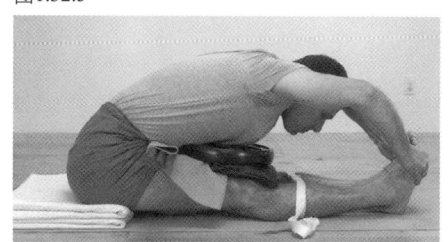

图 1.32.6

坐在两个基座上或者类似的坚固平面上，一个基座在脚跟下方，另一个基座在臀部下方（图1.32.7），以此进一步伸展双腿及双膝后侧。如果腓肌过度工作而大腿工作不足，则将小圆饼放在双腿腓肌下方，金属棒压在大腿上方（图1.32.8所示为以六根金属棒和伸展带辅助）。

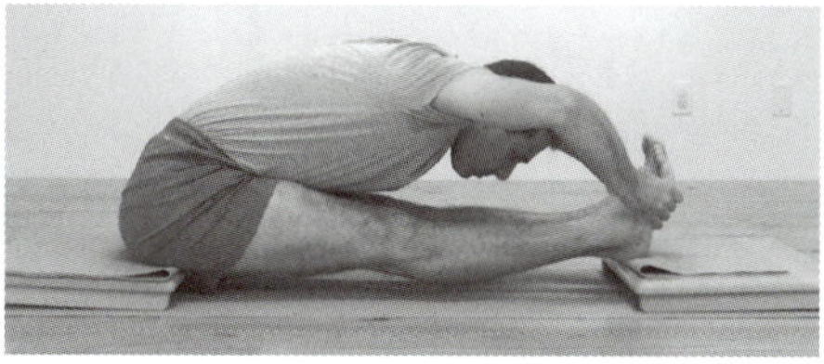

坐在前屈凳的顶端，坐骨稍向后，坐在最高点的后方（图1.32.9所示为以膝棒辅助）。将犁式盒以开口面放置在地面，顶部背对前屈凳。双脚放到犁式盒内部。前屈并抓住犁式盒的顶端（图1.32.10所示为双腿间夹瑜伽垫卷，以六条伸展带系住双腿）。继续在所有前屈伸展中使用前屈凳。前屈辅具以一种柔和的、更精准的方式帮助骶骨向内、向前及向上拉长。躯干也进一步向前延展。

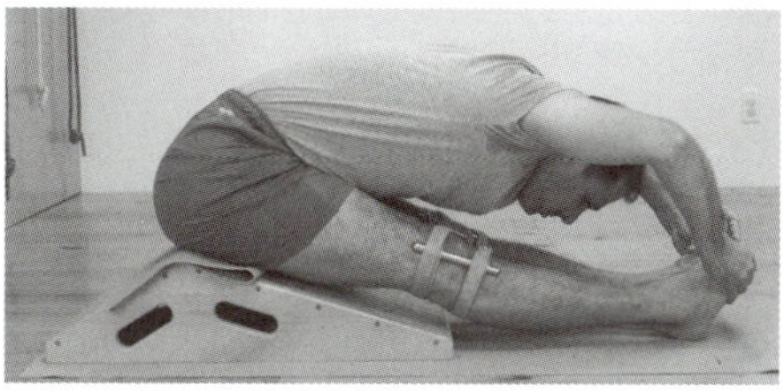

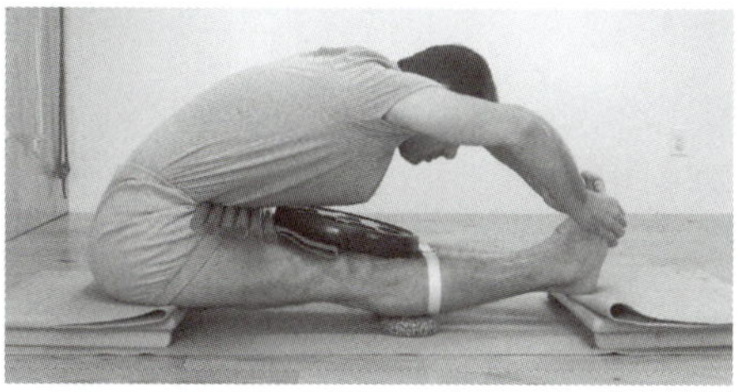

坐在地面上，脚跟放到一块方砖或者类似高度的支撑物上方。将重物放在方砖上以保持其稳定。在大腿上方放置一块防滑垫，以固定大腿上方的六根金属棒。如果可以的话，双手抓方砖（图1.32.11）。在膝部上方靠近大腿下段的位置加上杠铃片以进一步延展双腿与双膝。如果无法抓到方砖，双手可以抓脚（图1.32.12）。

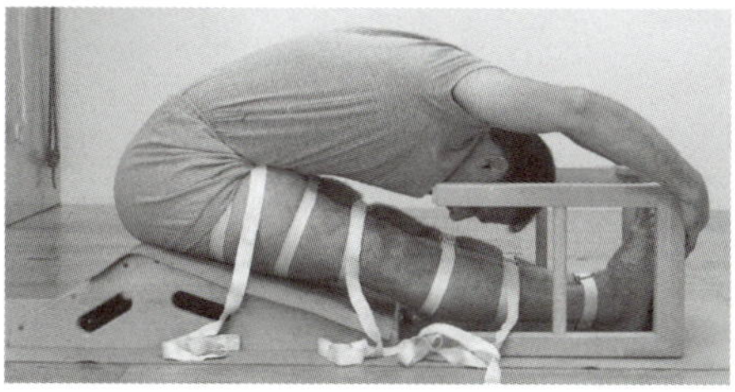

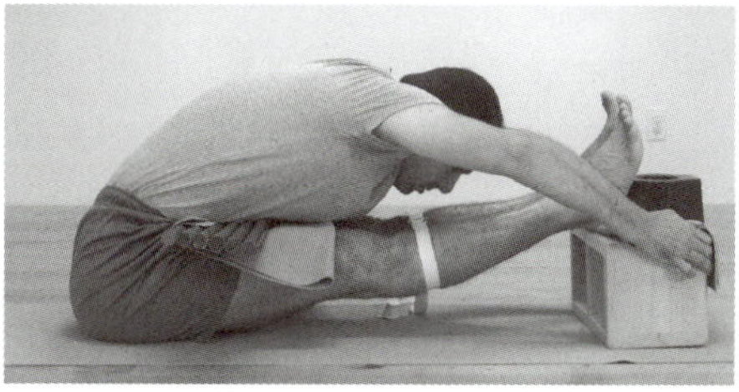

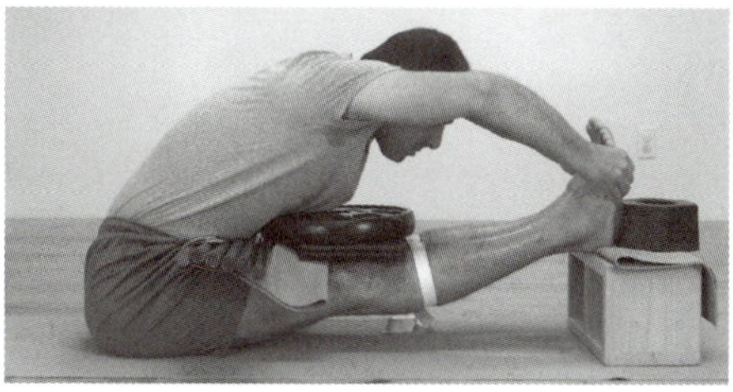

根据个人能力，保持该体式1至5分钟。

Paścimottānāsana（西方强烈式）能够增进腿部与膝部的灵活性与伸展，对于膝部韧带尤其如此。

图1.32.7

图1.32.8

图1.32.9

图1.32.10

图1.32.11

图1.32.12

33. Jānu Śīrṣāsana（膝盖头式）

　　从 Daṇḍāsana（手杖式）开始，在臀部下方使用合适高度的辅具来增进始于脊柱底部的前屈伸展。保持右腿伸展，向侧面屈左膝。如果屈膝感到疼痛，可增加臀部下方辅具的高度。增加的高度为骶骨带来额外的提升，有利于左腿的腹股沟向膝部拉长。当膝部进一步沉向地面时，不要有不适感。如果膝部不稳定或者翘起，根据需要可将一张毛毯垫在膝部外侧。如果膝部仍感到不适，可将一根绳子或者其他辅具置于膝后为关节创造空间。从膝内侧向外侧拉绳子（图1.33.1）。

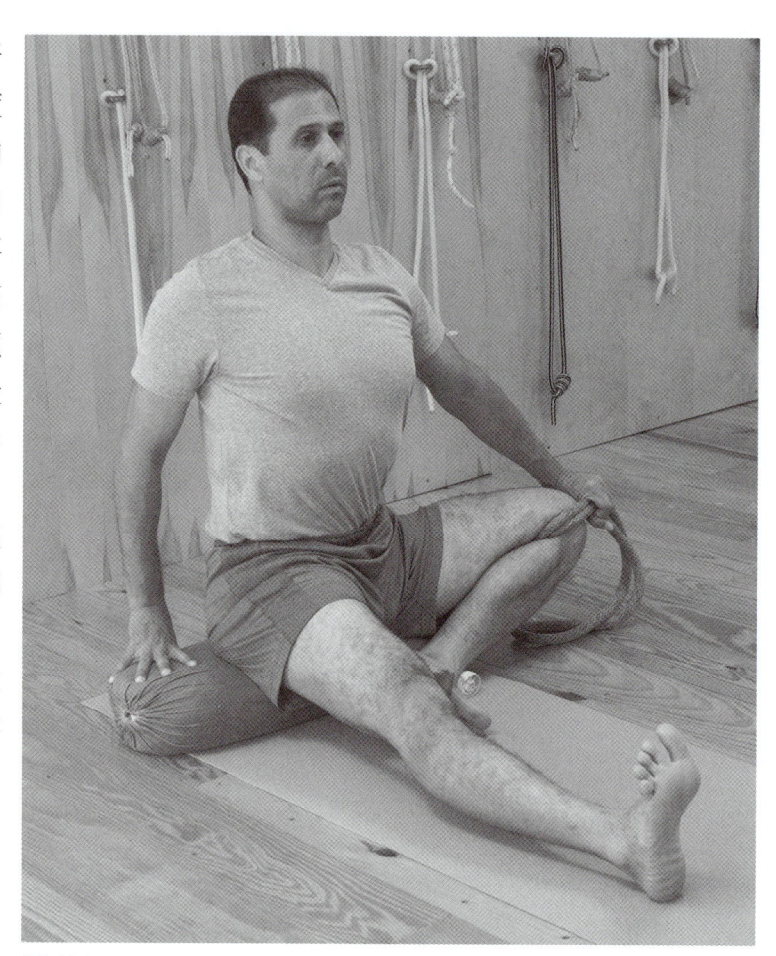

图1.33.1

抓住套在左脚上的伸展带，双臂伸直，保持 Jānu Śīrṣāsana（膝盖头式）的直立的凹背状态（图 1.33.2）。

接下来介绍的辅具设置并不需要全部使用，可以通过反复尝试来找到最适合膝部、髋部与脚踝的设置。将一个绷带卷置于右脚踝外侧，使右脚踝外侧向内侧提起。将一块瑜伽砖以最窄面置于右脚与左大腿内侧之间，使右大腿与小腿内侧向膝部拉长，同时帮助膝部后移。骨盆自右向左旋转。瑜伽砖可以帮助打开骨盆，从而

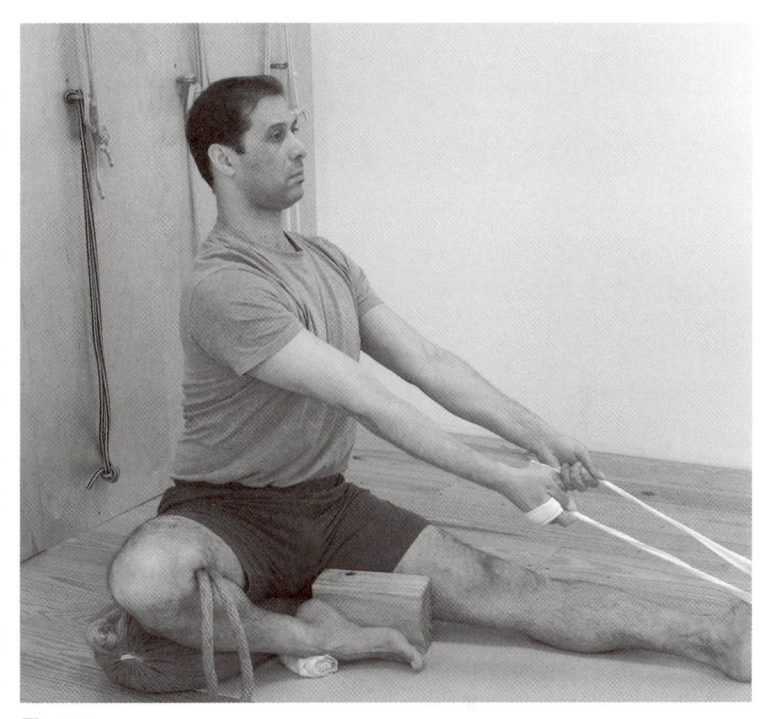

图1.33.2

减轻膝部的压力。上臂内侧向外旋，使得肱二头肌朝向天花板。通过肱三头肌上提来提起躯干两侧。左腿后侧向脚跟延展，并将脚跟后侧更多地向前移动。左腿内侧向脚跟内侧延展。左大腿前侧压向大腿后侧并将大腿后侧移向地面。右脚跟内侧向瑜伽砖延展并将脚跟外侧压向地面。右大腿内侧向膝部拉长并将大腿外侧压向地面。如果髋部和腘绳肌不灵活，最好在凹背位习练一段时间直至灵活度有所改善。虽然在直立位中膝部也许并无疼痛感，但如果前屈动作没有正确地始发于髋部底端 / 大腿顶端，则有可能会影响膝部。膝部在前屈动作中不应有疼痛感。

对于能够以凹背位前屈且膝部无疼痛感的习练者，保持双臂伸直，双手沿伸展带向下移，直至能够松开伸展带并直接抓住双脚两侧（图 1.33.3）。维持腿部动作不变。后侧肋骨持续向内移并向两侧屈肘。手肘上提至与肩部同高。胸骨向下颚移动。手肘外侧移向腋窝外侧，侧肋向前拉长。与此同时，腋窝外侧移向手肘以展开肩部。保持腰部两侧均衡前移。除屈曲的膝盖保持向后，身体的每一个部分都向前移（图 1.33.4）。左手继续抓住右脚内侧。右手放在地面上，与右膝保持一线并向下推。手肘保持向上。腋窝后侧进一步前移，使得躯干两侧的延伸最大化。腰部左侧应向前移。左侧坐骨下压并将左膝后移。脊柱下沉并将胸骨、下颚及头顶前移。自左向右旋转腹部，而非胸腔（图 1.33.5）。

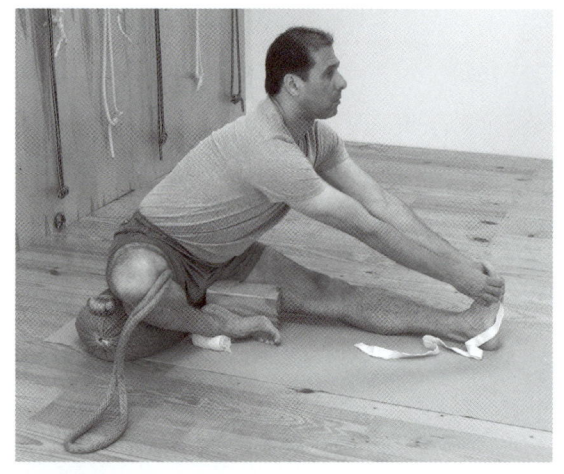

图 1.33.3

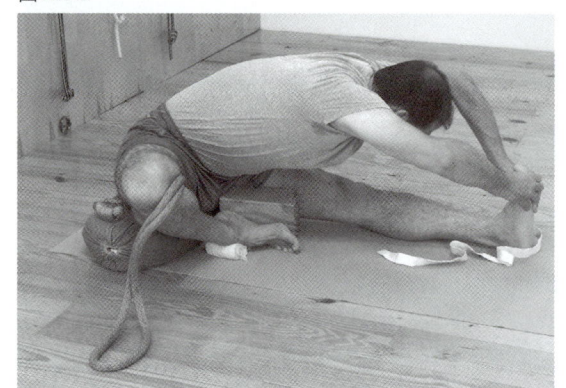

图 1.33.4

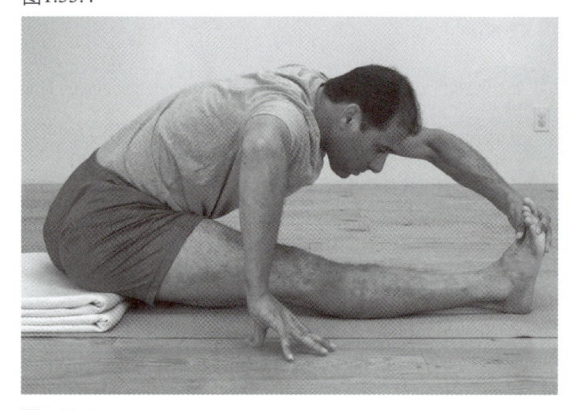

图 1.33.5

在前屈凳上进入 Daṇḍāsana（手杖式），向侧面屈右膝。将一块瑜伽砖置于右大腿外侧下方，为右腿提供一个下压的平面（图 1.33.6 所示为膝部上下两侧系伸展带，右脚踝下方垫绷带卷）。

坐在地面上，将一块方砖垫在左脚跟下方，一根绳子或者其他辅具置于右膝后并将其向侧面屈曲。以凹背位前屈，如果可能的话，双手抓脚（图 1.33.7）。双手抓方砖以进一步延展（图 1.33.8）。

根据个人能力，在每侧凹背位保持体式 30 秒至 2 分钟。如果可能，在每侧完整的前屈伸展位保持 30 秒至 2 分钟。如果保持时间少于 1 分钟，应重复习练 2 次。

Jānu Śīrṣāsana（膝盖头式）能够打开髋部与腹股沟，有助于膝部向外旋。

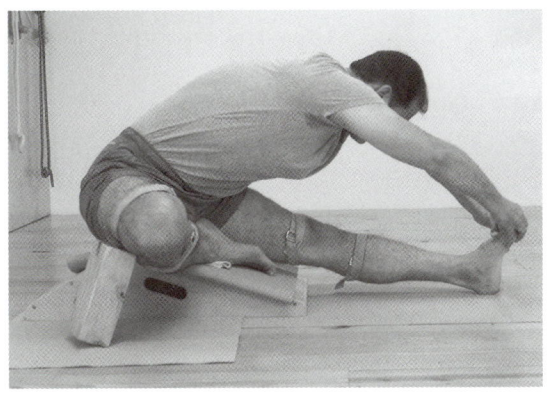

图1.33.6

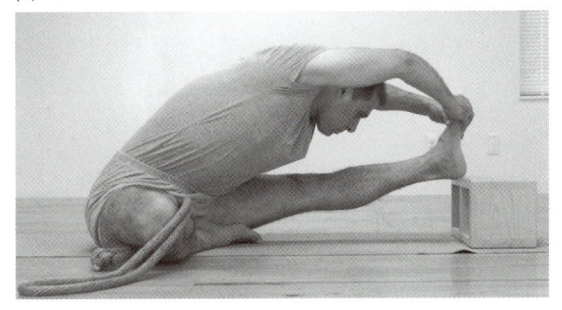

图1.33.7

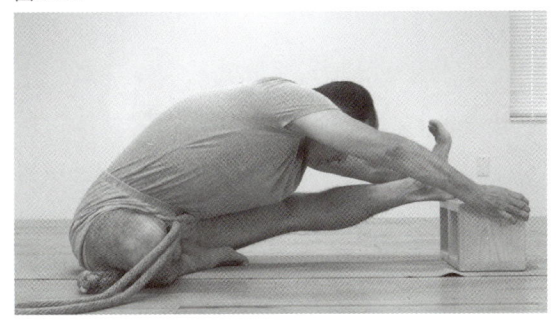

图1.33.8

34. Triaṅga Mukha Eka Pāda Paścimottānāsana（三肢面朝单腿西方强烈式）

将一到两张毛毯卷起来垫在左侧臀部下方，或者两侧臀部同时坐在一到两个抱枕上使左腿能够伸直，右腿能够舒适地进入 Vīrāsana（英雄式）。髋部两侧应与地面保持平行。尝试找到臀部下方所需支撑物的合适高度，使得在这个不对称的体式中髋部也能保持水平。在膝后使用辅具，例如绳子，给膝关节创造空间。双手抓绕足的伸展带进入凹背位（图 1.34.1）。如果身体僵紧就保持在凹背位，或者按照个人能力前屈，但须保持后肋内收，如 Jānu Śīrṣāsana（膝盖头式）中所述（图 1.34.2 和图 1.34.3 所示为伸展带在膝部上下两侧）。由于右腿在 Vīrāsana（英雄式）中，因而小腿、膝部与大腿都应指向前方。小腿与大腿的外侧移向地面。脚踝与小腿的外侧压向脚踝与小腿的内侧。

如 Jānu Śīrṣāsana（膝盖头式）一样，这里也使用了前屈凳。如图 1.34.4 所示为该体式以膝部上下两侧的伸展带和脚踝下方的绷带卷来辅助。脚踝有支撑物能够缓解脚踝或脚背的疼痛。

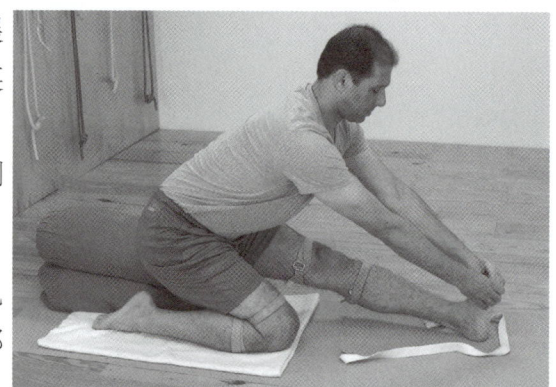

图1.34.2

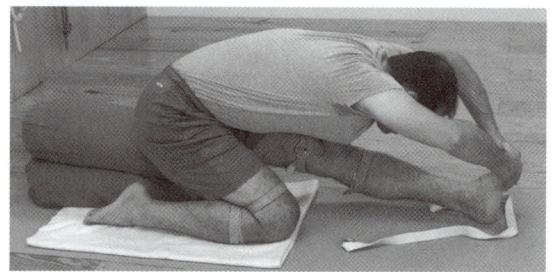

图1.34.3

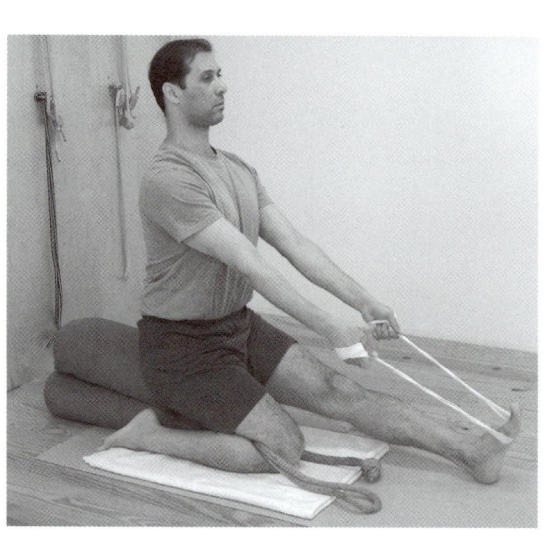

图1.34.1

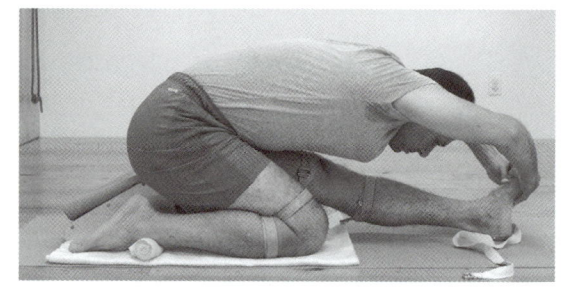

图1.34.4

如果膝部感到酸痛，或者人工膝关节限制了膝部屈曲，可以将两把椅子相对，置于一张瑜伽垫上。在两个椅座上分别放置一张折叠的瑜伽垫。同时在椅子的两侧分别放置一张折叠的毛毯，这样可以在 Vīrāsana（英雄式）中保护脚背。坐在椅子上。左脚跟置于对侧椅子的椅座上。右腿进入 Vīrāsana（英雄式），将脚背放在地面的毛毯上。在小腿下方放置一个抱枕，膝部下方放置一张叠起的毛毯。也可以在双膝上下两侧使用伸展带。双手抓绕足的伸展带进入凹背位（图 1.34.5）或者尽量前屈（图 1.34.6）。也可以利用其他辅具支撑 Vīrāsana（英雄式）中的小腿，例如铺有毛毯的泡沫三角板（图 1.34.7）。

根据个人能力，每侧保持凹背位 30 秒至 2 分钟。如果可能的话，保持每侧完整前屈伸展体式 30 秒至 2 分钟。如果保持时间少于 1 分钟，应重复习练 2 次。

Triaṅga Mukha Eka Pāda Paścimottānāsana（三肢面朝单腿西方强烈式）能够打开髋部并增进膝部的内旋。

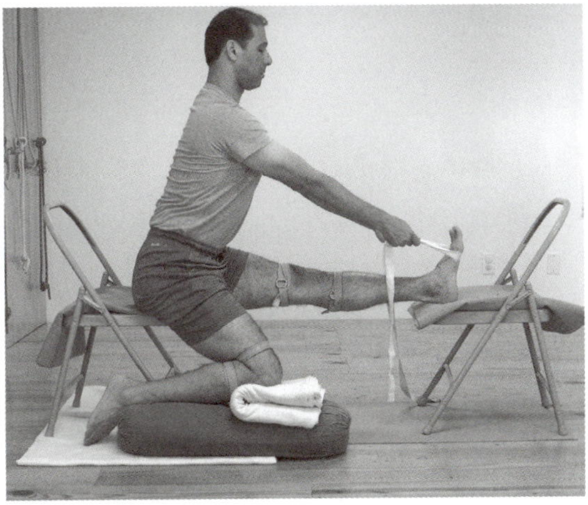

图1.34.5

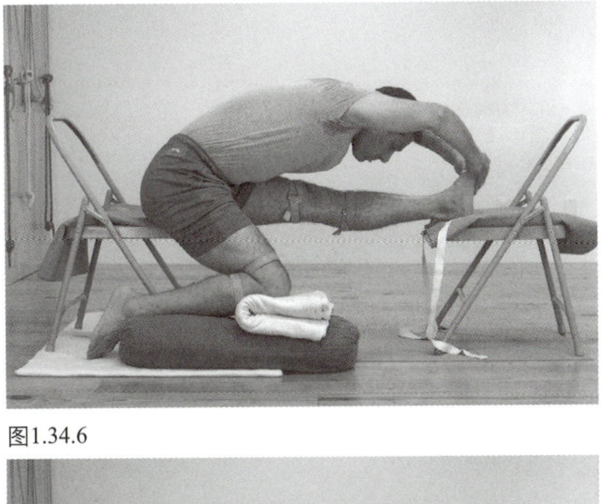

图1.34.6

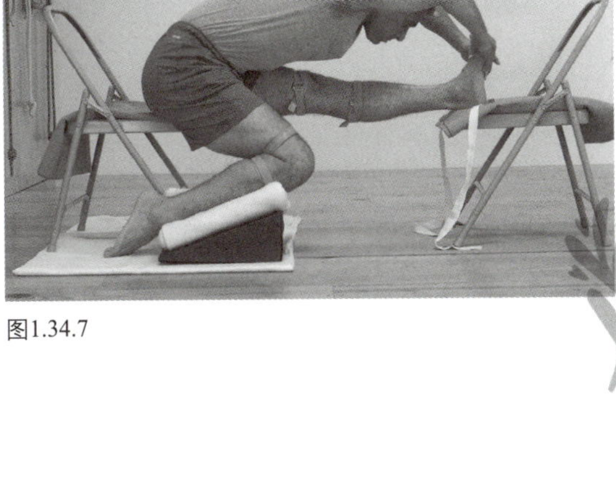

图1.34.7

35. Ardha Baddha Padma Paścimottānāsana（半莲花西方强烈式）

针对莲花坐，如有膝部疼痛的话，应首先将臀部垫高，随后将莲花侧的大腿及膝部外侧垫高。不应只支撑膝部。将臀部垫高能够提升骶骨并将内腹股沟向膝部拉长，这允许膝部进一步向地面释放。当髋部与腹股沟打开时，膝部便不易受伤。图 1.35.1 所示为臀部下方垫两个抱枕，右大腿与膝部下方垫两个抱枕。将一根绳子置于膝后，双手抓绕足的伸展带，躯干上提进入凹背位。也可在膝后使用如图 1.6.6 至 1.6.16 中所示范的其他辅具。运用 Paścimottānāsana（西方强烈式）中介绍的方法使用前屈凳（图 1.32.9）。如果保持 Padmāsana（莲花式）一段时间有困难，则可做短暂停留后将腿部释放伸直。以此种方式交替习练双腿（图 1.35.2）。如果膝部产生疼痛，则不应继续长时间在该体式中停留。

根据个人能力，每侧保持该体式 20 秒至 2 分钟。

Ardha Baddha Padma Paścimottānāsana（半莲花西方强烈式）能够打开髋部并将膝部向外旋。更多 Padmāsana（莲花式）和习练序列可参见第四章。

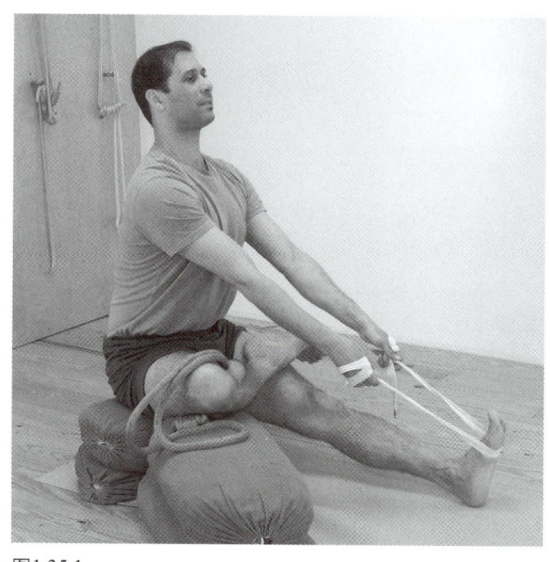

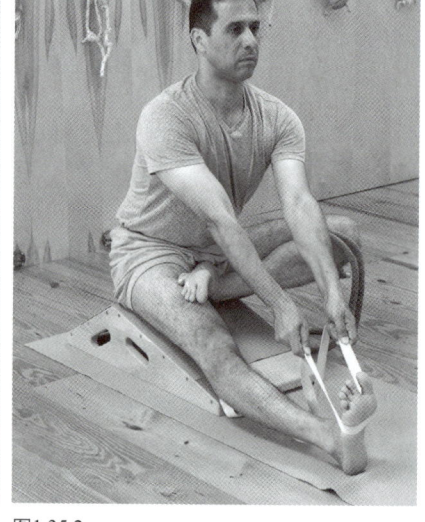

图 1.35.1

图 1.35.2

36. Marīchyāsana I（圣马里奇一式）

按照个人能力，如上文所述的方式垫高臀部。保持左腿伸直。将一根木棒、绳子或者其他适合的辅具（第一章第6个体式）置于右膝后方并屈膝。右脚跟尽可能靠近臀部放置。伸展带绕过左脚，首先找到凹背位坐直，随后尽可能前屈（图1.36.1所示为在膝后使用一根木棒，图1.36.2所示为在膝后使用一根绳子，两个范例均使用了前屈凳）。

根据个人能力，每侧保持该体式30至60秒。如保持30秒，应重复习练。

Marīchyāsana I（圣马里奇一式）能够打开髋部与腹股沟，改善膝部屈曲。

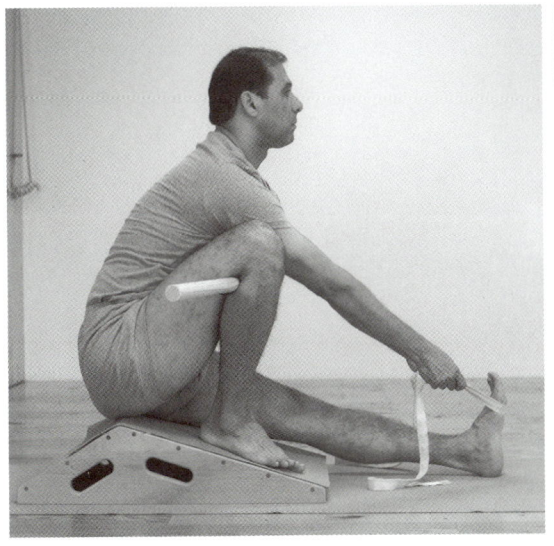

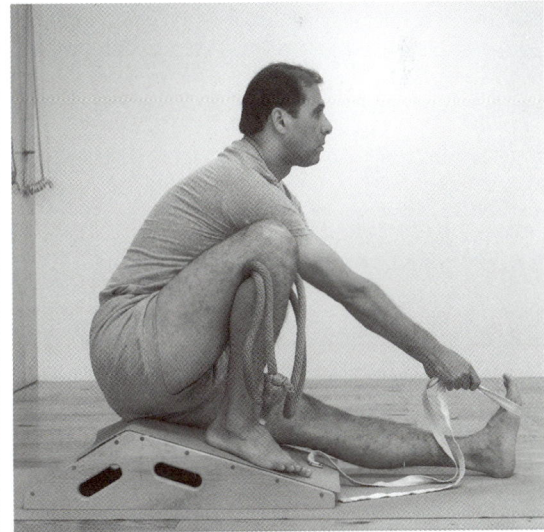

图1.36.1

图1.36.2

37. Upaviṣṭa Koṇāsana（坐角式）

Daṇḍāsana（手杖式）靠墙坐立，双腿打开较宽，并将双脚脚跟分别置于瑜伽砖上（图 1.37.1 所示为以膝棒辅助）。

如果膝部感到不适，可将圆饼、卷起的毛巾或者任何小型的辅具垫在小腿下方（图 1.37.2）。如果髋部、腘绳肌和（或者）双膝感到紧张的话，可坐在一或两个抱枕上，并在双脚脚跟下方分别用瑜伽砖或者抱枕支撑（图 1.37.3 和 1.37.4），以帮助腿部及双膝后侧更好地向地面伸展。

准备四个圆饼：两个最大号的（20 厘米），两个略小号的（18 厘米）。将较小的置于较大的上方，将它们叠起并排靠墙置于瑜伽垫上（图 1.37.5），瑜伽垫以长边靠墙。坐在小圆饼上，将两侧臀部的中央置于小圆饼洞孔上方，骶骨稳定有力抵墙（图 1.37.6）。圆饼是非常适合臀部的辅具。圆形的饼状结构可以为臀部提供支撑，使得腹股沟进一步放松。

髋部及腘绳肌紧张的习练者可以靠墙坐在一个抱枕上。将卷起的毛毯置于双膝的后侧。将沙袋或者其他同等质量的辅具置于脚跟内侧以保持脚跟打开。将防滑垫置于两侧大腿上方，并将 11 千克的杠铃片压在两侧大腿上方（图 1.37.7）。将杠铃片置于大腿内侧能够辅助大腿进一步打开（图 1.37.8）。双手扶住杠铃片防止其滑落。

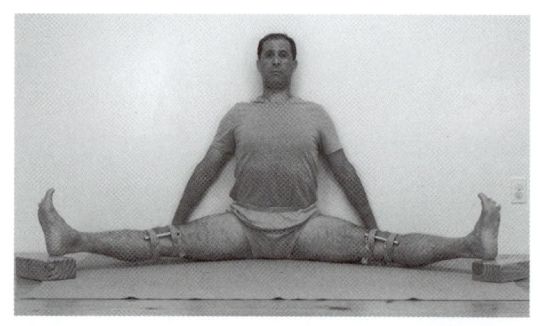

图 1.37.1

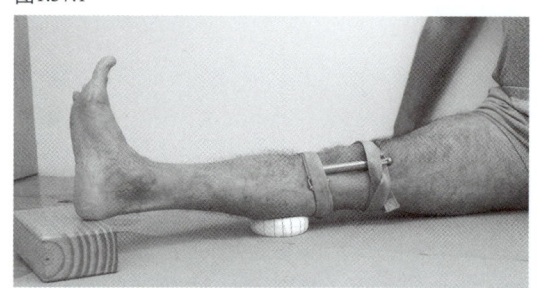

图 1.37.2

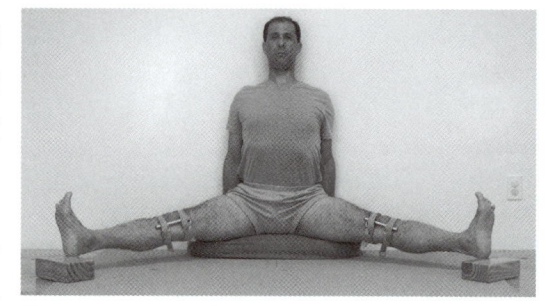

图 1.37.3

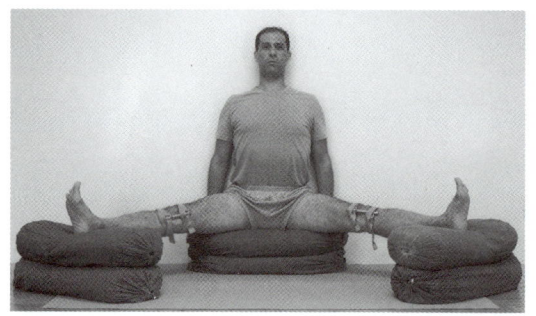

图 1.37.4

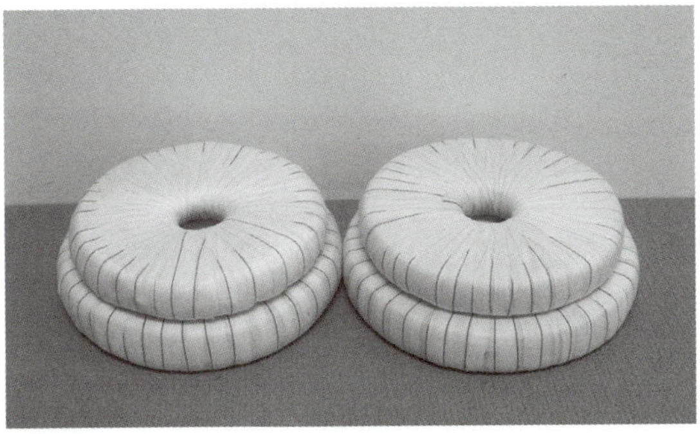

第一章
针对膝部的体式 | 127

图1.37.5

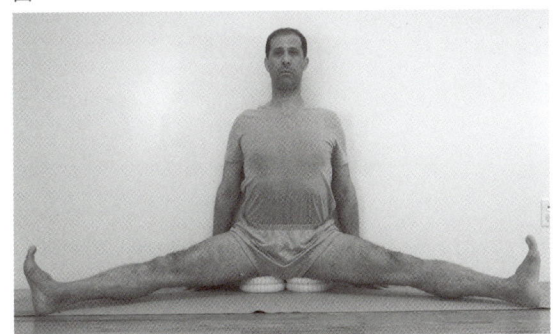

图1.37.6

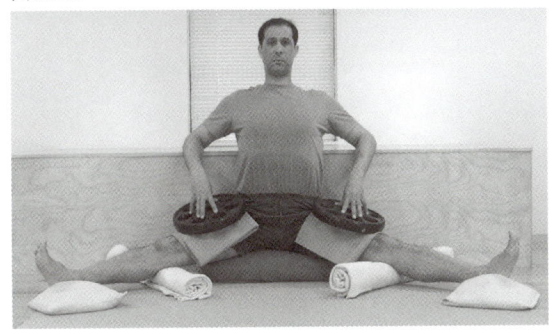

图1.37.7

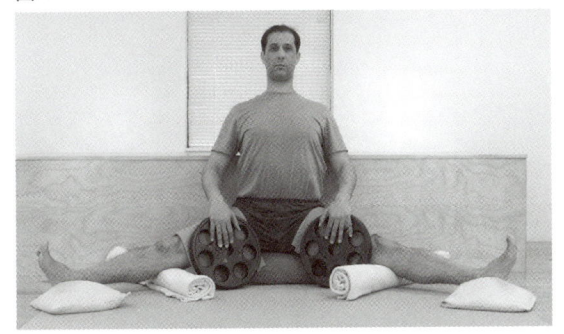

图1.37.8

双脚脚跟保持在瑜伽砖上（图 1.37.9），将防滑垫或者折叠的瑜伽垫置于双膝内侧（图 1.37.10）。将两个沙袋分别置于小腿的顶端（图 1.37.11）。

保持骶骨贴墙。大腿、小腿及脚跟后侧远离髋部拉长。有力地将踝骨内侧移向脚跟内侧。张开所有脚趾。双脚不向外转，将大脚趾球向小脚趾球方向展开。脚跟外侧提向小脚趾。小腿顶端下压。大腿前侧移向骨骼。坐骨向脚跟伸展。上提耻骨、肚脐及胸骨。臀部下沉，臀部中央（水平地）向内移。臀部前移，腹股沟下沉，使得双腿内侧向脚跟拉长。膝关节韧带内外两侧均衡地沉向地面。

根据个人能力，保持该体式 2 至 10 分钟。

Upaviṣṭa Koṇāsana（坐角式）能够打开髋部并伸展双腿和双膝，提高膝关节韧带的柔韧性。

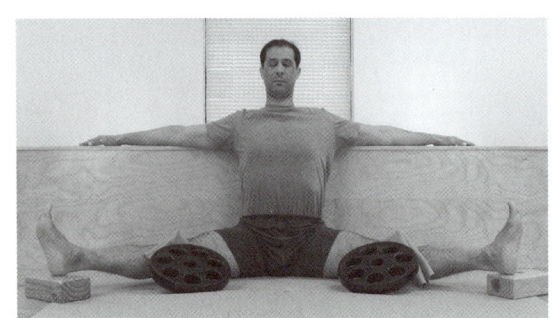

图1.37.9

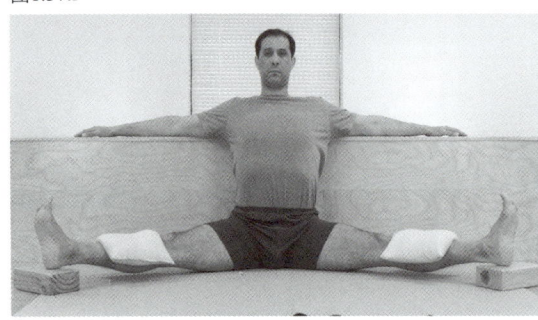

图1.37.11

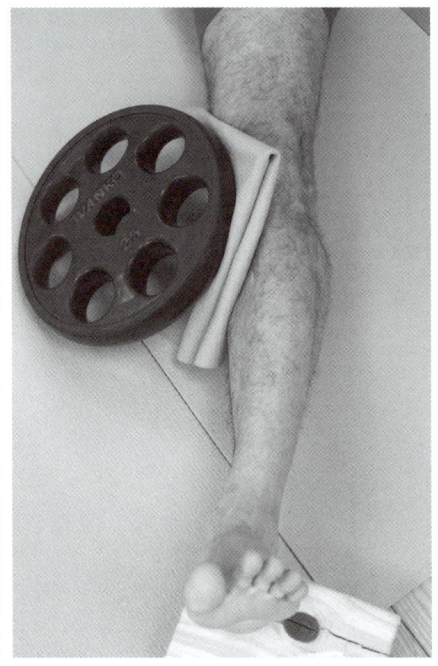

图1.37.10

38. Upaviṣṭa Koṇāsana（坐角式）/Marīchyāsana Ⅰ（圣马里奇一式）

该体式结合了两个体式。一侧腿在 Upaviṣṭa Koṇāsana（坐角式），另一侧腿在 Marīchyāsana Ⅰ（圣马里奇一式）。背靠墙或者讲台坐在地面上，用折叠的毛毯或者抱枕垫高以支撑骶骨。从 Upaviṣṭa Koṇāsana（坐角式）开始，将一根绳子置于左膝后侧并屈膝进入 Marīchyāsana Ⅰ（圣马里奇一式）。向上拉绳子（图 1.38.1）。如上文所述伸展右腿。左侧小腿与大腿外侧上提。膝盖外侧向内旋。由脚踝向膝盖上提小腿前侧。小腿后侧下沉。如果有一名辅助者能够帮助习练者将绳子上提，则打开膝部后侧创造空间的效果更佳。在上提绳子的同时，辅助者将一只脚置于习练者的脚上，以防止其抬离地面（图 1.38.2）。

根据个人能力，每侧保持该体式 30 秒至 3 分钟。如果保持时间短于 1 分钟，则重复习练 3 次。

Upaviṣṭa Koṇāsana（坐角式）/Marīchyāsana Ⅰ（圣马里奇一式）能够打开髋部，膝部也能够更灵活地屈曲。

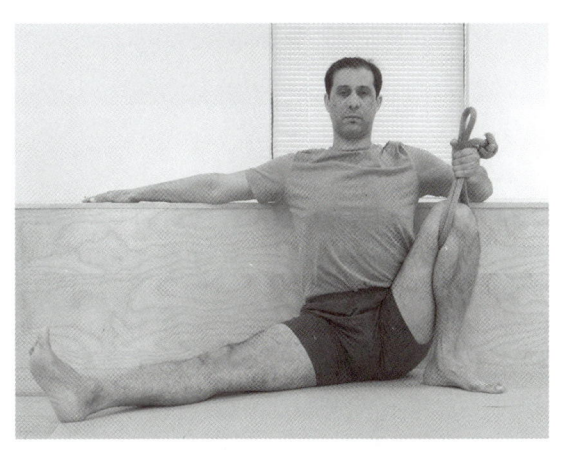

图 1.38.1

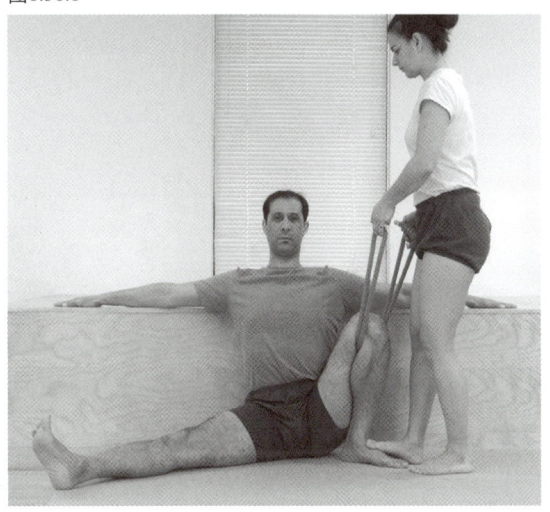

图 1.38.2

39. Baddha Koṇāsana（束角式）

　　将一张瑜伽垫、一至两张折叠的毛毯，或者一至两个抱枕靠墙放置。坐在支撑物上，下背部稳定有力地贴墙来均衡地支撑骶骨。如果双膝高于髋部太多，则应增加支撑物的高度。如果坐在两个抱枕上，则将一张瑜伽垫或者毛毯卷起后置于抱枕的前方，以将脚跟外侧垫高。屈膝时，将膝盖与小腿后侧展开，依次将每一侧的膝部向侧面打开后并拢双脚。如果屈膝感到疼痛或者膝后需要更多空间，则将绳子（或者如图 1.6.6 至图 1.6.16 所示的辅具）置于双膝后方，随后向侧面屈膝。将绳子由双膝内侧拉向外侧（图 1.39.1）、拉向大腿（图 1.39.2），以及拉向小腿（图 1.39.3）。重复绳子的每个放置位置，或者在最舒适的位置停留更久。

　　将瑜伽砖以第二宽度置于双脚之间（图 1.39.4 所示为双膝上下两侧以伸展带辅助，坐在圆饼上）。双脚夹瑜伽砖帮助打开髋部与腹股沟。

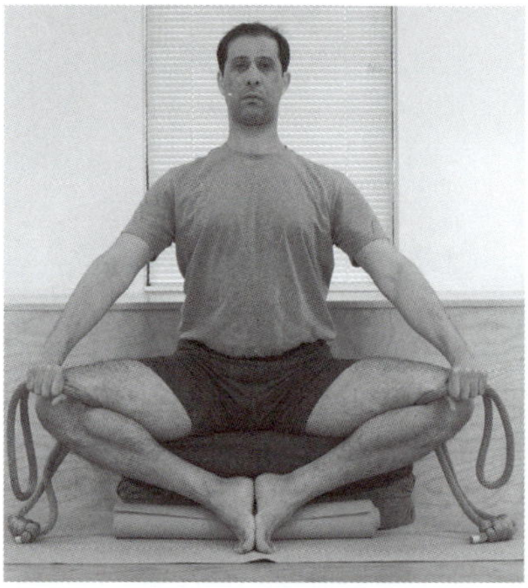

图 1.39.1

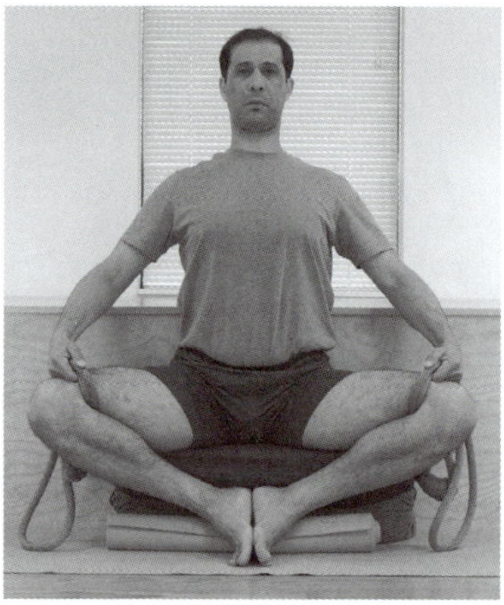

图 1.39.2

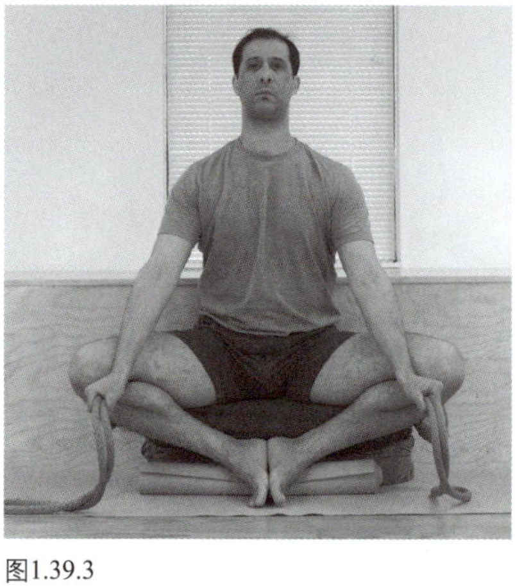

图 1.39.3

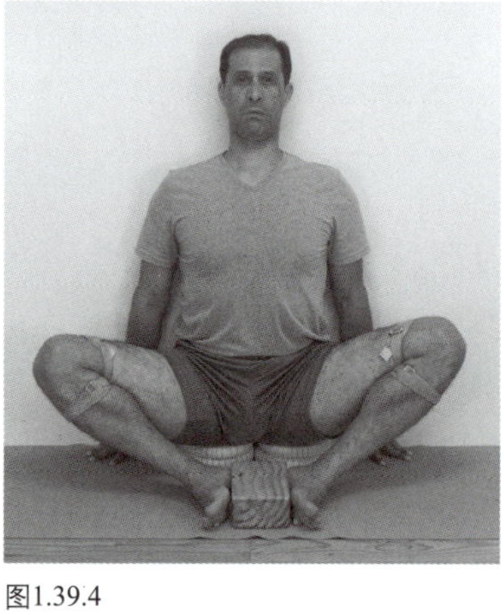

图 1.39.4

坐在地面上，背靠墙进入 Baddha Koṇāsana（束角式），膝后夹绳子或者其他辅具。双脚抬高放到两块瑜伽砖或者一块方砖上。也许需要在瑜伽砖上下分别垫一张防滑垫来防止瑜伽砖和双脚滑动。双手抓瑜伽砖，手肘抵小腿内侧，双手和手臂用力将膝盖压向地面，并挺直身体（图 1.39.5）。

靠在木马的一端，将毛毯以长的一面叠起垫在臀部下方提供支撑，进入 Baddha Koṇāsana（束角式）。将两根伸展带分别穿过木马的两个圆孔。将它们分别绕过两侧大腿，从大腿往木马方向拉紧（图 1.39.6 和图 1.39.7）。

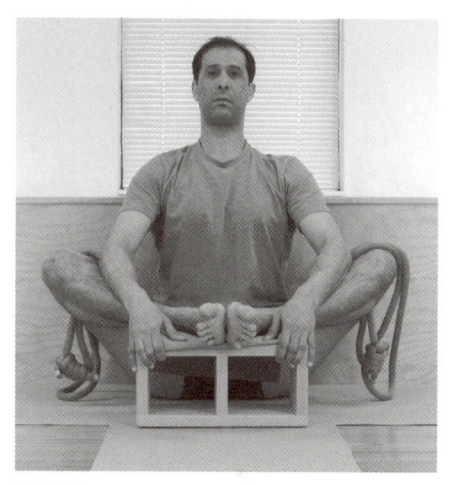

图1.39.5

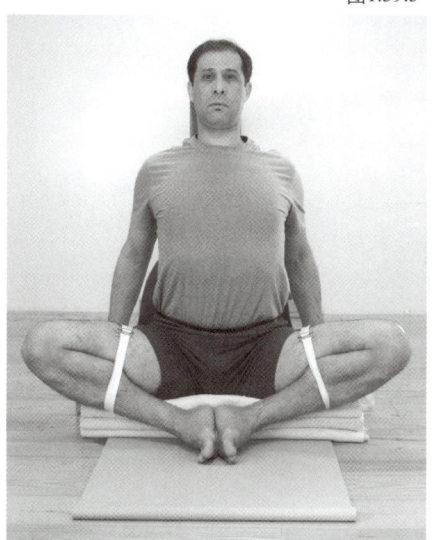

图1.39.6

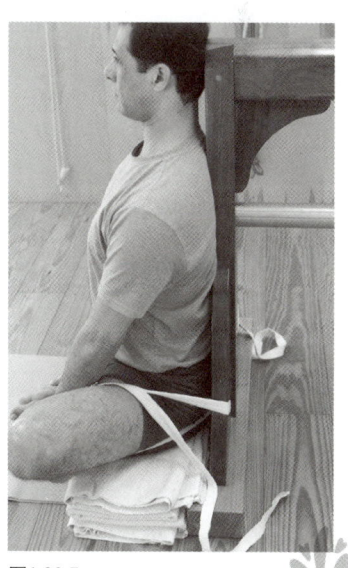

图1.39.7

坐在地面上，或者用支撑物垫高臀部进入 Baddha Koṇāsana（束角式）。一名辅助者坐在习练者身后，将伸展带绕过习练者的小腿前侧上段。辅助者从后方拉住伸展带，让习练者能更精确地将伸展带置于小腿顶端靠近膝盖处。辅助者用双脚抵住习练者的骶骨并将其向内、向上推，同时拉伸展带使习练者的小腿向后。习练者双手在身后推地，从而提升躯干（图1.39.8）。同一个动作也可在习练者脚趾回勾推墙并手拉墙绳时完成，以此加大体式的强度，提升躯干，使双膝向后拉向髋部（图1.39.9）。释放双腿回到 Daṇḍāsana（手杖式），双脚贴墙并将双膝后侧压向地面。当双脚压墙（如在地面习练山式站立般）时，双膝能够更加伸展。

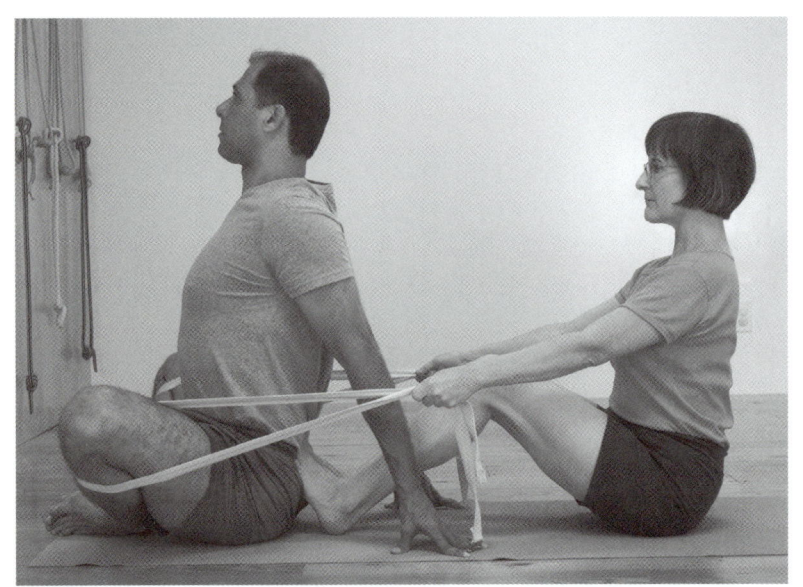

图1.39.8

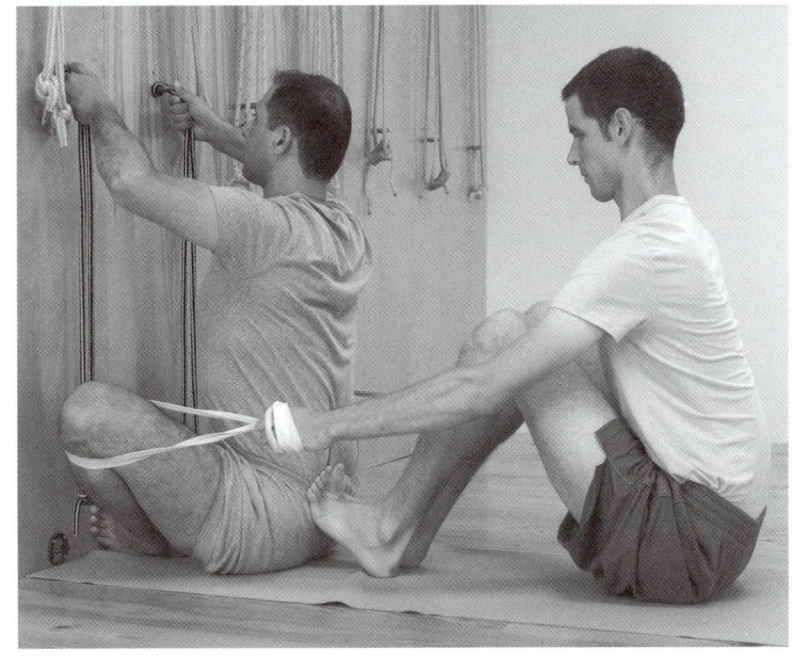

图1.39.9

如果有地面高度的墙钩,可将伸展带穿过两个墙钩,中间留空一个墙钩不使用。以留空的墙钩为中位坐下进入 Baddha Koṇāsana(束角式)。因为该墙钩位置低,所以不会干扰身体。将伸展带分别绕于小腿的顶端,并拉向墙的方向。将伸展带尽可能收紧(图 1.39.10 和图 1.39.11)。在此变体中停留更长的时间。

大腿及小腿内侧向双膝方向拉长。脚踝、小腿与大腿外侧均向双腿内侧上提,双膝压向地面。大腿骨自大腿内侧向外旋,大腿皮肤向内旋。臀部中段向前移。髋关节窝水平地展开。上提耻骨、肚脐及胸骨。

根据个人能力,保持该体式 1 至 10 分钟。

Baddha Koṇāsana(束角式)能够打开并释放髋部与腹股沟,改善膝外翻。

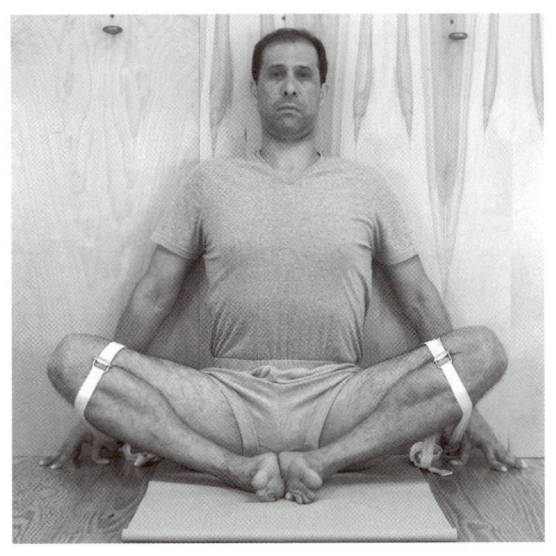

图1.39.10

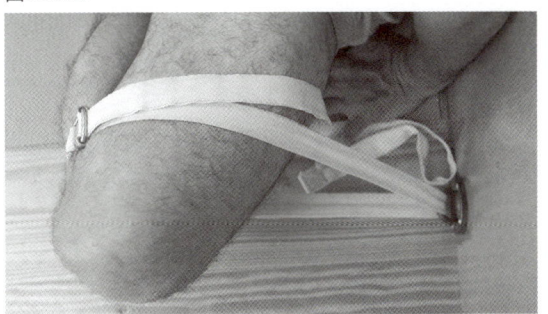

图1.39.11

40. Eka Pāda Mulabandhāsana（单脚根式）

靠墙坐在一至两个抱枕上，进入 Daṇḍāsana（手杖式），双脚置于瑜伽垫的边缘。展开左膝和左小腿的后侧，将一根绳子置于膝后，并向侧面屈膝。左手抓绳子的内侧，右手放到脚跟外侧。将脚跟外侧提起直至其垂直于地面，脚趾回勾踩在地面上，脚趾朝向膝盖的方向。将脚与左侧耻骨对齐，不要超过身体的中线。把绳子拉向膝盖的方向，并将脚跟外侧尽量向外推出远离会阴（图1.40.1）。接下来把绳子拉向大腿（图1.40.2），然后拉向小腿（图1.40.3）。拉伸绳子有助于感受腿的僵紧部位，在这些部位停留更久一些。左侧大腿内侧向膝盖方向拉长。保持右腿伸直延展，将左侧髋部前侧转向右侧。

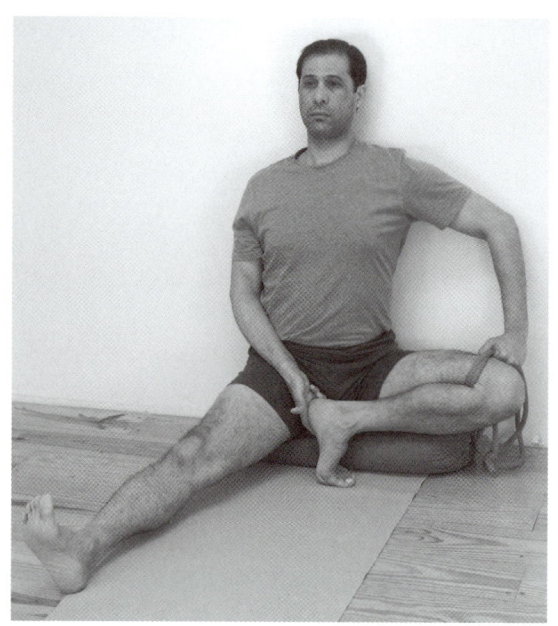

图1.40.2

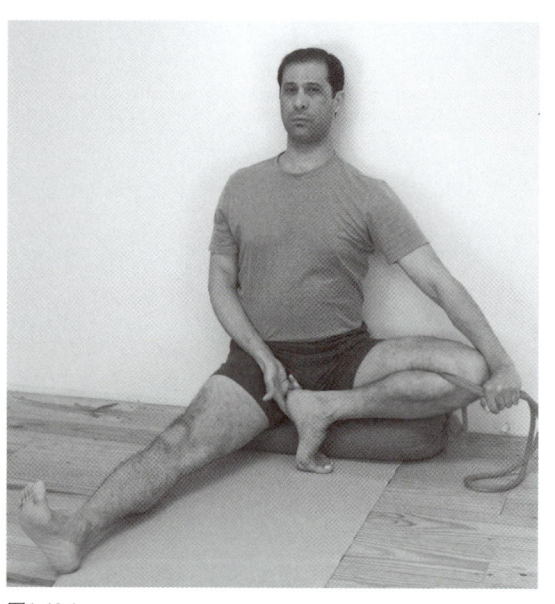

图1.40.1

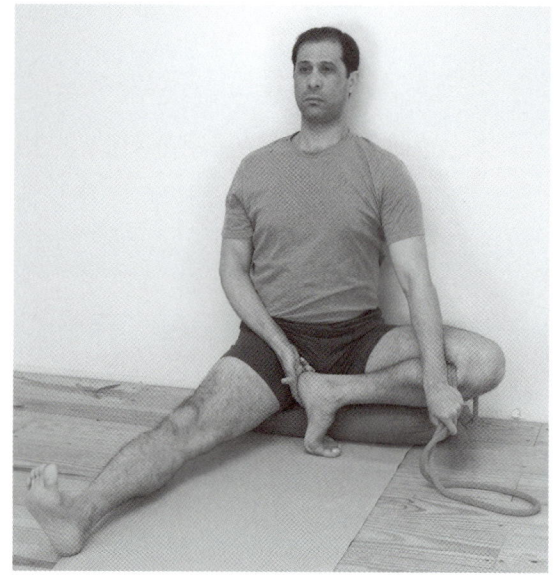

图1.40.3

对于髋部、骶部及膝部紧张或者感到疼痛的习练者，最好将座位垫高并有一至两名辅助者。将一个犁式盒靠墙置于瑜伽垫上。将一个倒箭盒或者类似的辅具置于犁式盒前方，略靠右侧。坐在犁式盒的前边缘上，右侧坐骨在犁式盒边缘之外。左脚跟放到瑜伽垫的边缘。双手放到髋部后方的支撑物上，帮助上提胸腔。辅助者将一根绳子置于习练者的右膝后方，利用绳子将膝部在舒适的范围内尽可能提高，保持几秒后放松髋部（图1.40.4）。随后，辅助者使用绳子将习练者的膝部向侧、向下拉动，习练者脚趾回勾，脚垂直于犁式盒摆放。习练者可以调整小腿与脚的位置（图1.40.5）。辅助者将习练者的膝盖侧面向下拉远离髋部，并将习练者的脚跟外侧向内推。习练者双手推犁式盒来提升胸腔与脊柱，并将右髋转向左侧（图1.40.6）。另一名辅助者从左侧用前臂环绕住习练者的髋部，双手手指在右髋外侧交扣，用前臂将髋部前侧自右向左转（图1.40.7）。

根据个人能力，每侧保持该体式30至60秒。如果保持时间少于1分钟，应重复习练3次。

Eka Pāda Mulabandhāsana（单脚根式）可能会有一定强度，但它能够缓解髋部、膝部及踝关节的疼痛。跖骨、脚掌及脚跟都被展开，并且该体式还能有效地缓解由骨刺、足底筋膜炎及神经瘤带来的疼痛和发麻。

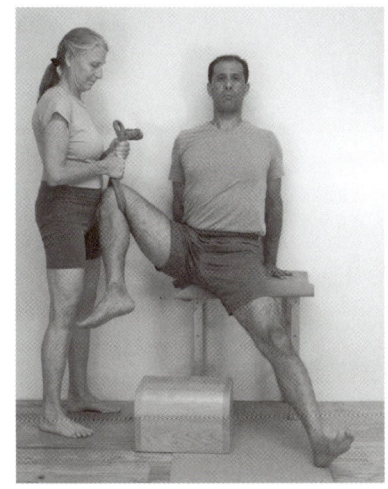

图1.40.4

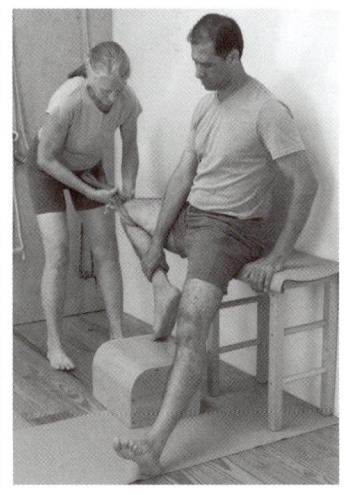

图1.40.5

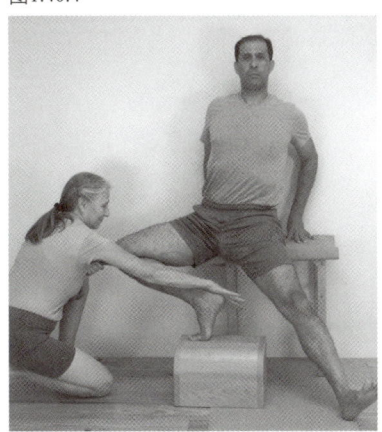

图1.40.6

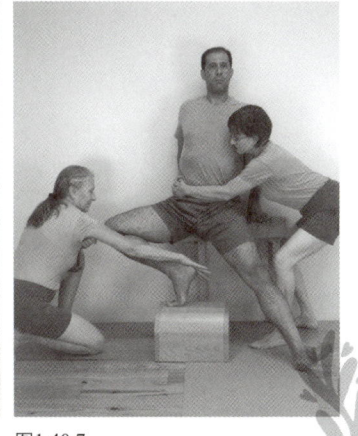

图1.40.7

41. Bhekāsana（蛙式）

该体式需要一至两名辅助者。将一张毛毯置于瑜伽垫的中间，为髋部提供柔软支撑。为辅助者腾出空间站立，以便帮助习练者调整双腿。习练者俯卧在毛毯或者瑜伽垫上。一名辅助者用双手逐次调整习练者的大腿两侧，将大腿内侧向外旋、大腿前侧向内旋，并将大腿前侧向膝盖方向拉长（图1.41.1）。习练者的下背部、臀部及双腿保持被动放松。辅助者将两根绳子对折并分别置于习练者的双膝后方。如果感到不舒服，可在绳子与膝部之间放置毛巾或者软垫。辅助者的右脚穿进绕右膝的绳子，左脚穿进绕左膝的绳子。再次确认习练者的大腿前侧内旋、大腿后侧展开，以及处于放松状态。辅助者双脚向后直至绳子绷紧。如果习练者感到双膝内侧更加不适，辅助者应将双脚打开更宽使绳子更多地作用在习练者的膝盖内侧，反之亦然。如果膝盖外侧问题更严重，可以将作用力施加在膝盖外侧的另一个方式是交叉绳子，将习练者右膝的绳子穿过辅助者的左脚踝，左膝的绳子穿过辅助者的右脚踝（图1.41.2）。然后辅助者将双手放在习练者的双脚上，并用自身重量将习练者的脚跟压向臀部和外髋。这是一个弹动。感受到对抗后再略微施力，随后再从对

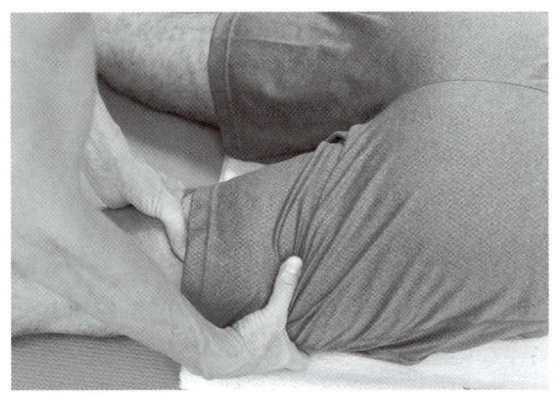

图1.41.1

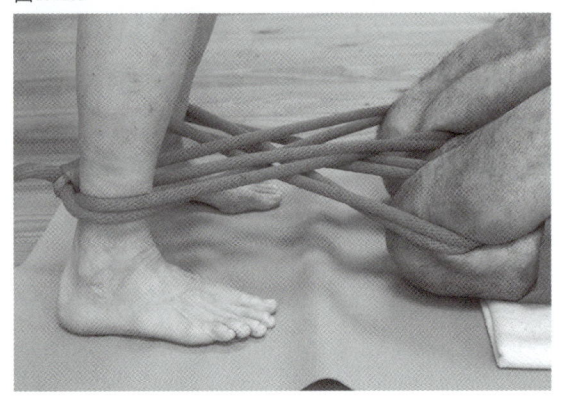

图1.41.2

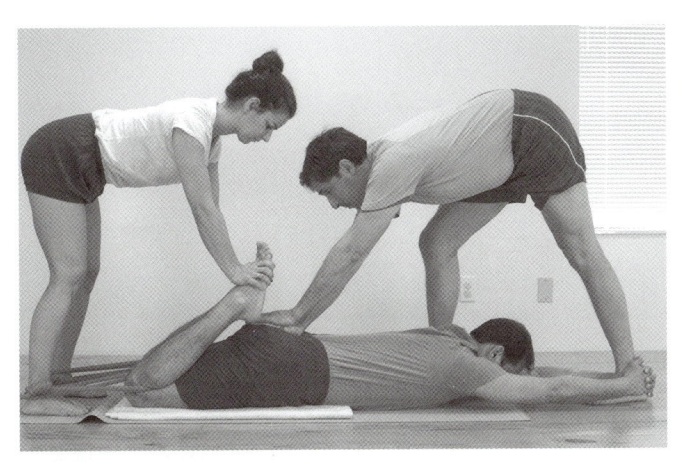

图1.41.3

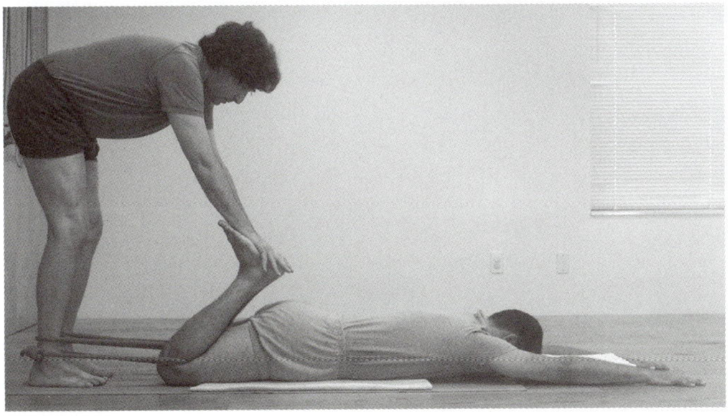

图1.41.4

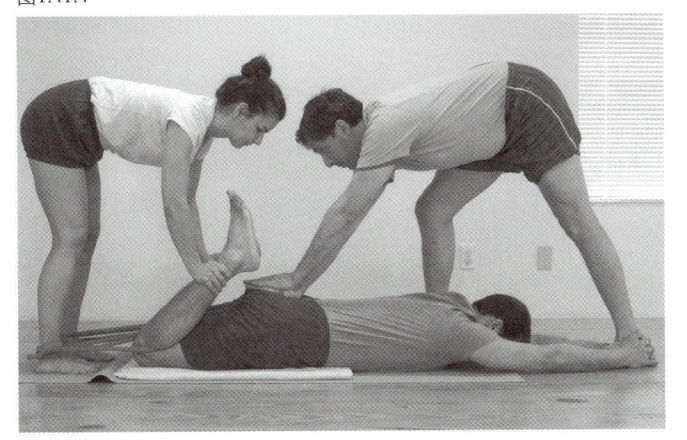

图1.41.5

抗力中略微弹回。辅助者应根据习练者的反馈来决定加力或者减力。另一名辅助者将一只脚先靠近习练者，让习练者将双手手指交扣在其脚踝后方，随后将这只脚向后撤离，直至习练者的双臂伸直。然后辅助者将另一只脚向前站以便能够将双手上下交叠置于习练者的骶骨上方。手指向骶骨施加的力量应大于手掌根部，从而将骶骨的顶端拉离腰部并将尾骨向内移（图1.41.3）。绷脚面时，大腿的后侧移向臀部的底端，髋部的前侧得到拉长。回勾脚趾时（图1.41.4所示为习练者将双臂向前伸展），大腿的前侧向膝盖伸展得更多，臀部的顶端进一步移离腰部。两者都是有益于髋部、大腿及双膝的有效习练方法。如果脚踝感到紧张或者有伤，可辅助下压小腿下端（图1.41.5）。

如果习练者的下背部或者膝盖严重受伤，则腹部卧于一张折叠的毛毯上来拉长腰椎。双臂在身体两侧放松并将一张毛毯置于前额下方。将一张毛毯卷起置于一侧膝盖后方，辅助者每次只调整一侧腿，并用另一只手在骶骨上辅助使其远离腰部（图 1.41.6）。

当膝盖弯曲非常困难时，另一名辅助者前倾将抱枕压进习练者的膝盖后方（图 1.41.7）。垫一张折叠的毛毯（图 1.41.8）或者一个抱枕（图 1.41.9）在膝盖下方可以进一步拉长大腿前侧。

一名辅助者将一张毛毯置于习练者的双膝后方，习练者屈双膝。将一个倒箭盒或者小凳子靠双膝放置，小腿及倒箭盒上方垫一张瑜伽垫。将一个 34 千克的杠铃片置于小腿上方。将一个沙袋置于杠铃片和倒箭盒上方以防止它们滑动（图 1.41.10）。根据个人能力，在该体式中放松 5 至 10 分钟。

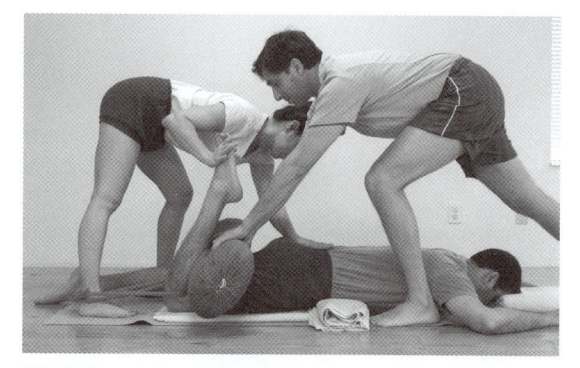

图 1.41.7

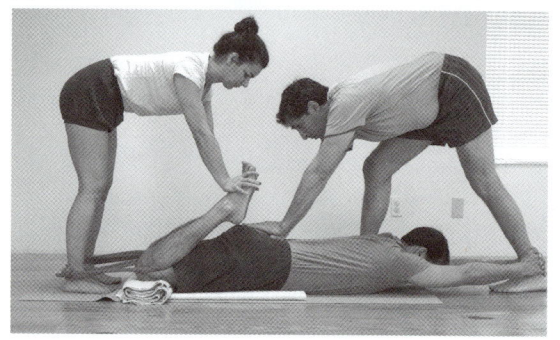

图 1.41.8

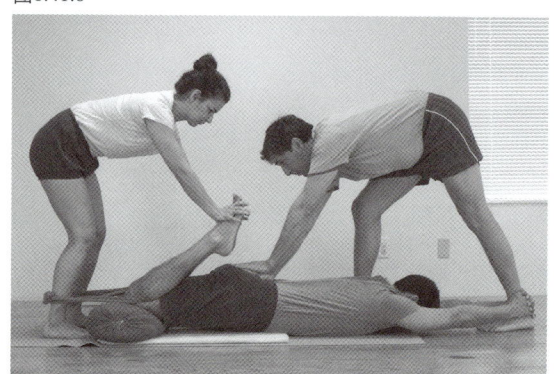

图 1.41.9

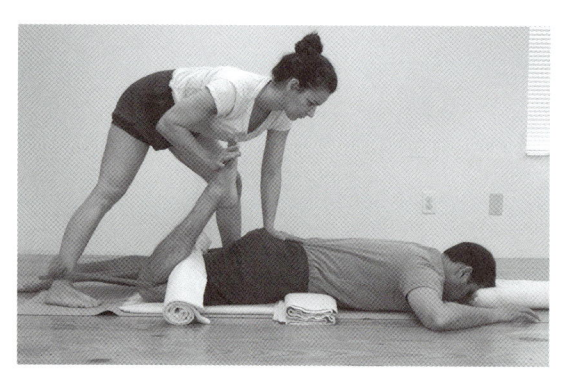

图 1.41.6

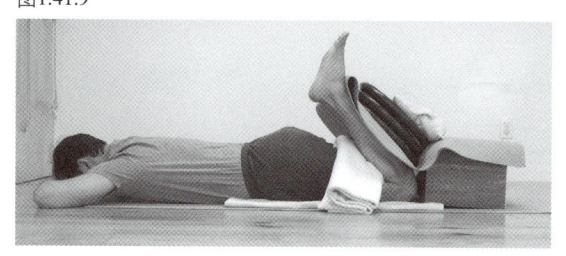

图 1.41.10

通常情况下，在 Eka Pāda Bhekāsana（单腿蛙式）的习练中，抓住一只脚会让臀部收紧、髋部上提、躯干倾斜。按步骤来做这个体式有助于在抓脚的同时保持臀部放松，骨盆贴在地面上。俯卧在垫有一张毛毯的瑜伽垫上。依次略微提起双腿，将大腿前侧向内旋的同时向双脚方向拉长。屈肘，前臂平行置于地面将躯干撑起。保持臀部和双腿被动放松，骨盆贴在地面，屈右腿，然后保持一下（图 1.41.11）。右手放到右大腿的后方，再次保持一下（图 1.41.12）。不要提起髋部，将手伸向右脚内侧，大拇指指向天花板（图 1.41.13）。将右脚拉得更近并用手抓脚（图 1.41.14）。右手肘向上弯曲，尽可能用手掌下压脚面。手压脚面可以使脚尽可能去向地面（图 1.41.15）。左前臂推地以提升胸骨和锁骨，为右肩带来更大空间以进一步下压脚面。另一侧重复动作。重复 3 次以后，同时抓双脚进入经典体式（图 1.41.16）。

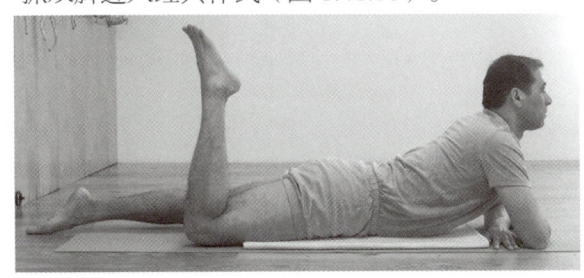

图 1.41.11

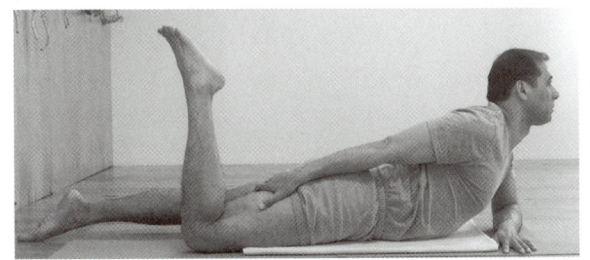

图 1.41.12

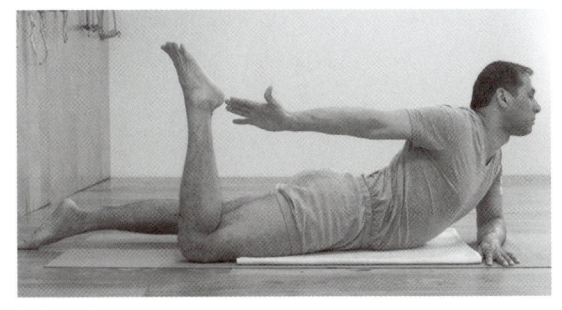

图 1.41.13

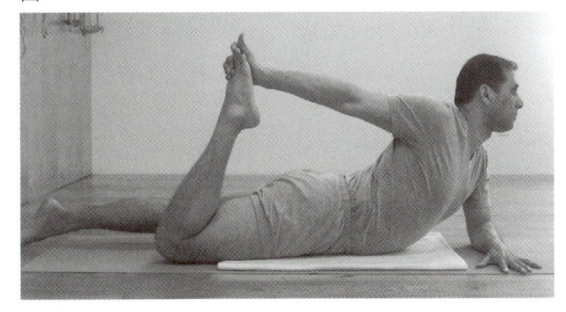

图 1.41.14

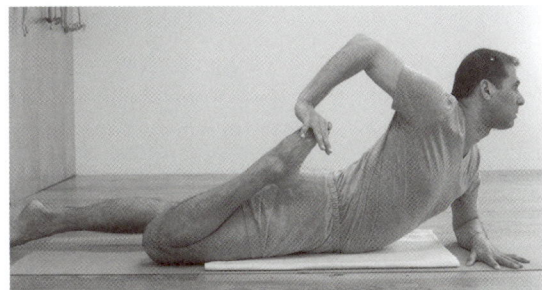

图 1.41.15

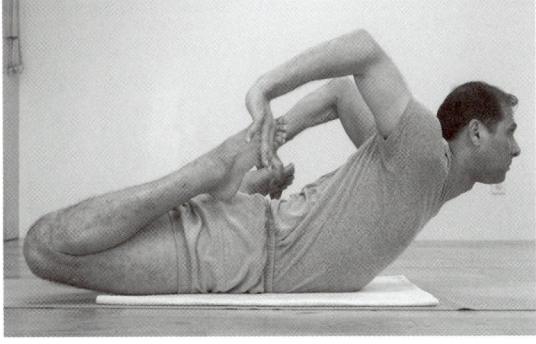

图 1.41.16

将一张瑜伽垫置于两个地面高度的墙钩之间。将一条伸展带穿过一个墙钩置于膝盖后方。将一张防滑垫（图 1.41.17）或者毛巾置于膝后，防止伸展带勒腿带来不适。前臂平行于躯干，将胸部推起。屈膝，抓住右脚面上端，用力将脚压向地面（图 1.41.18）。每侧重复 3 次，然后尝试双脚同时进行（图 1.41.19）。每完成一个变体，都进入 Chaturaṅgasana（四角式）（图 1.41.20）。习练 Bhekāsana（蛙式）后，习练者会发现习练 Vīrāsana（英雄式）变得轻松很多（第一章第 44 个体式）。

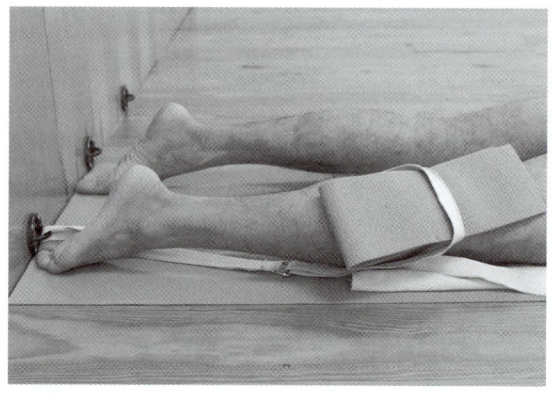

图1.41.17

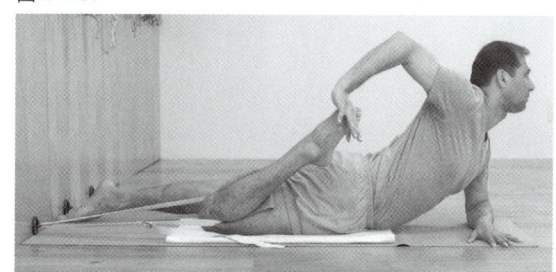

图1.41.18

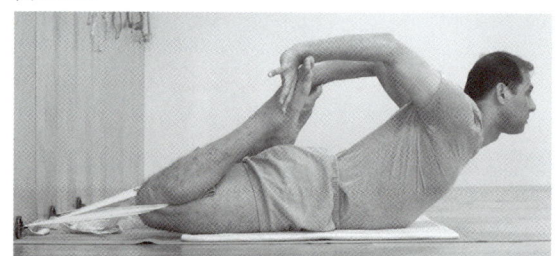

图1.41.19

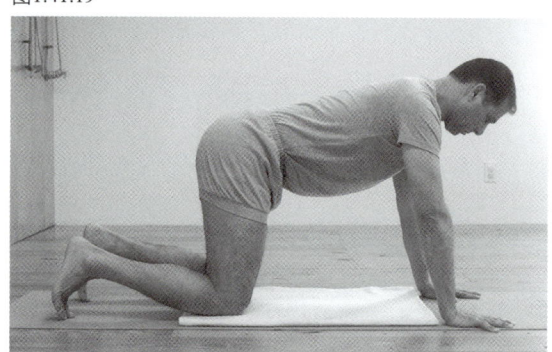

图1.41.20

将一个犁式盒置于瑜伽垫和毛毯上。将一张瑜伽垫和毛毯置于犁式盒上方。跪立在犁式盒前方。将绳子分别置于双膝后方，并将绳子的另一端绕过犁式盒的前方腿（图1.41.21）。身体前屈置于犁式盒上方。交扣双臂，头部、颈部、肩部及双臂向地面方向放松。这是有支撑的四角式，这个体式有益于下背部。一名辅助者将一个抱枕斜放于习练者的右膝后方，将抱枕压向膝部，与此同时，习练者将同侧脚抬离地面（图1.41.22）。如有需要，可在腹部下方增加辅具高度。膝盖越处于抬起状态，后背感觉越好，同时也能在膝后创造空间。如果犁式盒没有支撑腿，可由另一名辅助者从习练者的膝后向前拉绳子，或者将绳子放在膝后而不另外施力。

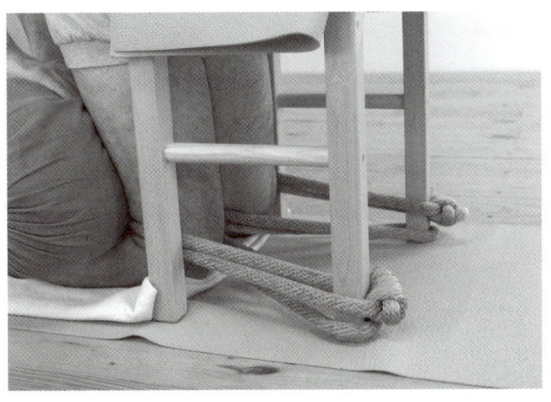

图1.41.21

根据个人能力，每侧脚向臀部抬起并停留20至60秒。重复习练3次。保持体式完成阶段10至30秒。

Bhekāsana（蛙式）能够拉长股四头肌，展开膝盖，帮助其无痛屈曲。习练该体式后，再习练Vīrāsana（英雄式）会变得轻松很多。

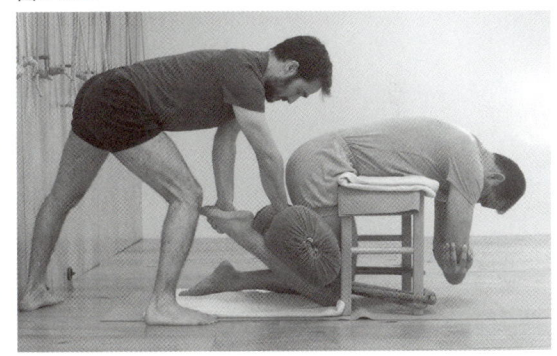

图1.41.22

42. Vamadevāsana（圣哲涡摩提婆式）

坐在垫有一张毛毯的瑜伽垫上，进入 Baddha Koṇāsana（束角式）（图 1.42.1）。将左腿向后伸直，并将大腿前侧尽量朝向地面（图 1.42.2 和图 1.42.3）。一名辅助者将一根绳子对折后置于习练者的左膝后方，并将一只脚放在绳圈内。辅助者屈膝，将习练者左大腿后方由内向外旋，使习练者的膝盖指向同侧脚的方向，并将脚向前推。可能的话，习练者左手抓脚，右手放到右小腿旁边的地面上帮助保持稳定（图 1.42.4）。

根据个人能力，每侧保持该体式 20 至 30 秒。重复习练 2 至 3 次。

Vamadevāsana（圣哲涡摩提婆式）可以较强伸展股四头肌，帮助平衡肌肉的力量与灵活性。这样的平衡能够帮助膝盖在屈曲时保持正确的运动轨迹，有助于缓解炎症。在习练该体式后，再习练 Vīrāsana（英雄式）会变得更加轻松。

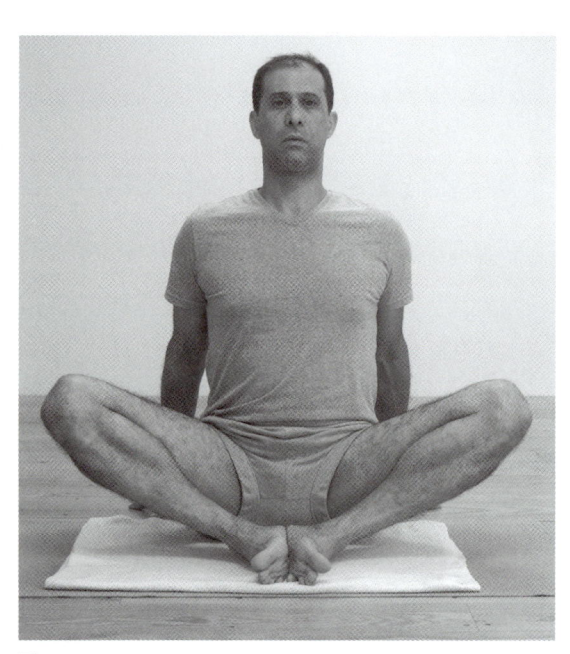

图 1.42.1

第一章
针对膝部的体式 | 143

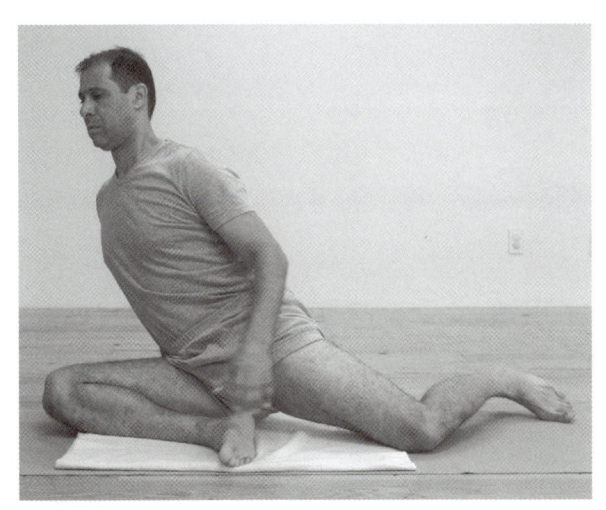

图1.42.2

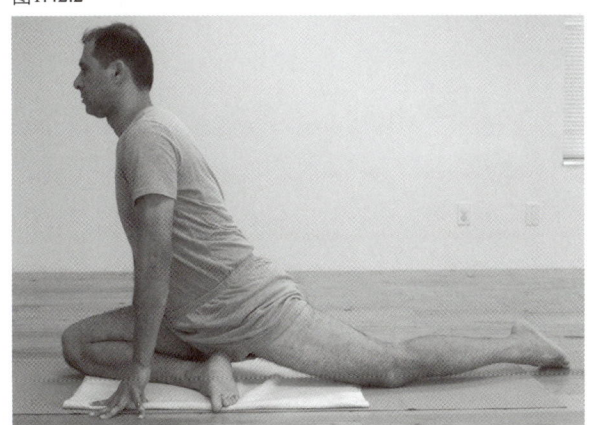

图1.42.3

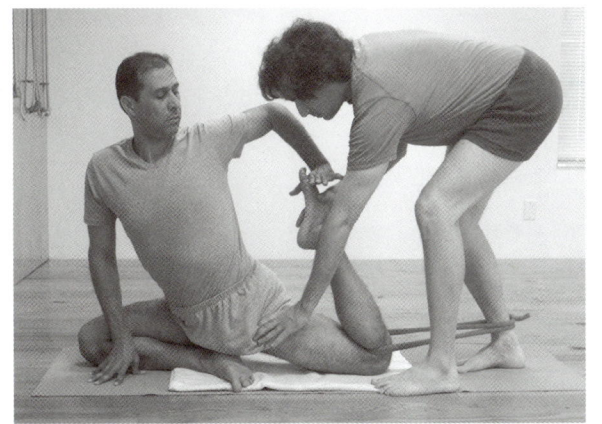

图1.42.4

43. Vajrāsana（雷电式）

　　该体式的双脚放在臀部下方，是 Vīrāsana（英雄式）的一个变体或者中间阶段。在瑜伽垫上铺一张毛毯。屈膝坐到瑜伽垫上。用一根伸展带绕住脚踝。收紧伸展带，将环扣置于脚踝中间（图 1.43.1）。双手在髋部后方推地，臀部提起离开地面（图 1.43.2）。双手放到膝盖前方，帮助双膝向前、向下放到地面上（图 1.43.3）。脚趾回勾，臀部坐到脚跟上，肩部在髋部正上方（图 1.43.4）。如果拇外翻部位感到疼痛，则拉动毛毯夹在脚趾之间（图 1.43.5）。尽可能长时间地保持在这个变体中，最好保持该体式 1 分钟，随后向反方向屈脚趾，先将脚指甲贴地，坐立，并非马上放平双脚（图 1.43.6）。然后，臀部坐到脚跟上，肩部在臀部正上方，保持体式尽量长的时间。最后，将脚趾直指向后。如果脚踝感到不适，则将一个毛毯卷或者绷带卷置于脚踝下方（图 1.43.7）。这个序列有助于展开脚踝和双脚。

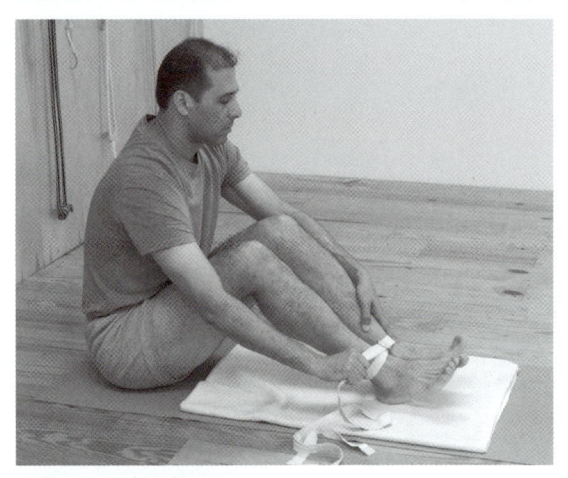

图 1.43.1

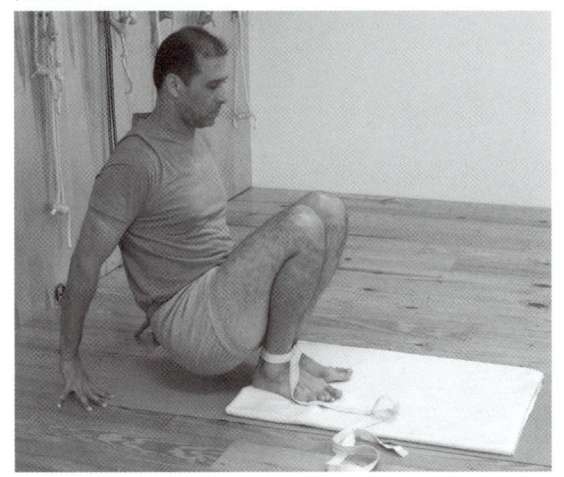

图 1.43.2

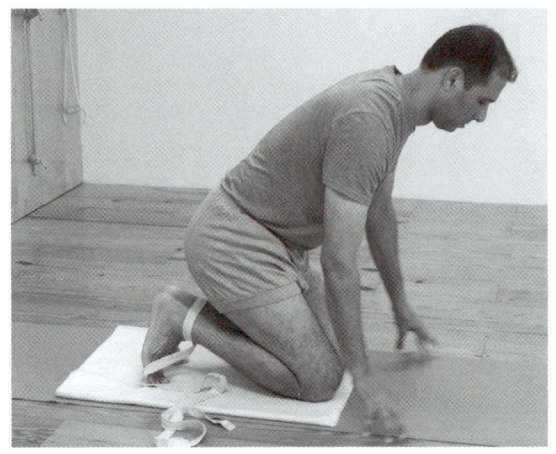

图 1.43.3

第一章
针对膝部的体式 | 145

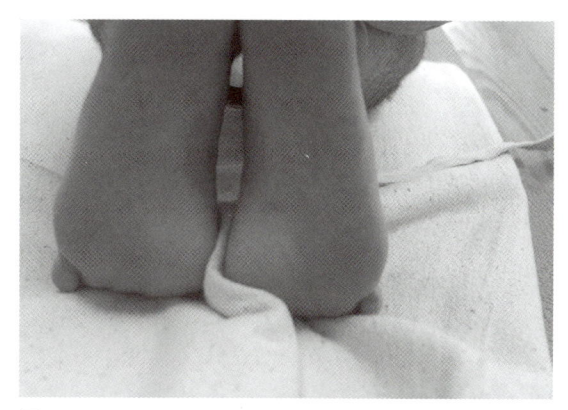

图1.43.5

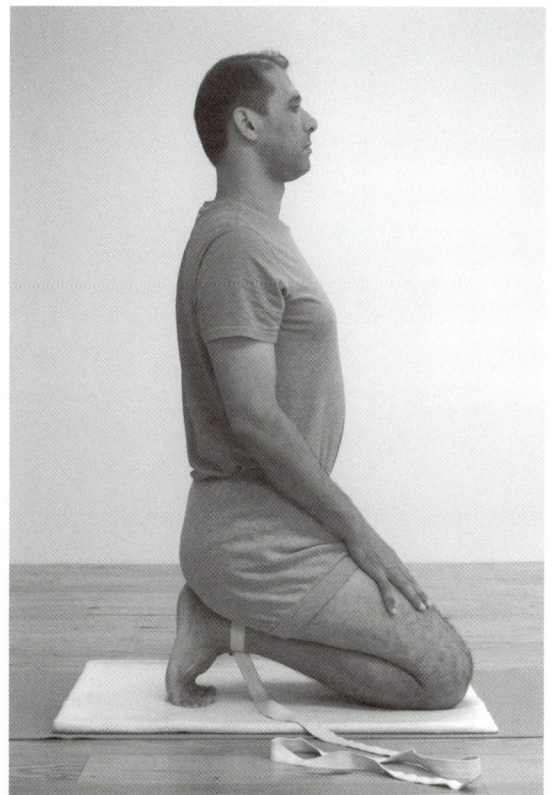

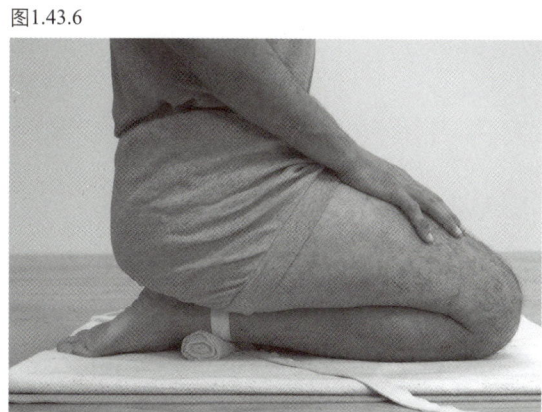

图1.43.4

图1.43.6

图1.43.7

如果有足跟骨刺的问题，则将一块防滑垫置于脚跟上方，再在上面放置一个 11 千克的杠铃片。杠铃片的角度应使得其能够有效压向脚趾（图 1.43.8）。如果足跟腱被过度拉伸或者存在撕裂问题，则调整杠铃片的角度，将脚跟压向小腿的方向。或许需要多调整几次，也可使用辅具，例如毛毯、呼吸枕或者抱枕来帮助找到正确的角度以施加相应的压力（图 1.43.9 所示为以呼吸枕辅助）。

站立在毛毯的末端，将卷起的瑜伽垫置于双膝后（图 1.43.10）。保持瑜伽垫在双膝后并蹲下（图 1.43.11）。轻柔地将双膝放到地面上，双手放到膝盖前方（图 1.43.12）。脚趾向后，臀部坐到脚跟上，肩部在髋部正上方（图 1.43.13）。臀部悬空没有接触到脚跟也没有关系。这个变体能够有力伸展腓肌。

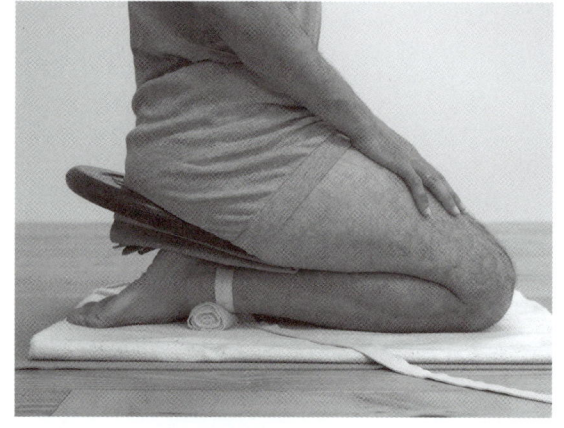

图 1.43.8

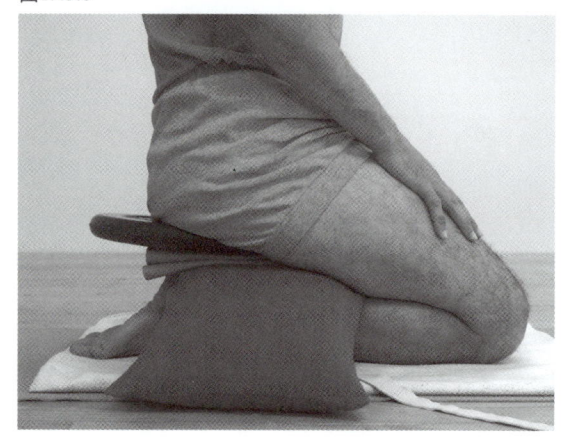

图 1.43.9

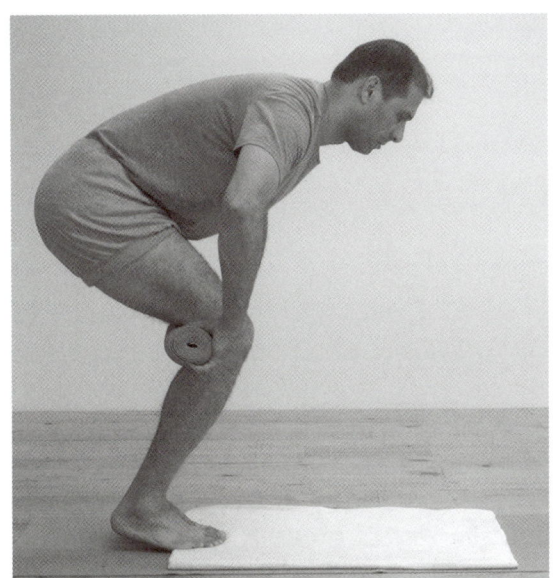

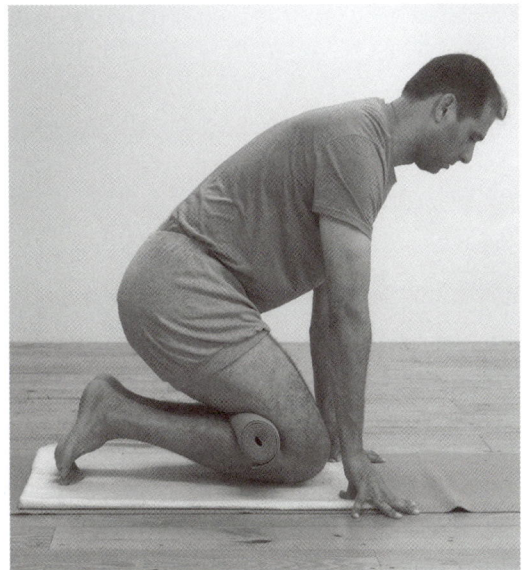

图1.43.10

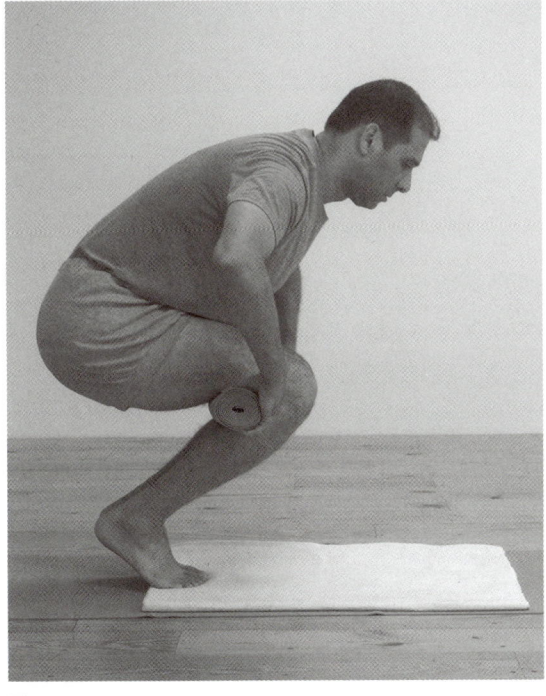

图1.43.12

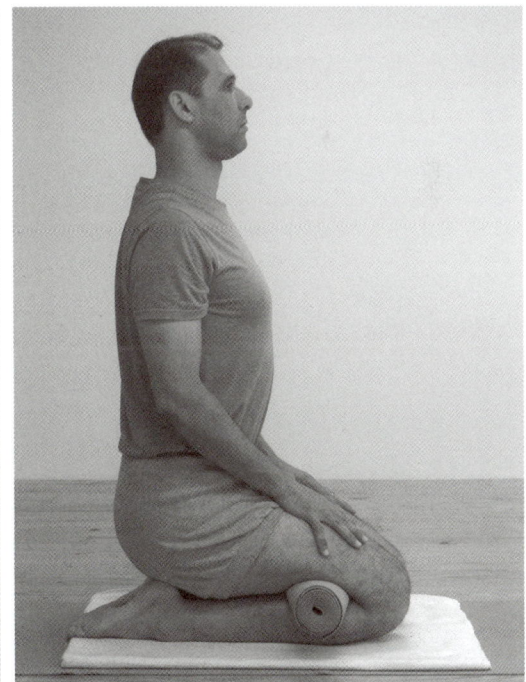

图1.43.11

图1.43.13

在瑜伽垫上水平摆放两个抱枕，前侧放一把椅子或者犁式盒。站在抱枕后面并跪立到抱枕上，双手放到犁式盒上支撑身体的重量。调整双膝与双脚的位置，使它们略微分开、相互平行。如果脚踝僵紧，则将双脚悬垂在抱枕外面，可能的话，将双脚完全放在抱枕上。一名辅助者将另一个抱枕有力地斜插入习练者的双膝后方（图 1.43.14）。习练者坐到抱枕上方（图 1.43.15）。也可将绳子置于双膝后。双手推犁式盒，帮助上抬髋部离开体式（图 1.43.16）。持续推犁式盒并提起膝盖（图 1.43.17）。双手保持在犁式盒上，双脚踩地，完全伸直双膝，进入 Uttānāsana（半强烈式）（图 1.43.18）。这个体式变体适用于任何人。做过膝关节置换手术的人也许有必要将双膝稍稍向前离开抱枕，这取决于置换部件的种类（并非只有一个型号），这样就不会直接压在置换部位上。

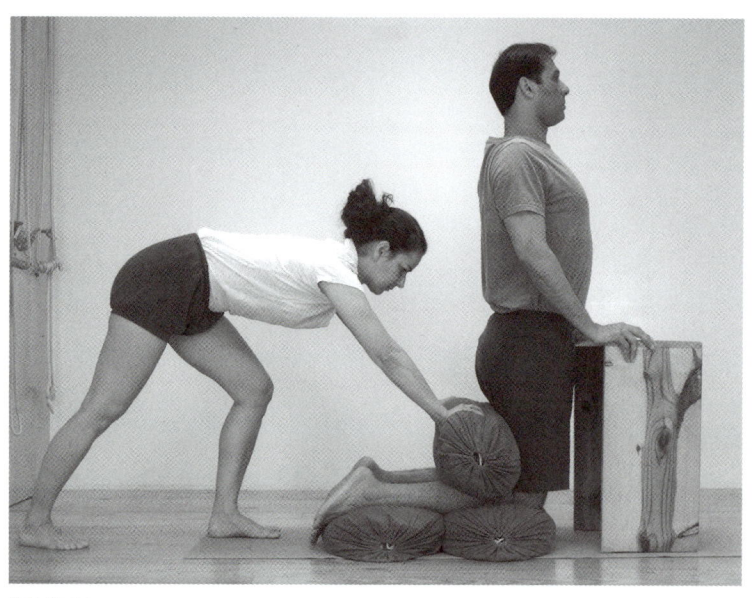

图1.43.14

第一章
针对膝部的体式 | 149

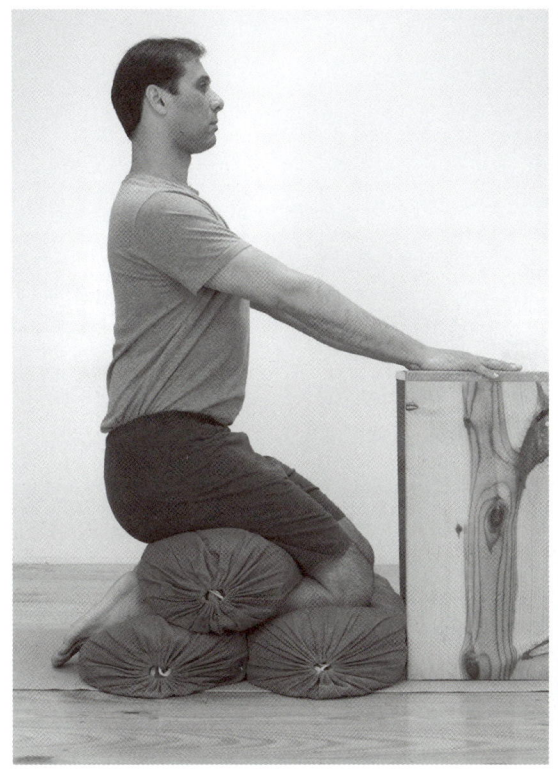

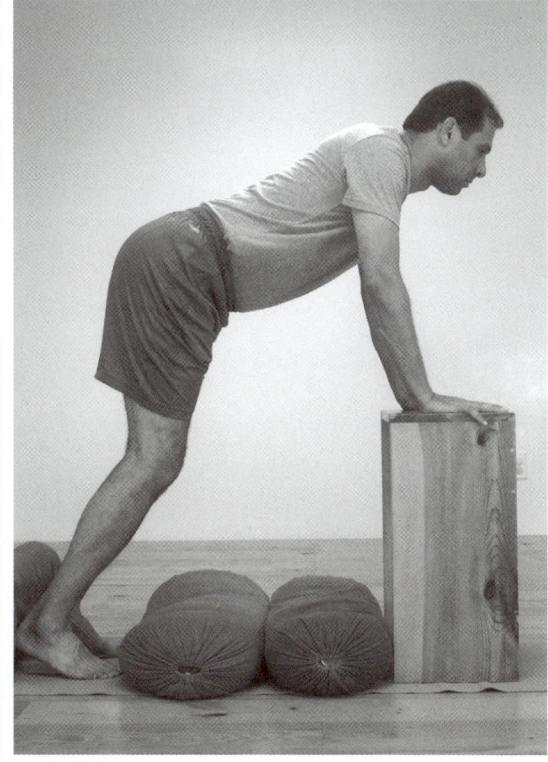

图1.43.15

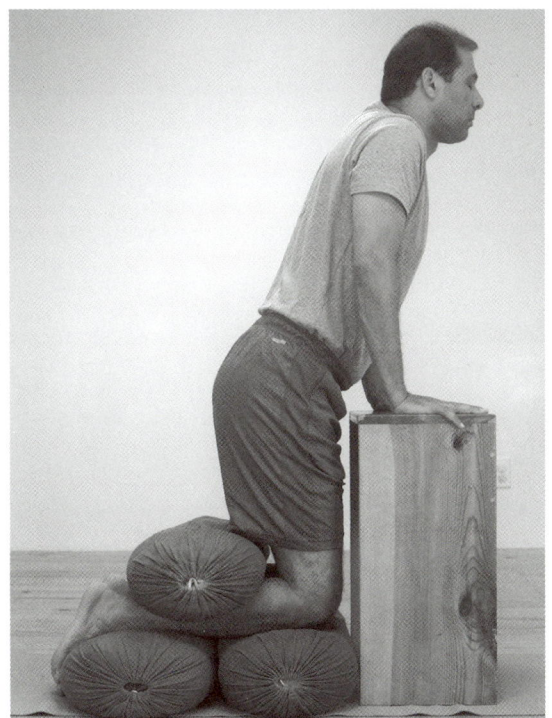

图1.43.17

图1.43.16

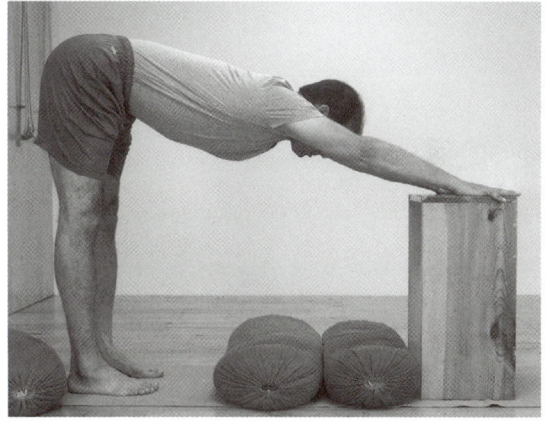

图1.43.18

如果膝盖或者脚踝感到非常疼痛，则将瑜伽垫或者毛毯放在一个讲台、宽桥式凳或者结实的矮桌上。再将犁式盒或者椅子放在毛毯或者瑜伽垫上方。小腿放到讲台上，双手推犁式盒，将重量带离膝盖。双脚垂落到讲台外面。将一个抱枕垫在臀部下方并坐下（图 1.43.19）。如果可能的话，坐在高度更低的折叠毛毯上（图 1.43.20）。

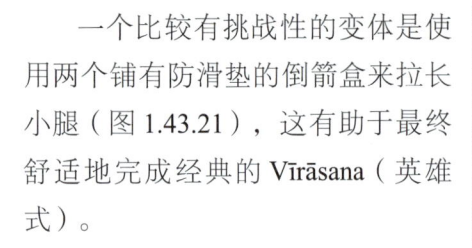

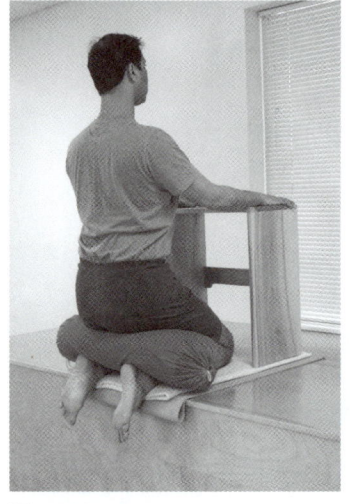

图 1.43.19

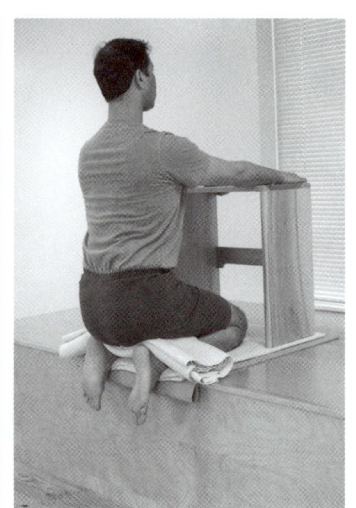

图 1.43.20

一个比较有挑战性的变体是使用两个铺有防滑垫的倒箭盒来拉长小腿（图 1.43.21），这有助于最终舒适地完成经典的 Vīrāsana（英雄式）。

根据个人能力，保持该体式 1 至 5 分钟。逐渐地延长时间来增强该体式的功效。

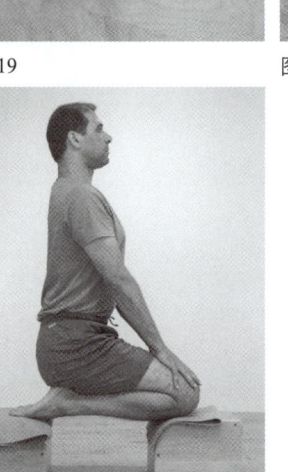

图 1.43.21

Vajrāsana（雷电式）是为 Vīrāsana（英雄式）准备的一个中间屈膝体式。膝部的屈曲得到加强，并为在屈曲位内旋膝盖做好了准备，同时也加强了踝关节的灵活性。如果可能的话，在该变体后习练 Vīrāsana（英雄式），那会更容易完成且膝盖或者踝关节不会感到疼痛。

44. Vīrāsana（英雄式）

在一张瑜伽垫上准备一张毛毯支撑小腿。无论习练哪种Vīrāsana（英雄式）变体，均从跪立位置开始。双膝并拢跪立，双脚打开（图1.44.1）。

将一个狮式盒放在毛毯上。在狮式盒上铺一张折叠的瑜伽垫，并在上方加一个抱枕。在狮式盒前方跪立，双膝并拢，双脚打开放到狮式盒两侧。双膝后方放置一张卷起的瑜伽垫，坐到抱枕或者狮式盒上（图1.44.2）。一名辅助者将一根绳子置于习练者的双膝后，双脚推习练者的双膝并拉绳子（图1.44.3）。

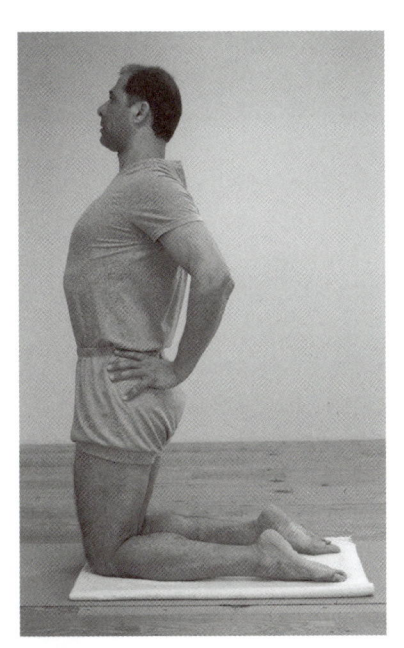

图1.44.1

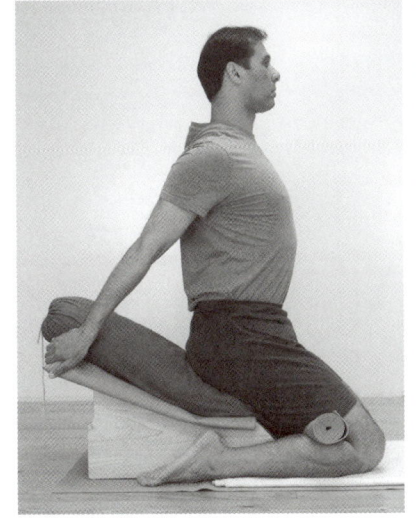

图1.44.2

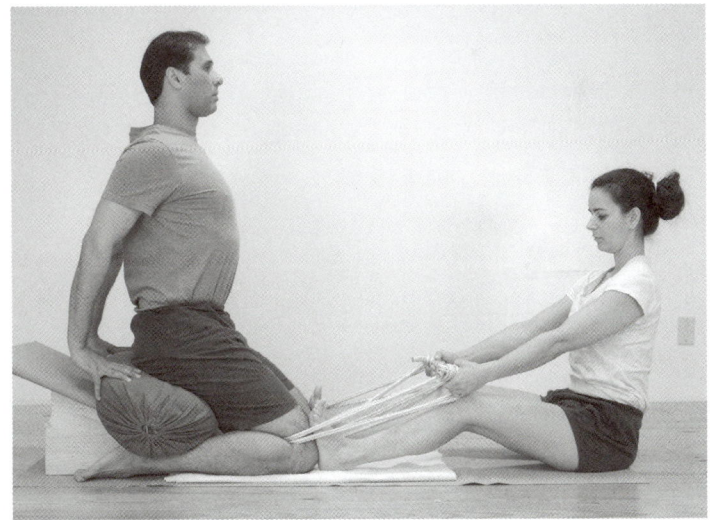

图1.44.3

跪立在一张毛毯上，将绳子和一张卷起的瑜伽垫置于双膝后，坐回到 Vīrāsana（英雄式）（图 1.44.4）。臀部在没有支撑的情况下有利于最大限度地延展小腿肌肉。保持双膝后有瑜伽垫卷 3 至 5 分钟后，臀部尝试坐到脚踝之间的地面上。如果坐在地面上膝盖感到疼痛，可用瑜伽砖的最低高度（图 1.44.5）或者第二高度（图 1.44.6）支撑臀部。瑜伽砖应横向置于臀部下方。如果有需要，可以再加一块瑜伽砖。如果脚踝无法无痛地伸展，则可以叠放 3 至 4 张毛毯，将脚踝放到毛毯边缘，双脚落在地面（图 1.44.7），瑜伽砖以第二高度垫在臀部下方。加以习练，双膝可以逐渐前移，直至脚踝能够承受整个脚面与膝盖保持在同一个水平面上。

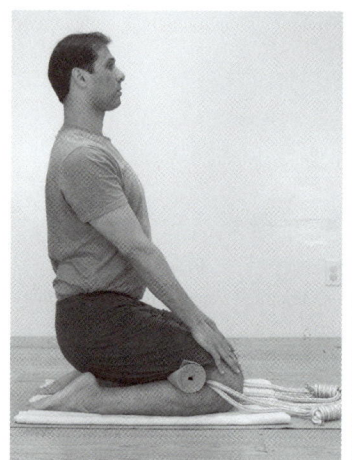

图 1.44.4

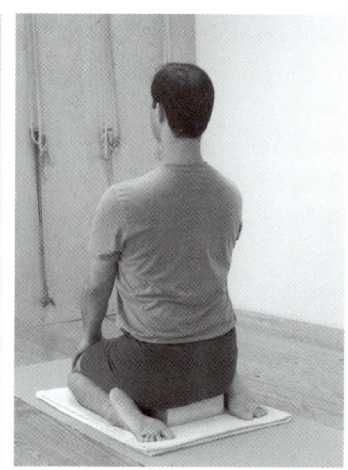

图 1.44.5

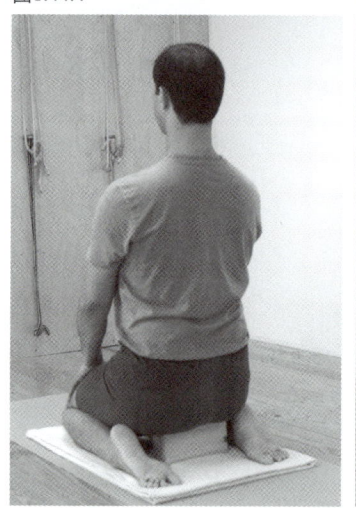

图 1.44.6

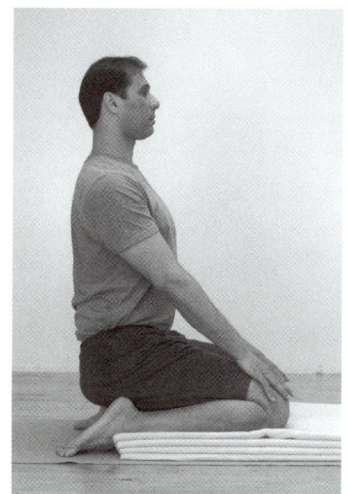

图 1.44.7

第一章
针对膝部的体式 | 153

为了能够进一步拉长脚踝和小腿前侧，可以将膝盖放到叠放的毛毯上，双脚保持在地面，将臀部垫起直至能够保持膝盖舒适（图1.44.8）。臀部和双脚放在抱枕上，双膝保持在地面（图1.44.9）。这个变体非常舒服。将一块三角板或者其他类似的辅具垫在双脚下方来延展脚踝和双脚（图1.44.10）。将圆饼置于双膝后方并坐在一块瑜伽砖或者其他高度合适的辅具上（图1.44.11）。

图1.44.8

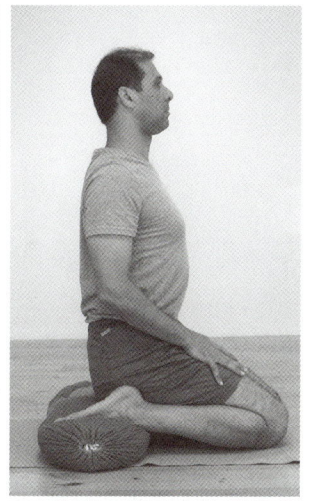

图1.44.9

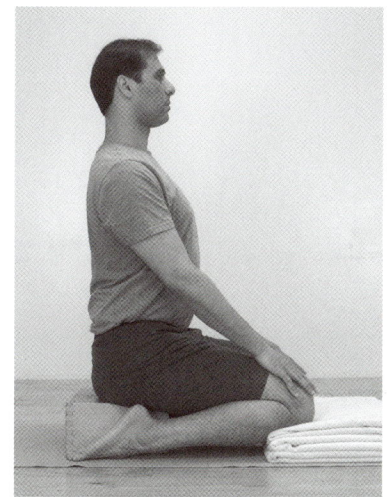

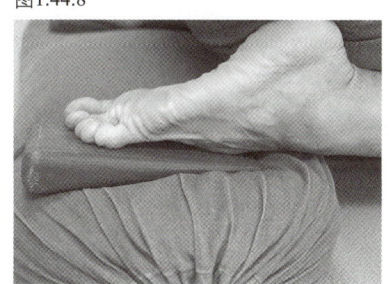

图1.44.10

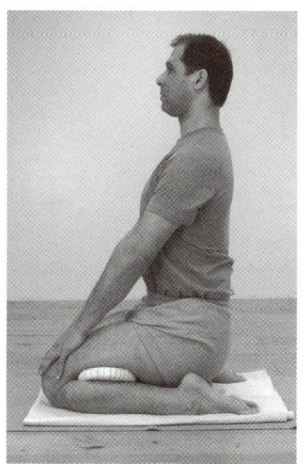

图1.44.11

当在经典的 Vīrāsana（英雄式）中时，可跪立在一张毛毯或者瑜伽垫上。一张瑜伽垫就可以保持双脚、小腿及双膝的稳定性。如果习练者的双腿骨骼明显，最好再加一张毛毯以保持舒适。双手逐次置于膝后，手指指向膝部后方（图 1.44.12 和图 1.44.13）。

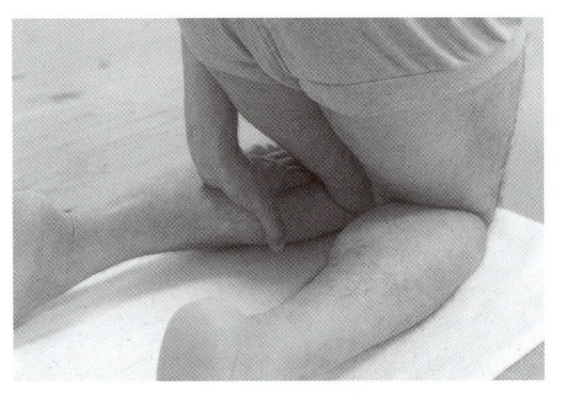

图1.44.12

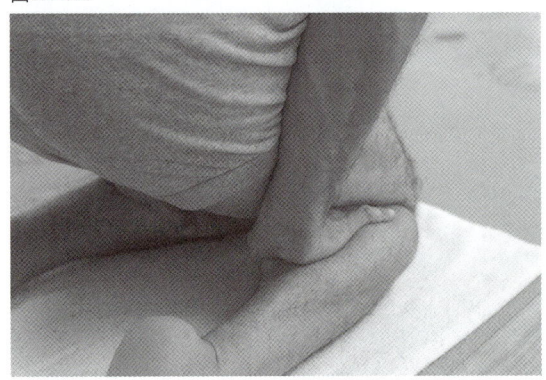

图1.44.13

将食指指尖和手掌伸到双膝后方也是一种常见的展开腓肌的方式。当把指尖放在膝盖窝后方，并且坐在手上一段时间后，便会达到一种类似于在膝后夹瑜伽垫卷展开腓肌的功效。保持髋部微微上提，坐立在手上并将内腹股沟向后移（图 1.44.14）。大拇指放到腓肌中间并压向腿的后侧，随后将大拇指向下移到小腿的底端。用力下压小腿底端，并将脚踝和小腿外侧向内移。保持臀部抬起并将坐骨内侧向后移（图 1.44.15）。坐在地面上（用瑜伽砖、毛毯、抱枕垫高臀部），坐骨向后，双手推小脚趾球（图 1.44.16）。整个脚面，不仅是小脚趾，都应接触地面。持续将脚踝和小腿外侧向内移，坐骨向后移。抓双脚脚跟并将它们由内向外旋（图 1.44.17）。逐次将两侧膝盖抬起，并将膝盖下方皮肤向前移，从而拉长小腿内侧（图 1.44.18）。保持这些力会帮助小腿前侧更好地接触地面。将坐骨内侧向后移对保持膝部舒适地向内旋很有益处。大腿中段（肌肉最发达的部位）也能够更好地沉向地面。

第一章
针对膝部的体式 | 155

图1.44.14

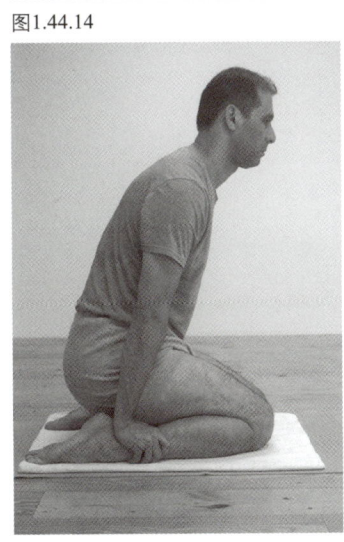

图1.44.15

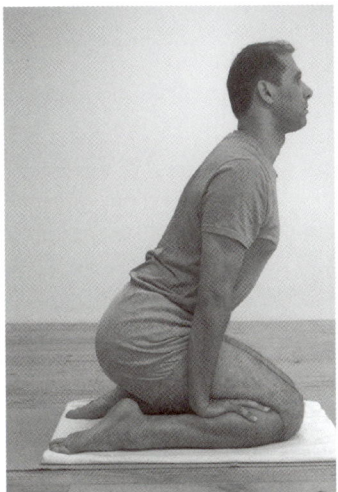

图1.44.16

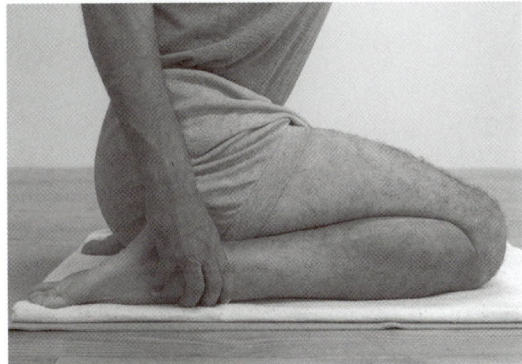

图1.44.17

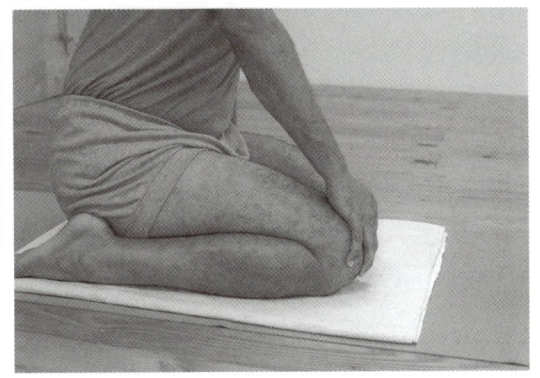

图1.44.18

Vīrāsana（英雄式）是适合呼吸法和冥想的坐立体式。在臀部下方垫一个抱枕。将一张毛毯按长边卷起置于脚跟后方。如有需要可以继续增加高度。坐骨应略微放在毛毯最高点的后方。摆放正确能上提肛门（提肛契合法）。在大腿上放一小张折叠的毛毯，双手朝上或者朝下放在毛毯上（图1.44.19）。双手朝下有助于放松，双手朝上能够提升骨盆前侧。当双手朝上时，让手始终保持放松状态会有难度，但有助于肩部向后打开。

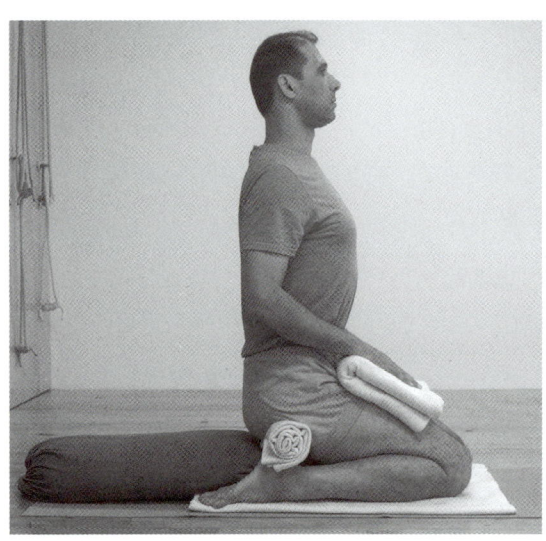

图1.44.19

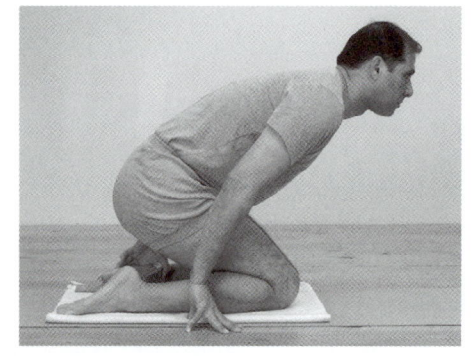

图1.44.20

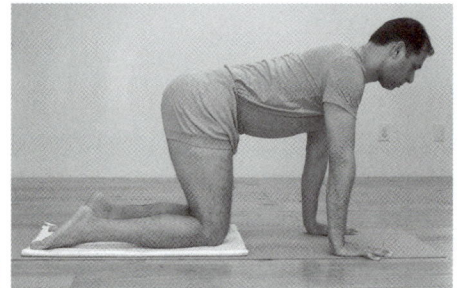

图1.44.21

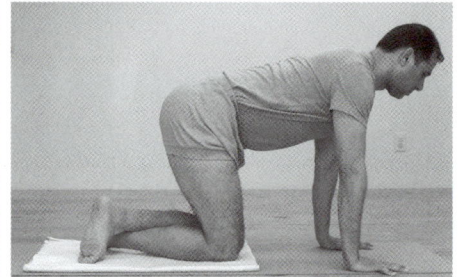

图1.44.22

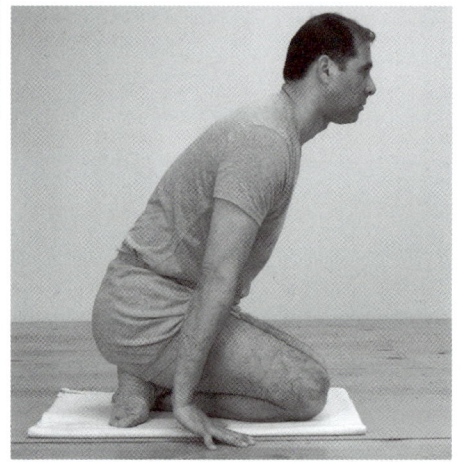

图1.44.23

离开上述变体时，可以将小腿依次上提后进入Daṇḍāsana（手杖式），或者可以将臀部下方的辅具移除后交叉脚踝。双手向后放到髋部两侧来上提膝盖。臀部坐下，并将双脚向前伸展进入Daṇḍāsana（手杖式）（图1.44.20至图1.44.26）。

还可以将双手置于前方地面上，提起双膝后进入 Adho Mukha Śvānāsana（下犬式）。或者对于能够做到的习练者，可以将双腿直接跳向后进入 Chaturaṅga Daṇḍāsana（四肢支撑式）。

习练 Vīrāsana（英雄式）有很多方式，可以多尝试，以便找到最适合膝盖和脚踝的方式，减轻疼痛。每天坚持习练，最终使臀部坐在脚踝之间的地面上，同时小腿前侧贴地。

根据个人能力，保持该体式 3 至 10 分钟。

Vīrāsana（英雄式）应每天习练，有助于保持双腿、膝关节、踝关节及双脚的灵活性。Vīrāsana（英雄式）能够改善静脉瓣膜功能，预防静脉曲张，血液也能够顺畅地回流到心脏。当瓣膜松软，其各项功能愈发难以正常运转：血液会开始凝滞，血管会由于充血而"老化"。Vīrāsana（英雄式）能够软化动脉，对循环系统有益，可以增强膝关节向中线的旋转，给双膝带来轻盈感。保持膝关节的灵活性对于双膝循环、运动及健康都至关重要。除此之外，Vīrāsana（英雄式）也是一种习练呼吸法和冥想的坐姿。与 Svastikāsana（万字符式）相比，前侧脊柱更易上提。存在膝部问题的习练者也会感觉到较 Svastikāsana（万字符式）而言，Vīrāsana（英雄式）的坐姿更易无痛完成。

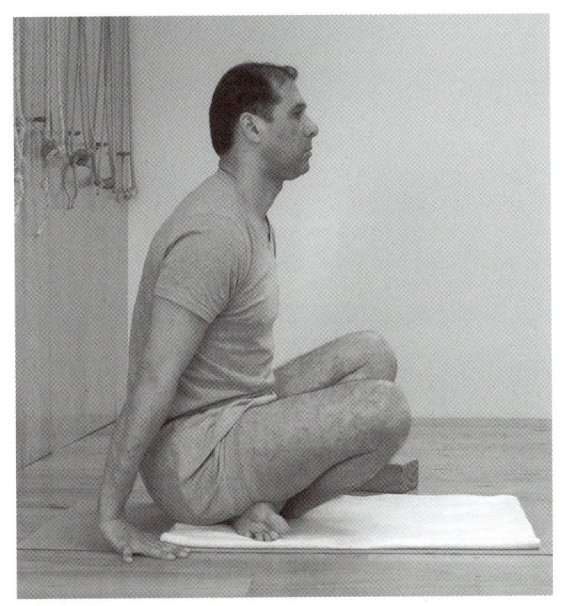

图1.44.24

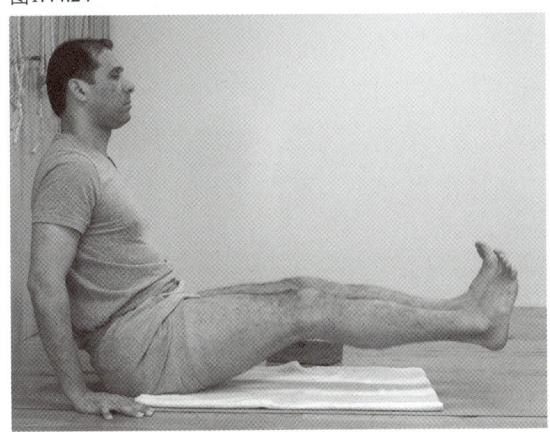

图1.44.25

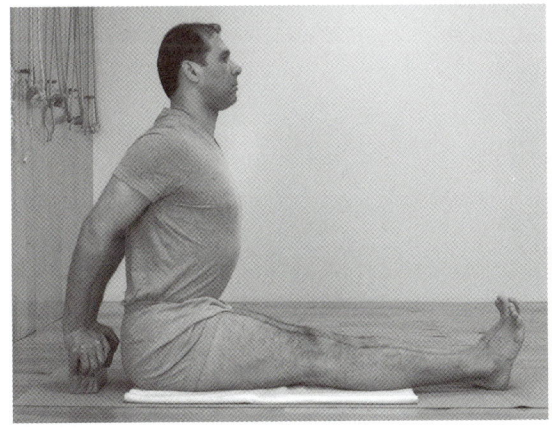

图1.44.26

45. Supta Vīrāsana（仰卧英雄式）

对于髋部、股四头肌、脚踝及膝部僵紧的习练者来说，Supta Vīrāsana（仰卧英雄式）是比较困难的。在背后用一至两个抱枕，或者在膝后垫毛毯可能会有帮助，对于比较特殊的情况，需要使用更多的辅具让身体感到轻松、舒适。

在瑜伽垫上放一张毛毯，将一个狮式盒置于其上。狮式盒下方的毛毯可以让双脚感到舒适。将一张四折的瑜伽垫放于狮式盒上方。将两至三个抱枕以台阶式置于狮式盒上。将一张折叠成小块的毛毯置于抱枕上以支撑头部。将两个抱枕横向并排放置在狮式盒前方。跪立在抱枕上，将绳子或者其他辅具放在双膝后，进入 Vīrāsana（英雄式）。小腿放在抱枕上方，双脚放到地面上能让脚踝感到舒适。如果脚踝没有问题，也可以将双脚放在抱枕上。将折叠的毛毯放在臀部、抱枕、狮式盒空隙处。如果有需要，可以将其中一个抱枕推到臀部下方。用双手上提胸腔并躺下。调整头颈后方的毛毯。双臂伸展，拉长躯干，屈手臂并抓住对侧手肘。身体能够深度放松，没有不适感（图 1.45.1）。

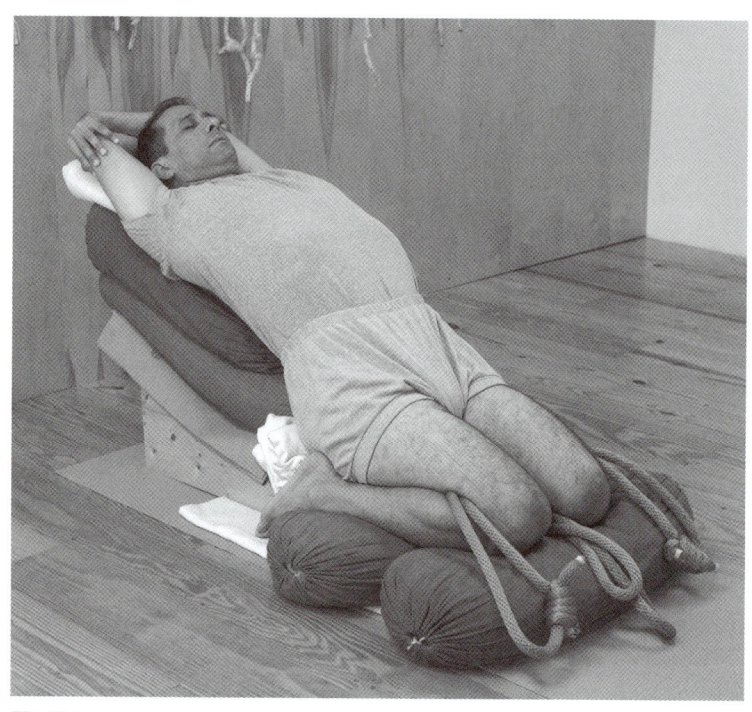

图 1.45.1

进入 Triaṅga Mukha Eka Pāda Paścimottānāsana（三肢面朝单腿西方强烈式），左膝弯曲，不用辅具（图 1.45.2）。面朝右侧躺下，允许膝盖抬起（图 1.45.3）。来到身体的右侧，右臂伸展过头顶，左手在躯干前方（图 1.45.4）。转身回到仰卧并将双臂伸展过头顶（图 1.45.5）。如果双膝抬起也可以，这能让股四头肌和腰肌肌群缓慢拉伸。左手抓左脚并向后拉，大腿前侧向膝盖方向拉长，小腿向脚的方向拉长，根据个人能力下沉大腿（图 1.45.6），随后将双臂伸展过头顶（图 1.45.7）。在直腿侧的髋部下方垫一张毛毯使得两侧髋部保持水平（图 1.45.8）。保持腿部力量，双臂伸展过头顶，双手手背贴地，拉长躯干。这是单腿 Supta Vīrāsana（仰卧英雄式）。

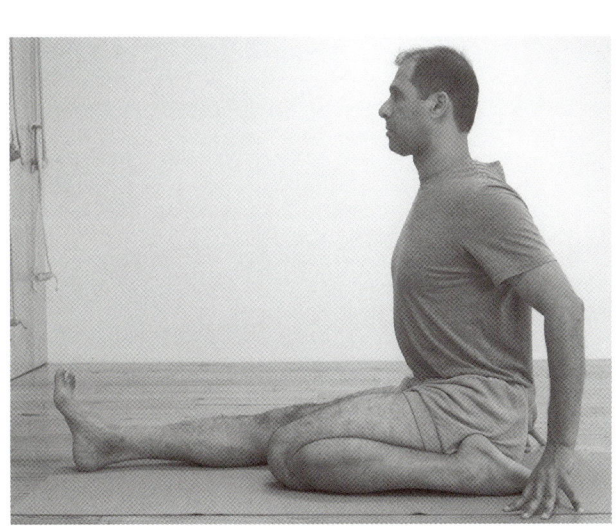

图1.45.2

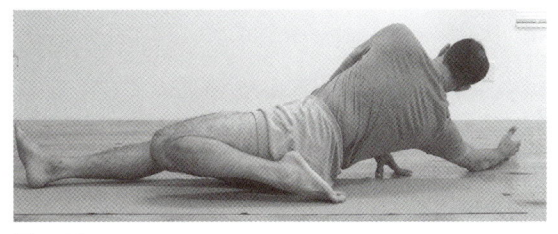

图1.45.3

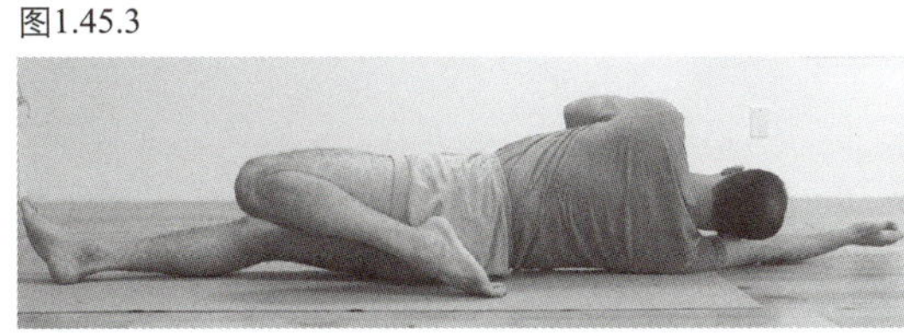

图1.45.4

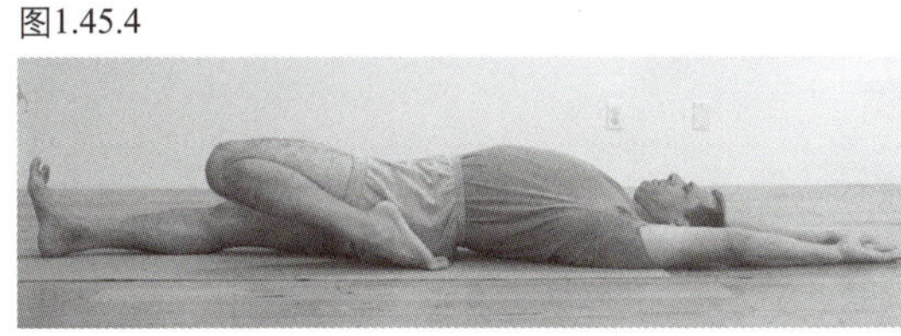

图1.45.5

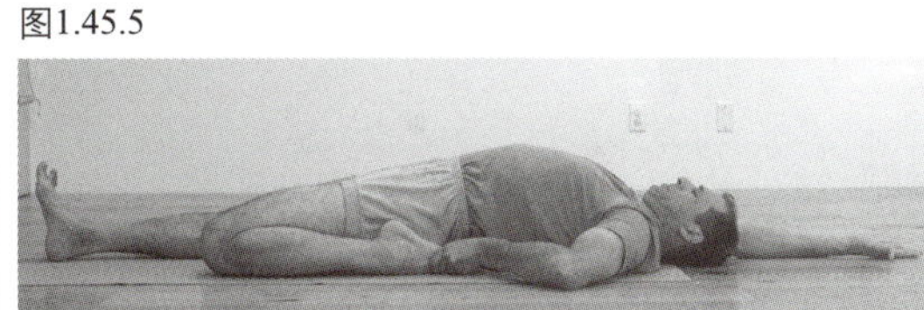

图1.45.6

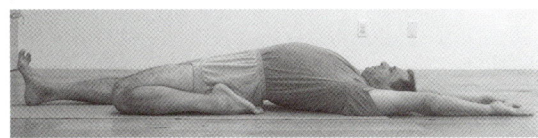

图1.45.7

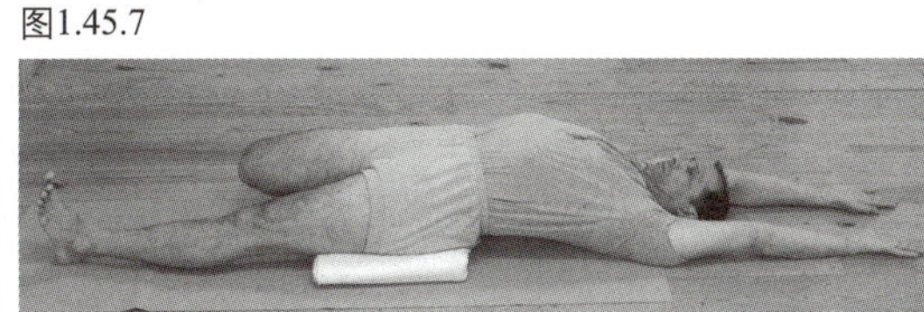

图1.45.8

如果可以完成 Supta Vīrāsana（仰卧英雄式），则将抱枕横向放置在躯干后方。躺在抱枕上，臀部微微抬起靠在抱枕上。一名辅助者轻柔地扶住习练者的肋骨底端保持稳定，双脚依次站到习练者的两侧大腿上方（图 1.45.9）。如果辅助者能够保持稳定，则可以站直，最大化地给习练者的大腿施加力量（图 1.45.10）。

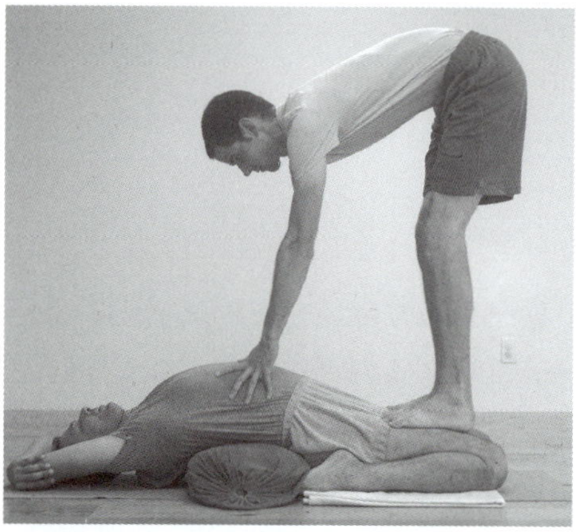

图1.45.9

用一条伸展带牢牢地绕住 Vīrāsana（英雄式）中的大腿和小腿中段。在大腿上方垫一张防滑垫，放上杠铃片。仰卧躺下，头落地。手扶抱枕，手肘压向地面，胸腔后侧上提（图 1.45.11 所示杠铃片质量为 11 千克）。这是 Vīrāsana（英雄式）中的 Paryaṅkāsana（榻式）。双手伸展过头顶，同时伸展放在地板上的头部后侧（图 1.45.12）。

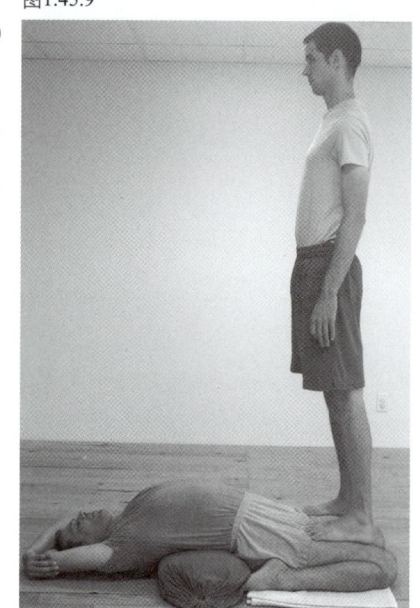

图1.45.10

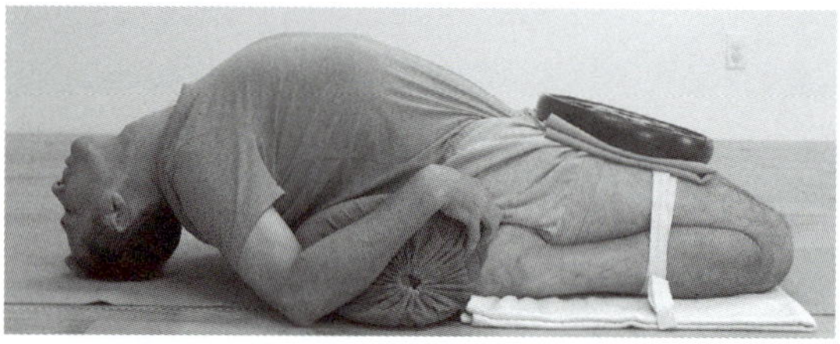

图1.45.11

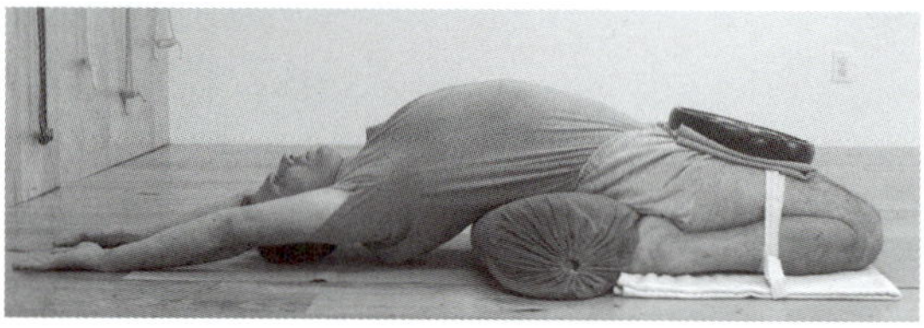

图1.45.12

将铺有毛毯的瑜伽垫靠墙，放置在两个地面墙钩之间。每个墙钩都穿一条伸展带。将伸展带分别置于双膝后方，并将伸展带环扣朝前。收紧伸展带，使双膝与墙齐平。将小腿拉离墙面，直至伸展带在膝后创造出空间（图1.45.13）。根据个人能力选择使用或者不使用辅具，躺下来进入Supta Vīrāsana（仰卧英雄式）（图1.45.14）。

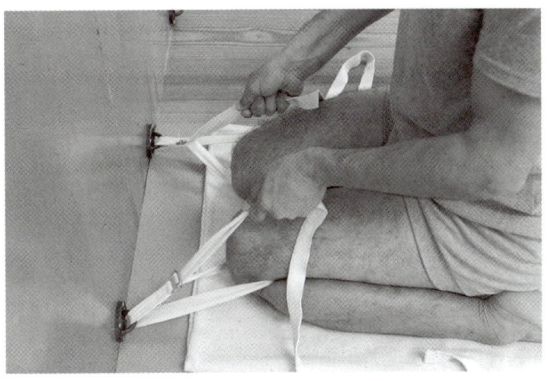

图1.45.13

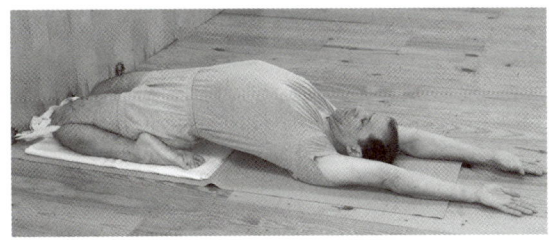

图1.45.14

伸展双臂，连接耻骨、肚脐和胸骨，增进腹部器官的伸展。伸展手背，延展靠近地面的后侧肋骨。由腋窝伸展手掌。放松腹部。耻骨延展带动骶骨延展。髋部侧面提向天花板。大腿外侧移向髋关节窝，大腿顶端的后方自内腹股沟向外腘绳肌肌腱延展。允许胸腔展开。

习练单腿Supta Vīrāsana（仰卧英雄式）时，每侧保持该体式20至60秒，重复习练2至3次。根据个人能力，保持Supta Vīrāsana（仰卧英雄式）3至10分钟。双手打开45°，远离髋部，展开胸骨并且放松腹部。最后，手指相扣并将双手放在腹部休息。在每个手臂位置保持同等时长。

Supta Vīrāsana（仰卧英雄式）可以帮助髋部、双腿、双膝及踝关节保持柔韧性。为大腿和腰肌做好后弯习练的准备。当安排体式序列时，可以将Supta Vīrāsana（仰卧英雄式）排在后弯习练之前或者之后。放在后弯习练之前，能为后弯习练打好基础；放在后弯习练之后，这个体式更容易完成，并且会感到更加舒适。将抱枕横向放置的变体能够进一步打开骨盆和缓解膝部压力。

46. Adho Mukha Vīrāsana（面朝下的英雄式）

跪在垫有毛毯的瑜伽垫上，双膝打开，脚趾并拢，臀部坐到脚跟上。微微抬起臀部，将大拇指置于膝盖后侧。用大拇指将膝后的横纹展开，臀部坐回到脚跟上。在展开了膝后的横纹之后，膝部的屈曲会更加顺畅。如果膝部感到不适，则将绳子置于双膝后（图1.45.1）。保持臀部在脚跟上，进入前屈。双臂向前伸展，将头放在一块瑜伽砖上。如果膝部感到不适，则上抬臀部，弓背，也可以让头部放置在比背部更低的位置，将一张毛毯或者一个抱枕垫在臀部下方。头和手分别置于竖立的瑜伽砖上（图1.46.1）。

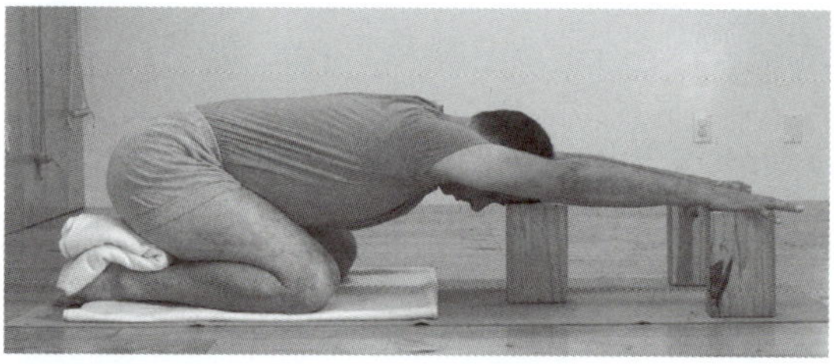

如果在以上变体中膝部、脚踝和双脚依然感到不适，或者膝部置换的假体存在屈曲限制，则将两个抱枕并排横向放在瑜伽垫上。在抱枕上铺一张毛毯。在抱枕前放置一把椅子或者犁式盒。跪立在抱枕上方，手扶犁式盒来支撑身体重量。一名辅助者在习练者向下坐时，用力将一个抱枕推入习练者的双膝后（图1.46.2），习练者前屈，手臂交叠置于犁式盒上并将头放在手臂上休息（图1.46.3）。抱枕应在无辅助者时仍稳定保持在习练者的双膝后。手臂交叠并将头放在手臂上休息（图1.46.4）。手臂也可以向前伸展。

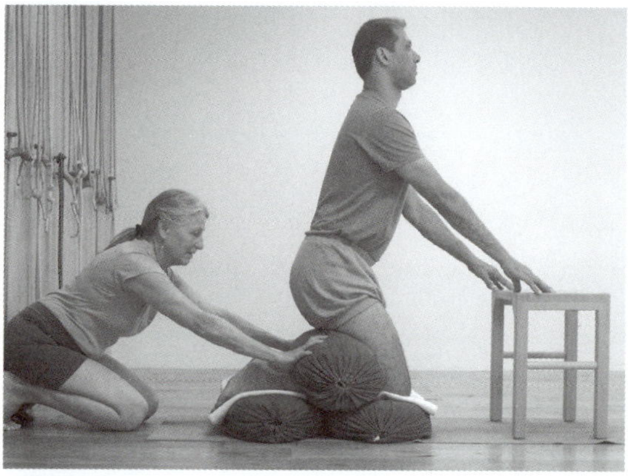

图1.46.1

图1.46.2

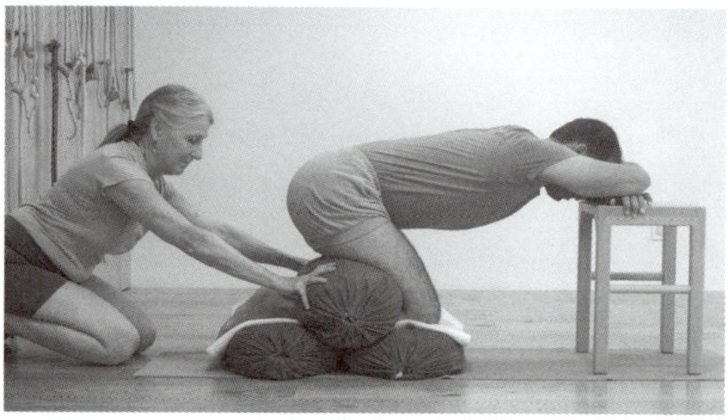

图1.46.3

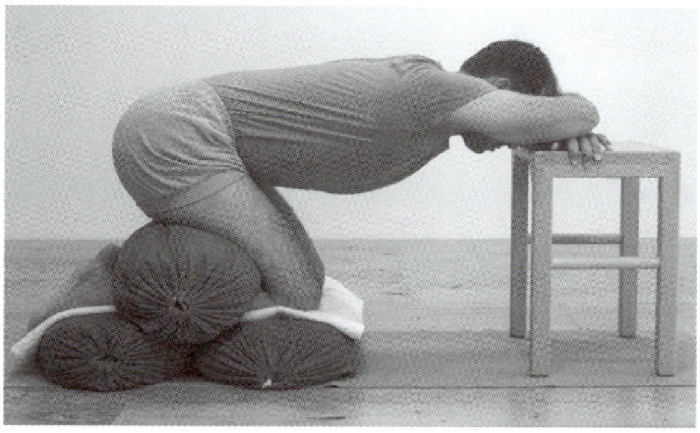

图1.46.4

脚踝和小腿外侧有力地向内推。大腿顶端横纹向内旋。臀部下沉。手臂向前伸展。前臂向内旋、上臂向外旋来延展锁骨。在头部、颈部和双臂留有空间。背脊内收。胸骨底端移向地面，胸骨顶端移向下颚。拉长脊柱、耻骨和肚脐前侧。保持臀部下沉。延长头部和颈部后侧远离肩部。眼部柔软且平行于地面，双耳后侧平行于天花板。延展横膈膜并放松腹部。

根据个人能力，保持该体式 1 至 5 分钟。

面向下的 Vīrāsana（英雄式）变体使有较严重伤的一侧膝盖能够与另一侧膝盖平衡地屈曲。膝关节屈曲能够帮助维持膝关节运动，还能够增强膝关节周边的循环。该体式也能够很好地为体式习练做准备，打开身体的各个关节，拉长脊柱，使心智平静。这也是一个很好的前屈准备体式，同时能够在后弯体式后放松后背。针对后者，可以先习练 Adho Mukha Śvānāsana（下犬式）、Baddha Koṇāsana（束角式）、Svastikāsana（万字符式）或者 Pārśva Svastikāsana（侧万字符式），再习练 Adho Mukha Vīrāsana（面朝下的英雄式）则更为理想。

47. Svastikāsana（万字符式）

如果坐在地面或者毛毯上膝部感到不适，则可以坐在一个抱枕或者一叠圆饼上（后者详见图 1.39.4）。首先屈右腿，左腿在右腿上方。在双膝后侧放置绳子，将折叠成小块的毛毯置于每侧膝部和脚之间（图 1.47.1 所示为坐在一个抱枕上）。另外一种有益于该体式的辅助是将一根伸展带绕过臀部中段和双膝（图 1.47.2 所示为以圆饼辅助）或者绕过双膝和双脚下方（图 1.47.3 所示为以圆饼辅助）。调整双膝使得它们与身体、地面的中线等距并且与髋部平行。伸展带有助于减轻膝部与髋关节的压力。尝试使用不同的辅具来找到让双膝感觉舒适的方式。

双手下推以上提胸部与脊柱。大腿外侧由膝部向外移动，从而进一步提升胸骨。放松大腿内侧与小腿。交换双腿的位置。

根据个人能力或者习练的目标，保持该体式 30 至 60 秒。除扭转、俯卧、侧面俯卧及俯卧扭转等变体外，该体式也可以用来习练呼吸法、冥想及唱诵。这些习练通常都会保持较长时间。如果长时间停留在该体式中感到不适，也可靠墙完成，或者改变腿部位置进入 Vīrāsana（英雄式）。如若以上方法都不适用，可直接坐在椅子上进行这些习练。

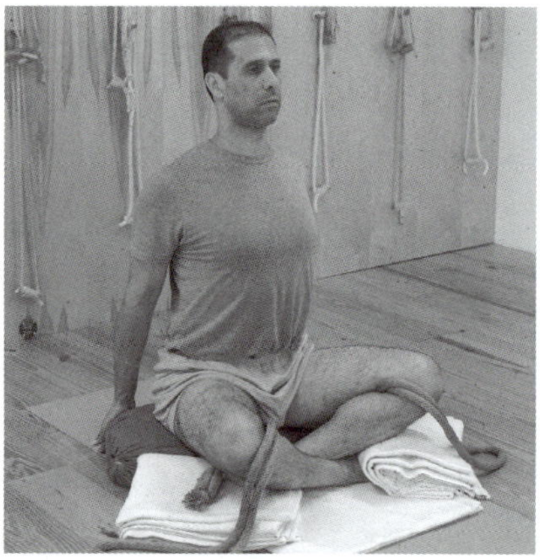

图 1.47.1

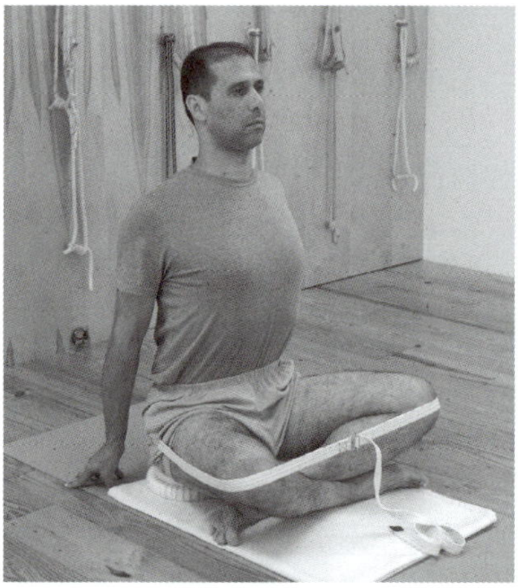

图 1.47.2

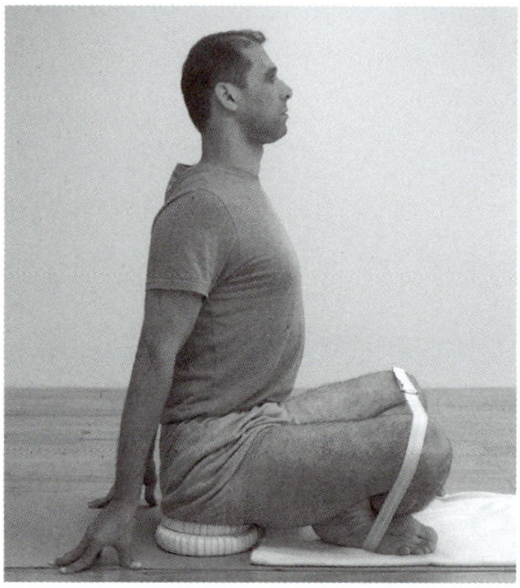

图 1.47.3

48. Supta Svastikāsana（仰卧万字符式）

　　一种简单的习练方式是直接仰卧在地面上或者仰卧在一个纵向放置的抱枕上，它可以为脊柱提供支撑，同时用毛毯支撑大腿和双膝外侧。为了进一步打开髋部及放松膝部，可以使抱枕与躯干保持水平。进入 Svastikāsana（万字符式）并将毛毯垫在双膝与双脚之间。坐在抱枕上，略微上提臀部，而后躺下。臀部稍稍抬离地面（图1.48.1）。为了减轻疼痛，可以如图1.47.1所示在双膝后侧放置绳子辅助。

　　手臂伸直，与肩同宽，伸展过头顶，手背贴地。拉长头部与颈部后侧远离肩部。伸展双臂后，抓住对侧手肘并保持躯干拉长。双臂也可以在髋部两侧以45°伸展。在该体式习练的最后时间，双手放在腹部休息。

　　在三个手臂位置中停留的时间相同，每侧均保持3至5分钟。坐起来，改变交叉腿并重新放置毛毯。

　　这是一个简单的膝部屈曲体式，以一种舒适的方式保持膝部的灵活性。在仰卧中将臀部略微抬起能够减轻膝部的压力。除此之外，打开骨盆和腹股沟能够增强腿部、盆腔器官及腹部的循环。这是一个非常好的有助于镇静和舒缓中枢神经系统的体式。

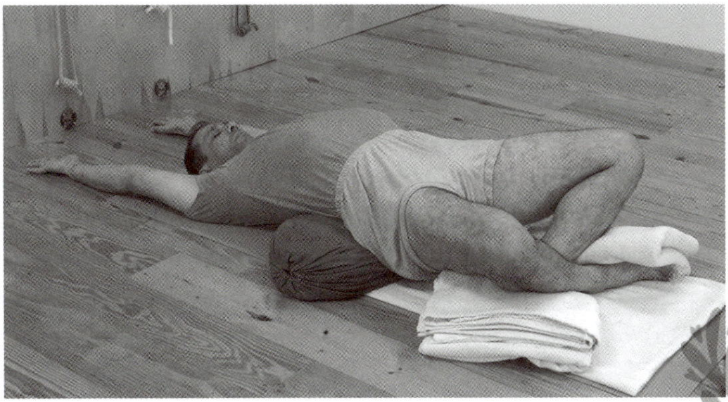

图1.48.1

49.Supta Baddha Koṇāsana（仰卧束角式）

该体式是 Baddha Koṇāsana（束角式）的变体。将一张瑜伽垫置于房间中央，抱枕横向放在瑜伽垫上。将绳子或者其他合适的辅具置于双膝后方，帮助打开膝部并防止膝部屈曲时感到疼痛。双脚尽可能靠近会阴，用伸展带分别环绕双腿，尽可能靠近髋部和脚。将环扣置于小腿与大腿之间。将伸展带的末端拉向身体。为了能够进一步地打开髋部，在双脚脚趾球处放置一个杠铃片并将脚趾回勾。此外，也可以利用墙来辅助双脚。坐在抱枕稍微偏上的位置，而不是顶端。这样躺下后臀部会稍微离开地面。双臂伸展过头顶，与肩部同宽，手背贴地（图 1.49.1 所示为以木棒在膝后辅助）。手臂向身体两侧打开并延展胸骨，放松腹部和面部（图 1.49.2）。最后，双手交叉放到腹部，完全放松。放松腹股沟，大腿内侧向双膝内侧延展。

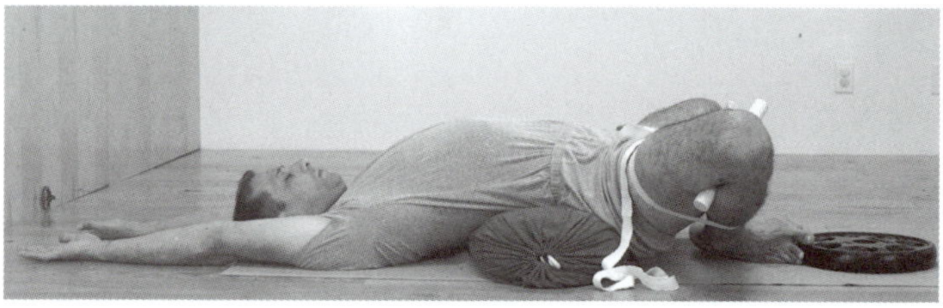

图1.49.1

根据个人能力，保持该体式 5 至 10 分钟。

略微上抬髋部使双膝能够在 Supta Baddha Koṇāsana（仰卧束角式）中深度无痛感地屈曲。在每侧腿上使用伸展带可以进一步打开腹股沟，在骨盆和腹股沟创造更多空间，并促进下腹部器官循环。

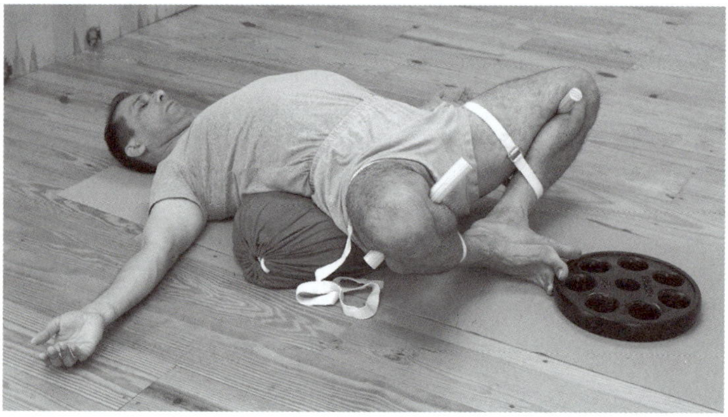

图1.49.2

50. Supta Bhadrāsana（仰卧吉祥式）

Padmāsana（莲花式）的准备体式可参见第四章。Bhadrāsana（吉祥式）是习练呼吸法和冥想的推荐坐姿之一。它由一条腿在 Padmāsana（莲花式）和另一条腿在 Svastikāsana（万字符式）构成。Supta Bhadrāsana（仰卧吉祥式）是 Matsyāsana（鱼式）的变体之一，在这里介绍给无法习练 Matsyāsana（鱼式）的习练者。

抱枕也可以纵向放在脊柱下方。如图 1.50.1 所示为抱枕横向放置。如上文中介绍的仰卧体式一样，将臀部略微抬高放在抱枕上，可帮助减轻膝部的压力。

从 Daṇḍāsana（手杖式）开始，屈右腿到左腿上方进入 Padmāsana（莲花式）或者 Kamalāsana（宽腿莲花式）。屈左腿到右腿下方进入 Bhadrāsana（吉祥式）中的 Svastikāsana（万字符式）。将一根伸展带以 8 字形绕过双膝和双脚，在中间交叉。伸展带应将右膝尽可能地向下拉向对侧脚。双臂伸展过头顶，手背贴地来拉长躯干。可以重复 Supta Baddha Koṇāsana（仰卧束角式）中的不同手臂位置。坐回到 Daṇḍāsana（手杖式）后更换双腿的位置。

根据个人能力，每一侧保持 5 至 10 分钟。

Supta Bhadrāsana（仰卧吉祥式）是一个简易的膝部向外屈曲体式，能够打开骨盆和腹股沟。该体式能够为髋部与双膝习练 Full Padmāsana（全莲花式）做热身准备。

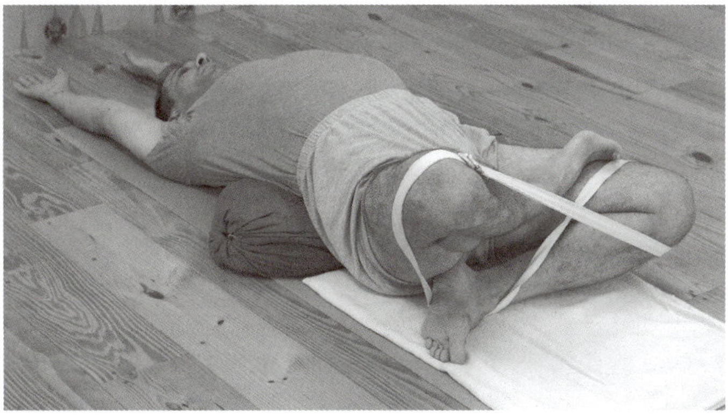

图1.50.1

51. Ūrdhva Dhanurāsana（上弓式）

将瑜伽垫的短边靠墙放置。两块瑜伽砖以第二高度放置在瑜伽垫的边缘。两个抱枕距离墙面30厘米，纵向叠起。背朝墙坐在抱枕的一端。将一块瑜伽砖以最长面平放于双脚之间。大腿中段系一条伸展带，环扣置于双腿之间。拉紧伸展带使双腿与髋部同宽。双手与肩部同宽，放在瑜伽砖上。如果肩膀可以打开让手臂伸直，也可以将手放在地面上。保持双脚内侧贴瑜伽砖。大脚趾球和脚跟外侧下压。上提小腿内侧。保持双膝内外两侧平行，将膝盖外侧和大腿前侧向内旋。大腿后侧向外延展。双手下压并上提前臂外侧。停一下，呼吸，保持腹部和面部放松（图1.51.1）。保持以上动作，脚趾移向脚跟并进入体式，双腿后侧与双臂上提（图1.51.2）。为了让腹部和面部始终保持放松，有必要重复习练。如果膝部感到疼痛，可以在双膝间夹瑜伽砖，并用伸展带将双膝系住（图1.51.3）。

继续做出上面描述的动作。将髌骨前侧下移，后侧上移。大腿后侧的外边缘靠近膝盖。腓肌内侧沉向地面。这些力能够强化双腿与膝关节并将其上提。双脚走向双手。坐骨上提。双腿与双臂稳固，腹部放松。双臂和双腿的力有益于躯干和脊柱，这样脊柱能够无挤压地拱起。重复习练该体式一两次后，将双脚进一步向回走。

根据个人能力，保持该体式20至60秒。重复习练至少6次。有经验的习练者应至少练习12次。

Ūrdhva Dhanurāsana（上弓式）的变体可以让双膝和髌骨归正，不会造成膝部疼痛。从抱枕上推起对腿部的力量要求较少，可避免过度拉伸双膝。

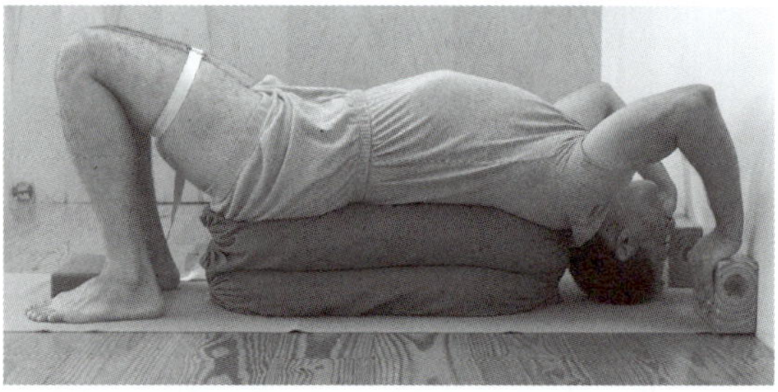

图1.51.1

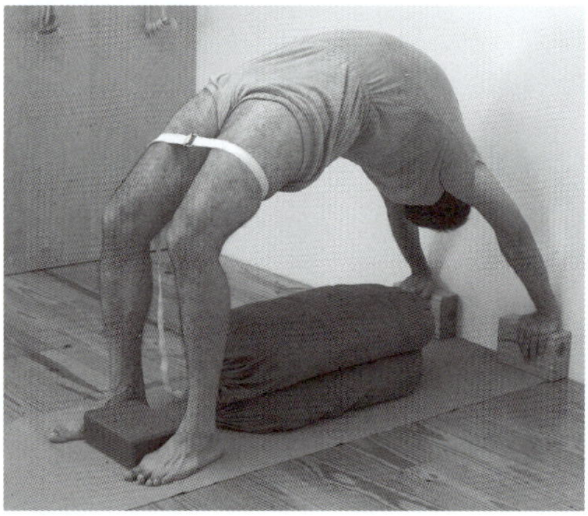

图1.51.2

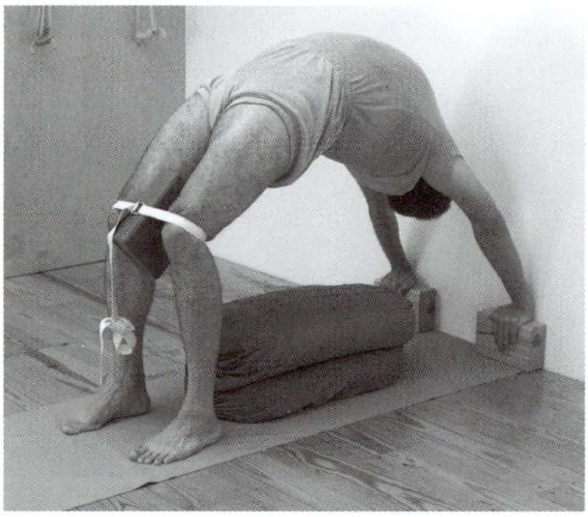

图1.51.3

52. Dwi Pāda Viparīta Daṇḍāsana（双脚倒手杖式）（屈膝）

如图 1.51.1 所示摆放瑜伽垫和瑜伽砖。伸展带扣好，绕过大腿中段，双脚、双腿与髋部同宽。推起进入 Ūrdhva Dhanurāsana（上弓式）。保持大腿后侧上提，头向下置于地面。手指头后交叉。手肘分别置于瑜伽砖处，外侧指向前方（图 1.52.1）。小拇指一侧推地，将背部提起。手肘推地，将胸口上提。双脚推地，上提小腿外侧，并将双膝外侧向内旋。大腿前侧向内旋，大腿后侧向外延展。双脚推地，将双腿与臀部后侧上提。大腿外侧移向髋关节窝并延展耻骨，在下背部创造更多空间。小腿顶端移向墙以进一步上提脊柱。

根据个人能力，保持该体式 20 至 60 秒，重复习练 3 次以上。

在 Viparīta Daṇḍāsana（倒手杖式）中将大腿用伸展带系住可以保持双膝内外两侧平行，并且不会带来疼痛。

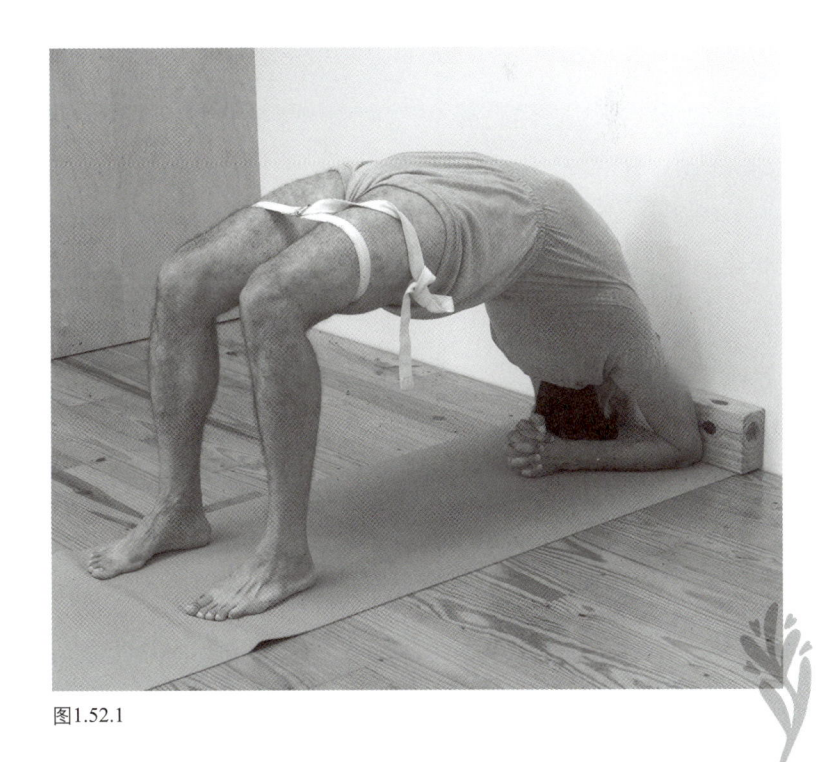

图1.52.1

53. Sālamba Śīrṣāsana Ⅰ（有支撑的头倒立一式）

如第一章第 2 个体式所述使用膝棒。在小腿上段中间、双膝及大腿中段系伸展带。伸展带的末端打结，以便防止倒立中掉到面前（图 1.53.1）。对于已经熟悉 Śīrṣāsana（头倒立式）的习练者，在房间中央双腿绷直进入体式应该不困难。如果不确定的话，可以利用墙面或者在他人帮助下将双腿上抬。进入体式前，双手手指有力交扣，将手肘水平放置，与肩部同宽。手腕外侧移向小拇指并紧贴地面。前臂由小拇指至手肘下压，手肘外侧向内收，并将手肘内侧下压。上臂部、三角肌及肩膀向天花板上提。头顶放在地面，头的后侧放到手心。提膝，向前走，停留一个呼吸。放松面部，拉长内腹股沟后侧，双腿上提进入体式。双脚推向天花板，以便减轻头部的压力。重复手和手臂的动作。拉长胸部两侧。臀部上提远离腰部。延展双脚脚跟后侧，双腿后侧向上拉长。股骨头前侧移向髋关节窝，股骨头后侧移向脚跟。同时将双腿外侧向内移，双腿内侧向外移。收紧双腿并进一步上提，以便减轻落在躯干、头、颈和双臂上的压力。双腿后侧移向伸展带并最大限度地上提，以便进一步伸展。双脚脚跟后侧向后拉长，双脚脚跟前缘向前拉长，从而更加精确地整合腿部的所有动作。放松面部和腹部（图 1.53.2）。

使用四条伸展带，一条系于臀部下方靠近大腿顶端的位置，一条系于大腿的中段，一条系于小腿弓形最突出处，一条系于脚踝上方（图 1.53.3）。均衡地拉长双腿的四个面，使双腿均衡地接触伸展带。与此同时，将双腿外侧移向双腿内侧，同时双腿内侧拮抗双腿外侧。双腿应如一条腿一样。上提双膝外侧。针对弓形腿的问题，将一条伸展带系于髋部、膝关节及踝关节（图 1.53.4）。也可以只在髋部、双膝（图 1.53.5）或者踝关节使用一条伸展带。

根据个人能力，保持该体式 3 至 10 分钟。膝棒和伸展带可以帮助拉直并延展双腿和膝盖韧带，进到矫正作用。倒立体式也能帮助减轻膝关节的炎症。

第一章
针对膝部的体式 | 171

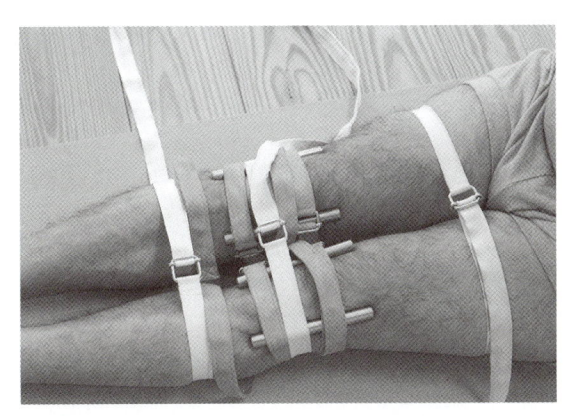

图1.53.1

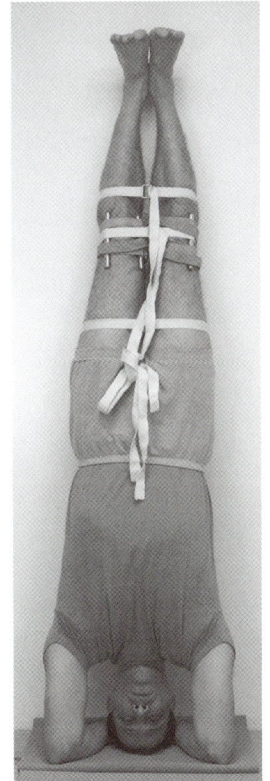

图1.53.2

图1.53.3

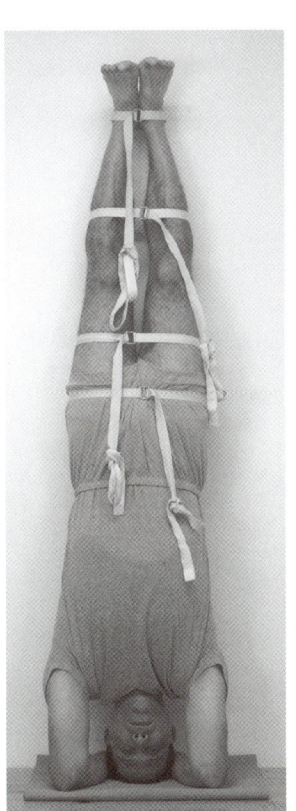

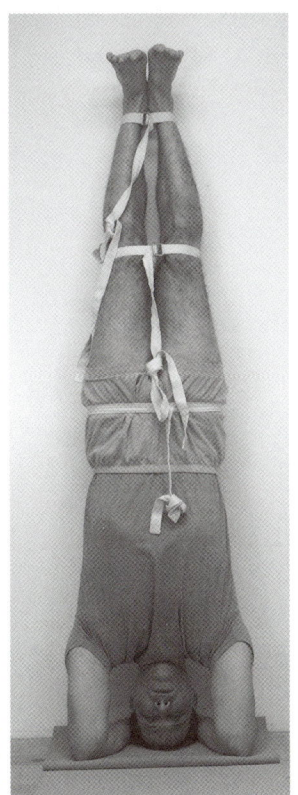

图1.53.4

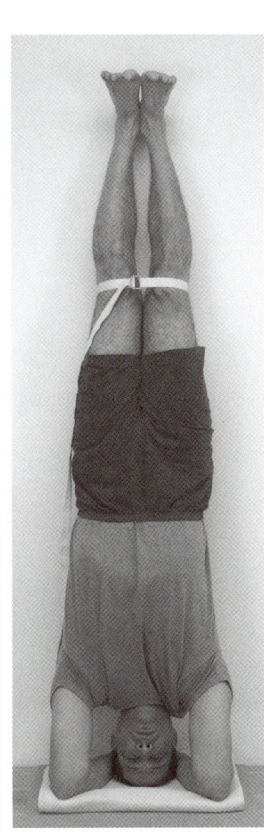

图1.53.5

54. Sālamba Sarvāṅgāsana Ⅰ（有支撑的所有肢体一式）

这是一个肩部平衡体式，可以如上一个体式一样以膝棒和伸展带辅助习练。

将一张四折的瑜伽垫放在椅子上，椅子接近墙。墙不是必备的，但可以为双脚脚跟提供额外的支撑。将一个抱枕横向置于椅子前方的地面上，另一个抱枕纵向靠椅背放置（不是必备的）。最好有辅助者在习练者进入体式后为其绑好膝棒和伸展带。如果没有辅助者，也是可以使用辅具的。坐在椅子侧面。双腿上抬，放到靠椅背放置的抱枕上。肩膀向下，放到地面的抱枕上。双臂放到椅子前腿的内侧，双手抓住椅子的后腿。头的后方落在地面上。双脚脚踝回勾，脚跟（不是脚趾）放到墙上。如果抱枕过软使臀部下陷，则将一块瑜伽砖置于抱枕后方的椅座上，以便支撑臀部（图1.54.1）。内腹股沟向脚跟内侧伸展，双腿拉长，双膝伸直。上臂内侧向外旋，胸部两侧及后方上提。腹部放松。尾骨向耻骨上提。

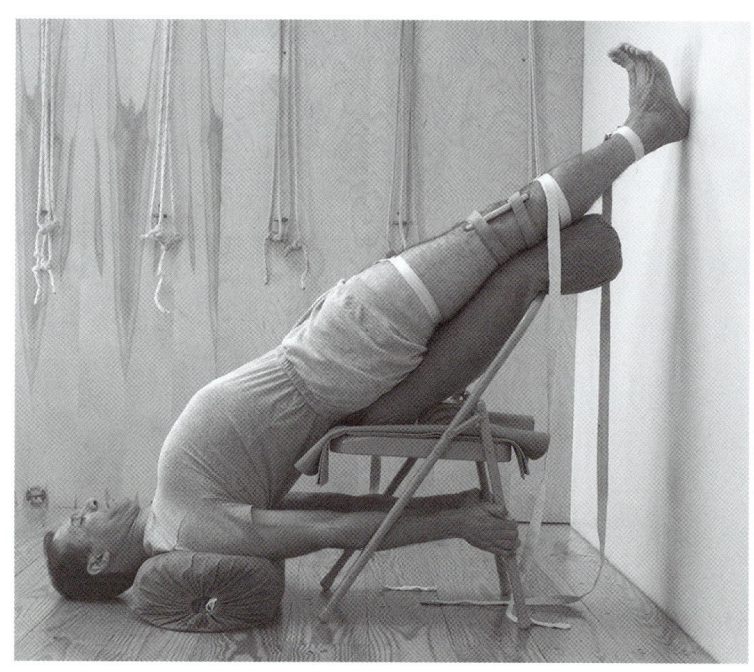

图1.54.1

将折叠的毛毯对齐瑜伽垫的边缘放置。需要的毛毯的数量取决于毛毯的厚度及习练者肩部的灵活度。灵活度越小,所需要的毛毯的数量越多。将瑜伽垫对折为手肘(不是肩膀)提供防滑支撑。肩部(三角肌)需要能够移动,不应该被瑜伽垫卡住。如果肘关节无法保持指向后方、与肩部同宽,可以在进入 Halāsana(犁式)后将一条伸展带系于上臂部,保持手肘与肩部一线。肘关节与肩部保持同宽能够使背部上提。参见《艾扬格瑜伽——肩颈问题辅助习练》了解更多该体式的变体。将一个抱枕横向置于毛毯上,并将另一个抱枕垂直置于其上,两个抱枕十字交叉。再将第三个抱枕横向垫在双脚脚跟下方。一把椅子置于距离折叠的毛毯边缘一臂远处。坐在交叉抱枕的最高处并绑上膝棒。躺下,肩膀距离毛毯边缘 2 至 5 厘米(图 1.54.2)。当双腿从高位向后进入 Halāsana(犁式)时,肩膀会移向毛毯边缘。双手下压,腿部和臀部提到头顶上方(图 1.54.3)。辅助者可以帮助习练者将双腿上抬进入 Halāsana(犁式)。脚趾回勾,踩向椅座。将伸展带系于上臂部,手指交扣,上臂部内侧向外旋,肩部、三角肌上方位置提得更高。如果没有伸展带,可以抓住抱枕的边缘并将上臂内侧向外旋,三角肌上方位置提得更高,肩胛骨向天花板上提(图 1.54.4)。头颈应在毛毯外侧。用手推背,尽可能放在肩胛骨的低位,帮助上提胸腔后侧。依次将双腿抬起进入 Sālamba Sarvāṅgāsana(有支撑的所有肢体式)(图 1.54.5)。

双脚和双腿上抬,减轻该体式向下的压力。然后建立根基:上臂向手肘延展,头颈拉长,远离肩部。上臂外侧压向地面,肱二头肌向天花板上提。前臂向双手上提。如果需要,重复将双手移向肩部,帮助上提胸腔后侧。胸腔前侧的内壁上提。坐骨延展,胸腔两侧上提。大腿外侧向前旋,大腿前侧向内旋,大腿后侧向外延展。大腿内侧向膝部上提从而提升尾骨。双脚外缘移向脚踝,小腿外侧向内收。小腿内侧上提。拓宽并拉长双脚脚板。有力地拓宽双脚脚跟前缘以拓宽双膝后侧。腓肌上提,远离膝部。尽可能伸直膝部。保持腹部柔软,眼睛和面部放松。

根据个人能力,保持该体式 3 至 10 分钟。接下来进入 Eka Pāda Sarvāṅgāsana(单腿所有肢体式),随后向下进入 Halāsana(犁式),最后卷动回到地面。

较长时间地保持 Sālamba Sarvāṅgāsana(有支撑的所有肢体式)能够缓解膝部与脚踝的炎症及腿部的积液问题。膝棒有助于使膝关节及韧带完全伸展,从而更好地正位,髌骨也一样。

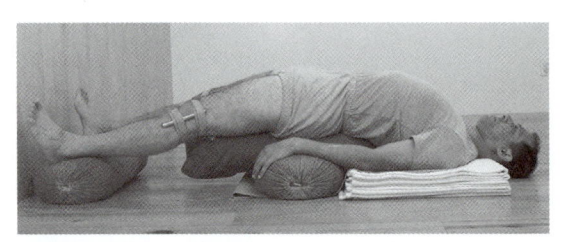

174 | 艾扬格瑜伽
膝盖问题辅助习练

图1.54.2

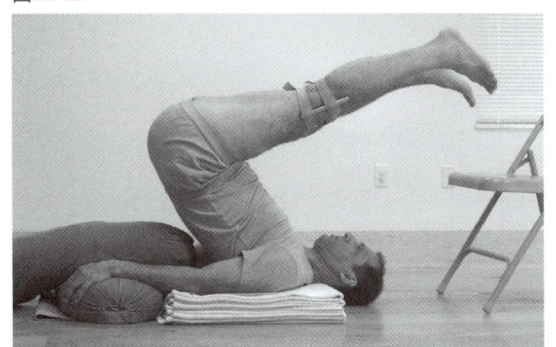

图1.54.3

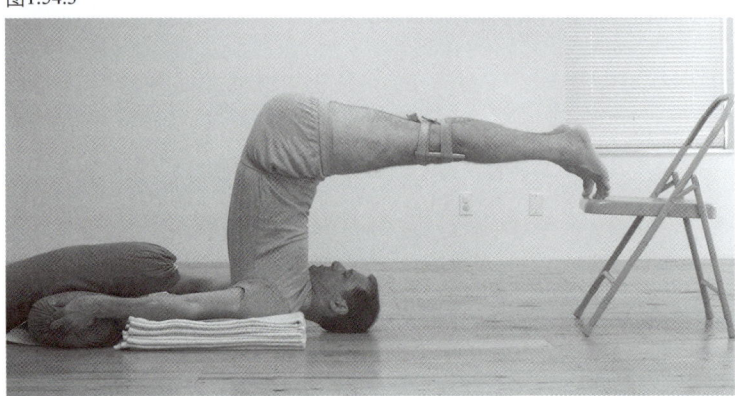

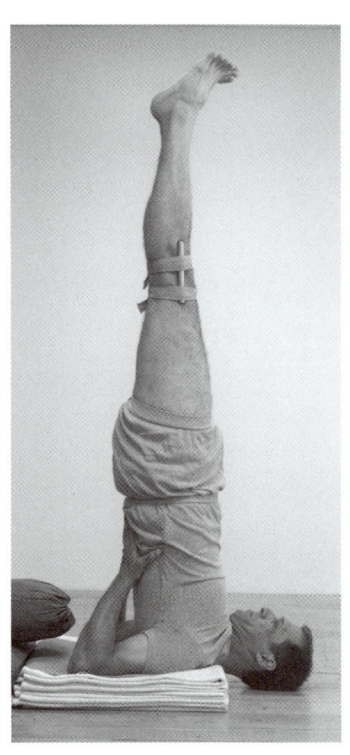

图1.54.4

图1.54.5

55. Eka Pāda Sarvāṅgāsana（单腿所有肢体式）

继续使用上一个体式中的辅具。左侧腹股沟向脚跟内侧有力地上提，右腿向下（图1.55.1）。左腿上提越高，右腿越能向前、向下移动。拮抗让右小腿骨顶端向上贴向腓肌，从而使膝部伸直。右侧腓肌移向脚跟。右大腿前侧移向髋部，后侧移向脚跟。双膝完全伸直。

根据个人能力，保持每侧的 Eka Pāda Sarvāṅgāsana（单腿所有肢体式）30至60秒。如果保持时间不足，则重复习练。

以膝棒辅助单腿肩倒立有助于伸直膝部。

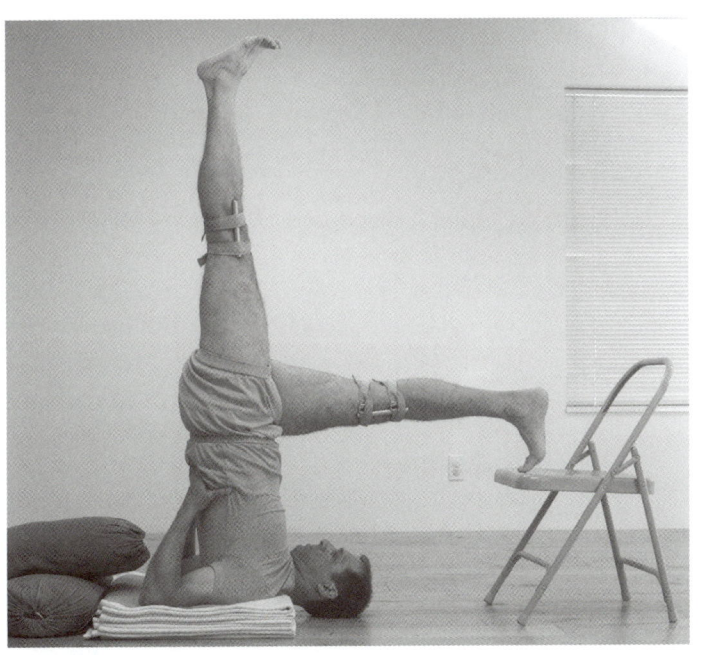

图1.55.1

56. Setubandha Sarvāṅgāsana（桥形所有肢体式）

将一个倒箭盒置于一个桥式凳的前方，将一张对折的瑜伽垫和一张毛毯置于其上。将一个抱枕垂直置于倒箭盒的前方。如果肩部紧张、抱枕较扁平，可以将一张折成小块的毛毯垫在抱枕上方。将一张卷起的毛毯垫在颈后会让体式更加舒适。将一块瑜伽砖置于桥式凳另一端的边缘。坐在桥式凳上，绑上膝棒、伸展带，双脚脚跟放到瑜伽砖上。提起胸腔向后躺下，使上背部以圆弧状支撑在桥式凳上，双肩由抱枕或者毛毯支撑。如果膝部感到不适，在下方垫一个毛毯卷（图 1.56.1）。将一张毛毯或者一个抱枕铺在大腿上方，将一到两个 11 千克的杠铃片置于其上，进一步伸展双腿后侧（图 1.56.2）。

准备六条伸展带，坐在桥式凳上，双脚夹住一块以窄面放置的瑜伽砖，并用一条伸展带绑住双脚。环扣置于双腿中间，双脚保持平行向上。最好是有一名辅助者，但习练者也可以自己用四条伸展带环绕桥式凳绑在小腿上段和大腿下段并拉紧。另外用一条伸展带绑住双膝而不环绕桥式凳（图 1.56.3 和图 1.56.4）。

内腹股沟向双脚脚跟内侧伸展。双腿后侧拉长。随后减少用力，保持腹部放松，闭上双眼，进入深度休息状态。

根据个人能力，保持该体式 5 至 10 分钟。

以膝棒辅助的 Setubandha Sarvāṅgāsana（桥形所有肢体式）有助于在该修复体式中最大限度地伸展双膝。

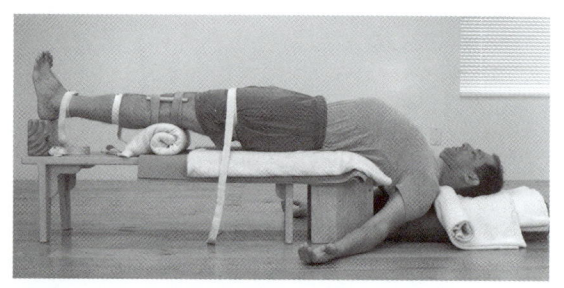

图 1.56.1

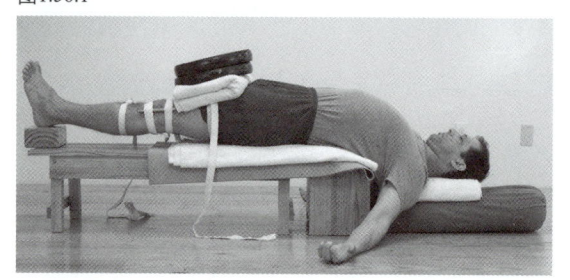

图 1.56.2

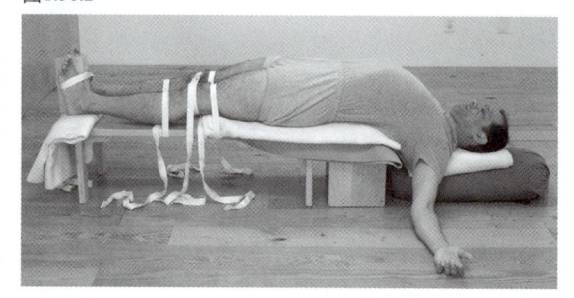

图 1.56.3

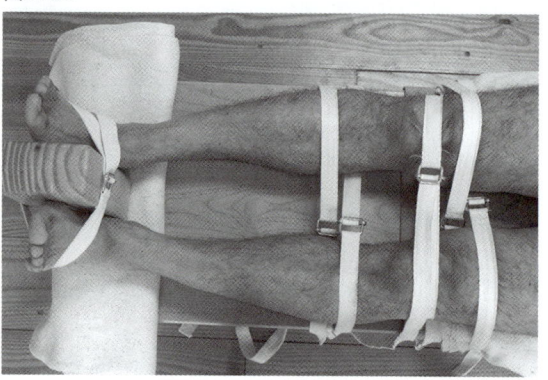

图 1.56.4

57. Śavāsana（挺尸式）

坐在瑜伽垫上进入 Daṇḍāsana（手杖式），双脚放在瑜伽垫的边缘。在瑜伽垫的另一端放置一张折叠成小块的毛毯以支撑头部。在双膝上放置沙袋。躺下，调整头颈后方的毛毯。双脚保持并拢，用手抓住瑜伽垫的边缘。抬头，确认身体是否处于大脚趾至鼻子的中线上。头放下置于身体的中线上。双腿和双臂后侧伸展。上臂内侧向外旋，肩胛骨收入背部。胸部延展打开，腹部放松。双手打开，手背贴地，与髋部呈 45°。双脚打开放到瑜伽垫边缘，骨盆、腹股沟和双腿放松。双脚内缘向外缘放松。闭上双眼休息（图 1.57.1）。

将两把椅子并排放置，椅背朝向头的方向，将两张瑜伽垫分别置于椅座上。在双膝下方分别垫一张瑜伽垫，如果需要，也可以在小腿下方垫辅具支撑，使之放松并平行于地面。双膝后侧有足够的支撑可以使大腿上提，为双膝后侧创造更多的空间（图 1.57.2）。

保持该体式 5 至 10 分钟。

B. K. S. 艾扬格称 Śavāsana（挺尸式）是最难完美达成，却又是最令人焕然一新、最有益处的体式。当心智和身体不能安宁时，Śavāsana（挺尸式）是一个很难完成的体式。在膝盖上方放杠铃片有助于放松紧张的肌肉。习练该体式后，双膝会感到轻盈舒适。

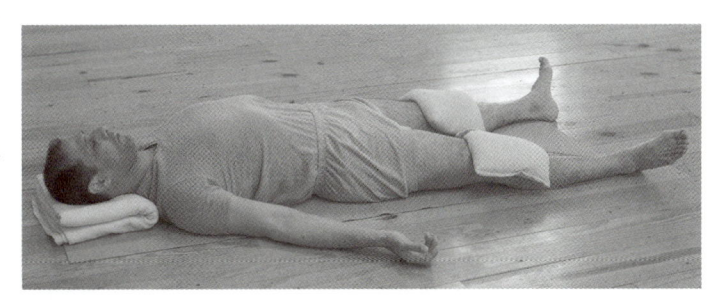

图1.57.1

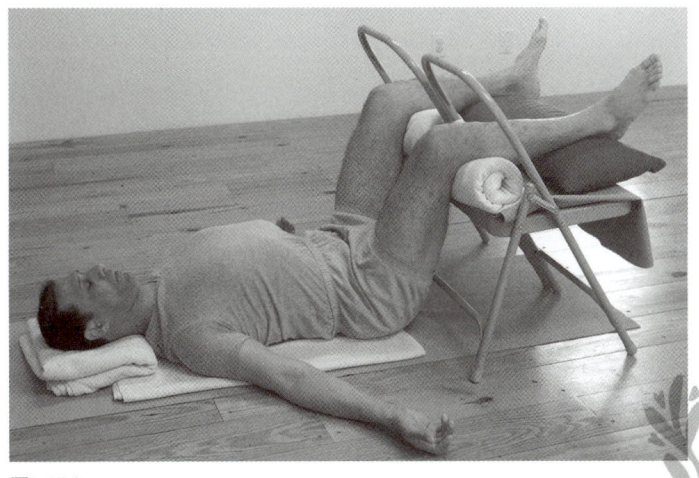

图1.57.2

第二章
四周膝盖习练大纲

艾扬格瑜伽认证教师应该具备第一章中针对膝部的体式变体的知识和经验，深入研究、习练并融会贯通这些变体的精髓，这些对于如何理解和运用为期四周的膝部习练大纲，以及如何教授有膝部问题的习练者至关重要。这个习练大纲是建立膝部疗愈习练的依据，同时这些体式对于保持膝盖健康也非常有益。

接下来的习练大纲是一个每周90分钟、为期四周的课程。如果需要，可重复该课程。第一周和第二周包含相同的体式习练序列。前三个体式可互相调换。第一周以一个放松的站立体式开始习练，教师能够更好地观察习练者。第二周可以省略这个开始的体式。教师认真观察习练者的双腿和双脚是非常重要的，要对比左右两侧、前后、站姿、体态等，详见第一章第1个体式的讲解。这可以让教师了解如何根据个体的需求观察和调整体式。

是否完成习练大纲上的所有体式并不重要。如果一些体式在第一周无法做到，那么就调整课程安排在第二周完成。在第二周，习练者经过在课上和在家中习练，对这些体式的掌握度会更高。在第三周和第四周，可以用一些新的体式替代第一周和第二周的部分体式。

在教学过程中，鼓励习练者在家中习练，即使家中没有全部辅具或者他们不能记住所有的习练细节。一面墙、一条伸展带、一些毛毯和两块瑜伽砖是较好的辅具，但是这些也可以用简单的家居用品代替。体式的习练时长在第一章都有列出，但是为了方便使用，在本章也有列出。根据习练者的个体或课堂的整体状况调整练时长。附录1.1为教师提供了这个习练大纲清单。附录1.2为习练者提供了一份家庭习练大纲。

为了教学方便，在第一章介绍过的部分体式在本章也有重复。这些体式的变体非常多，可以选择适合习练者或者整个课堂情况的变体。这个习练大纲并不是放之四海而皆准的。如果一名习练者在大课中习练有困难，他们也许需要教师的个别指导，或者参加由艾扬格认证的资深中级或更高级别的教师所教授的疗愈课程。

如第一章所述，当膝盖弯曲并承重是较容易带来问题和疼痛的，比如典型的髌骨错位，这时必须在直腿体式中习练以便先矫正错位问题。虽然比较少见，但是也有习练者先习练屈膝体式改善腿部状况后才开始直腿习练的。教师必须观察每一名习练者以便决定恰当的序列和课程安排。除此之外，教师也应该熟知如何进入及退出每一个体式。仓促地从一个体式转换到另一个体式会给膝部带来问题。

随着教授这些序列的经验的增长，教师会获得信心。新教师应该开门见山地让习练者知晓自己正在学习中，引导习练者说出在习练体式时是否感到不适。如果习练者明显感到疼痛,那么就尝试不同的辅具。避免尝试过多方法或者变体。如果疼痛持续,应该停止习练该体式。如果体式对于习练者没有产生疼痛问题而只是强度较大,那么可以缩短体式的停留时间。作为教师,当发现一个自己难以解决的膝部问题时应告知习练者。如果可能,给习练者推荐更有资质的教师或者向资深教师请教。

教师会从习练者那里了解到什么可以做,什么不可以做,并按照不同的情况调整体式及序列。习练者也可以学习如何在自我习练和在常规课程中调整体式。对于新的习练者,这可以是他们习练艾扬格瑜伽的起点。其示范了一种调整方法,即使膝部有问题的习练者也可以对习练充满信心。新的习练者会了解到艾扬格瑜伽认证教师的专业能力,并有信心向这样有充足知识储备的教师学习习练瑜伽。

第一周和第二周

准备：放松站立体式

作为一名习练者，可以利用一面镜子从正面来观察自己的体态，参见第一章第 1 个体式。当艾扬格瑜伽认证教师指导习练者或者上一堂课时，可以让习练者以平时的样子站立。他们是有规律的习练者还是新的习练者？如果是有规律的习练者，教师应该告诉他们自然站立而非山式站立。如果是新的习练者，被教师观察可能会让他们感到尴尬。教师可以基于观察给予习练者经过深思熟虑的反馈。教师可以观察习练者是如何站立的，其双腿的形态及双脚是如何承重的。例如，教师可以问习练者是否注意到自身是双腿平衡用力，还是只有一侧腿用力，使髋部向侧面或者前面倾斜了；脚跟或者脚跟的一部分是否承受了更多的重量；大腿前侧的肌肉是否过于发达，是否与大腿后侧平行。如果大腿前侧的肌肉发达并移离骨骼，则有助于在 Supta Tāḍāsana（仰卧山式）或者 Daṇḍāsana（手杖式）中将杠铃片置于大腿上方并抬起脚跟。如果膝盖向后弯曲，大腿前侧的肌肉并无突出，则可以将一个毛毯卷置于双膝后侧并将杠铃片置于膝部上方。在某些情况下，大腿没有问题，而小腿存在问题，这时可以将杠铃片置于小腿上方。

教师可以用 5 分钟去观察习练者，应该避免花费太长时间分析单个习练者，可以简单地让习练者知晓自己是否一侧腿用力，是否存在弓形腿问题，是向外、向前还是向后。如果习练者双腿是均衡用力，则可以立即进入下一个体式开始习练。

1. Supta Tāḍāsana（仰卧山式）

将卷起的瑜伽垫夹在双腿之间（图2.1.1.1和图2.1.1.2），膝棒固定在髌骨的边缘（图2.1.1.3和图2.1.1.4），还可以使用在第一章第2个体式中介绍的其他辅具。如果仅靠观察无法明确习练者应该添加的重量和支撑，则可以让所有习练者都在其膝盖后侧垫上辅具并在膝盖上方放置杠铃片。该体式从仰卧开始，将骨骼、肌肉，以及双脚、脚踝、小腿、双膝、大腿和髌骨的组织带回正位。该体式也可以与肩部 Śavāsana（挺尸式）一起习练。还可以在 Ūrdhva Prasārita Pādāsana（上伸腿式）和 Daṇḍāsana（手杖式）之后习练该体式。这三个体式可以互为替换。

在该体式中停留5分钟。进入下一个体式，使用同一组辅具：金属膝棒、伸展带或者瑜伽垫卷。该体式也可在家无辅具习练。

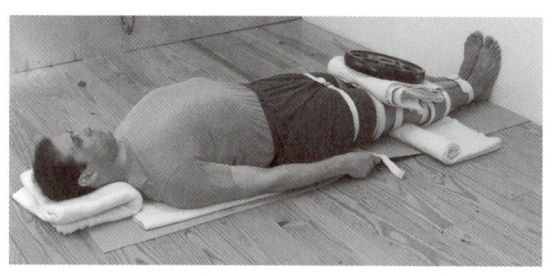

图2.1.1.1

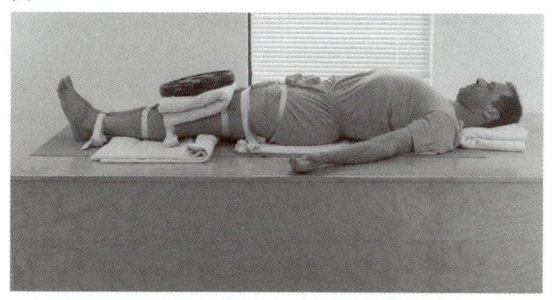

图2.1.1.2

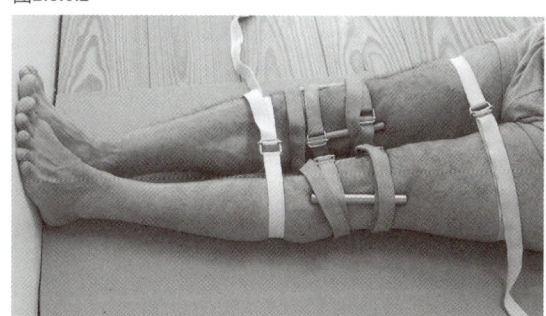

图2.1.1.3

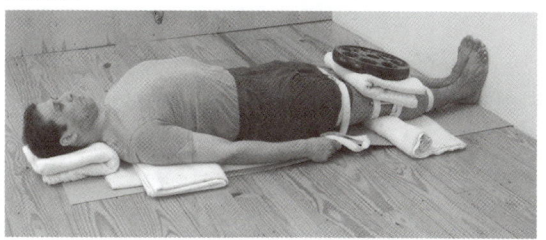

图2.1.1.4

2.Ūrdhva Prasārita Pādāsana（上伸腿式）

继续使用 Supta Tāḍāsana（仰卧山式）的辅具。在第一周，可以从无辅具的 Ūrdhva Prasārita Pādāsana（上伸腿式）开始习练，利用如图 2.1.2.1 和图 2.1.2.2 所示的方法来观察双脚、脚踝、小腿、双膝，以及大腿左右两侧的差异。艾扬格瑜伽认证教师应该判断哪些习练者的髋部及腘绳肌比较紧张。在 Ūrdhva Prasārita Pādāsana（上伸腿式）中，无法分别将双腿与下背部贴在墙面和地面的习练者应该根据自身情况适当地远离墙面。这些习练者在 Daṇḍāsana（手杖式）中也要坐在抱枕上。那些能够将臀部贴于墙面的习练者应该在 Daṇḍāsana（手杖式）中将臀部保持在地面并将脚跟抬高。如果接续习练 Supta Tāḍāsana（仰卧山式），则双膝和双腿的辅具保持不变。

在该体式中停留5分钟。转换到下一个体式时使用同一组辅具。该体式也可以在家无其他辅具靠墙习练。

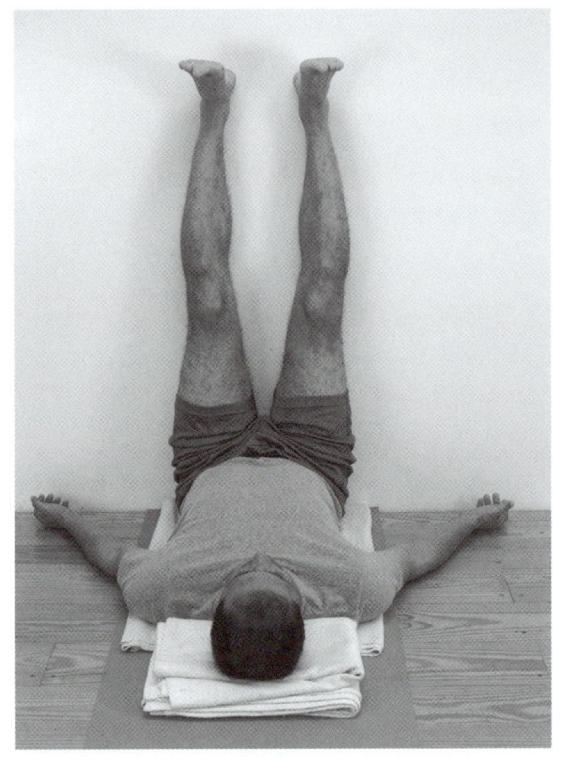

图2.1.2.1

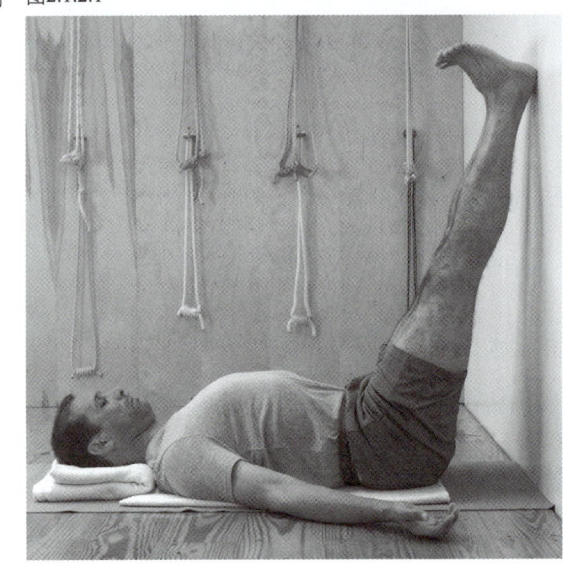

图2.1.2.2

3. Daṇḍāsana（手杖式）

髋部与腘绳肌紧张的习练者应该将臀部抬高，坐在毛毯或者抱枕上方使脊柱上提（图2.1.3.1）。腿部使用与 Supta Tāḍāsana（仰卧山式）和 Ūrdhva Prasārita Pādāsana（上伸腿式）同样的辅具。灵活度好的习练者，保持臀部在地面的同时将双脚脚跟放在瑜伽砖上来帮助进一步延展双腿（图2.1.3.2）。利用抱枕或者毛毯垫高臀部和双脚脚跟也是可行的。在第一周，习练者可以利用墙面来支撑背部。在第二周，习练者可以利用墙面来支撑双脚（图2.1.3.3）。前者有助于支撑和上提脊柱，后者有助于拉长双膝。

在该体式中停留3至5分钟。如果使用卷起的瑜伽垫或者伸展带，那么在下一个体式中将它们移除。如果使用膝棒或者伸展带，则仅需要移除缠绕在大腿和小腿上的伸展带，在下一个体式中保留膝棒。该体式可以在家背靠墙面习练后换脚靠墙重复习练，如果需要，可以为臀部提供支撑。

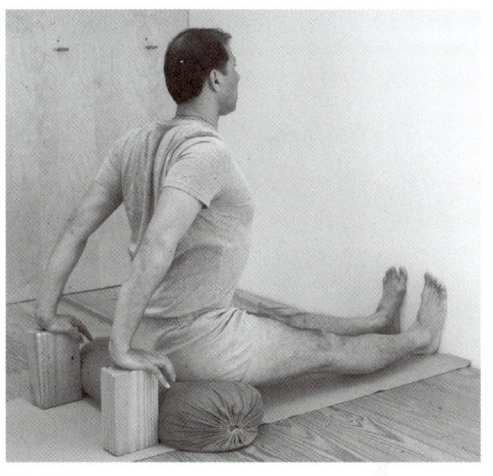

图2.1.3.1

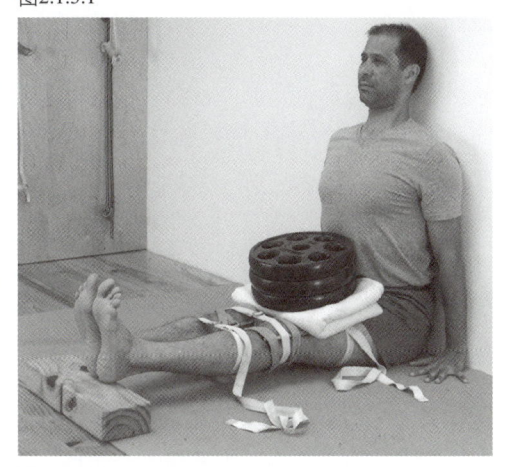

图2.1.3.2

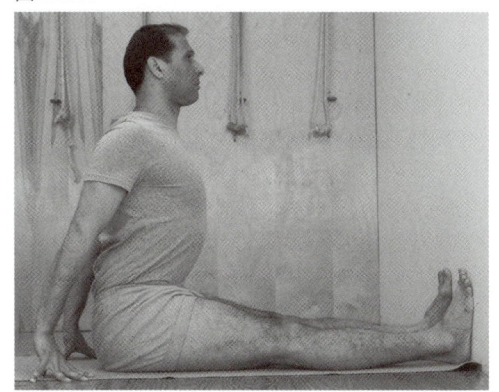

图2.1.3.3

4. Supta Padaṅguṣṭhāsana（仰卧手抓大脚趾式）

作为一名艾扬格瑜伽认证教师，观察习练者的上一个体式，尤其是多观察髋部及腘绳肌紧张的习练者，有助于决定其所需要的辅具。习练者可以继续在膝部上下两侧使用膝棒和伸展带，并如图 2.1.4.1 和图 2.1.4.2 所示完成体式。后一个体式在膝盖内侧使用或者不使用杠铃片均可。骨盆和腘绳肌紧张的习练者需要习练如图 2.1.4.3 和图 2.1.4.4 所示的体式。侧面（Pārśva）的变体可以在第二周直腿体式习练结束后加入。在屈膝体式中需要移除膝棒。伸展带可以放在膝部上下两侧，只需要稍微移离膝部。

如果可能，帮助每名习练者完成单侧的调整，首先调整最难完成体式的习练者。

保持该体式 20 至 30 秒。在第三周，每侧直腿重复习练 3 次。在第四周的第 3 次重复习练时屈膝。

在家里习练该体式时，完成侧面的变体需要一条伸展带绕住脚、一张毛毯支撑大腿外侧。

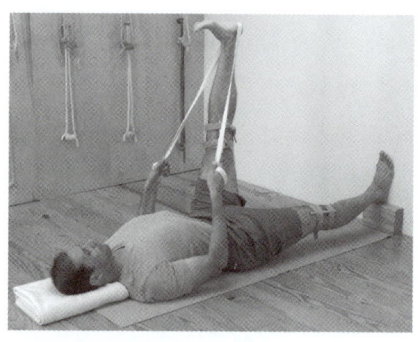

图2.1.4.1

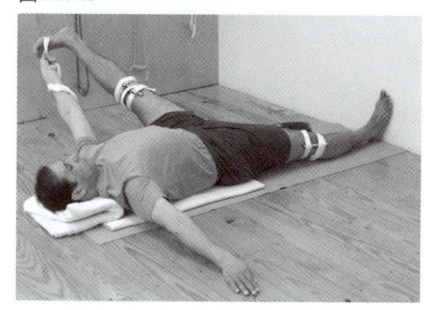

图2.1.4.2

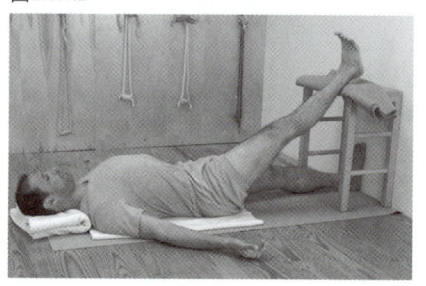

图2.1.4.3

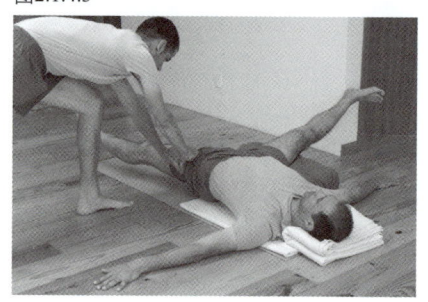

图2.1.4.4

5. Upaviṣṭa Koṇāsana（坐角式）

如果有圆饼（图 2.1.5.1），将它们分别置于臀部下方以便释放腹股沟（图 2.1.5.2）。圆饼也可以在接下来的两个体式中继续使用。髋部与腘绳肌紧张的习练者可以坐在一个或者多个抱枕上方。灵活度较好的习练者，可以将臀部坐在地面上，双脚脚跟抬高。如果墙面面积有限，不能容纳所有习练者，则优先让下背部有问题的习练者以墙面辅助习练。其他习练者可以在教室中央习练。如果伸展膝盖时感到疼痛，可以在腓肌下方垫毛巾、绷带或者圆饼。

在该体式中停留 2 至 3 分钟，随后进入下一个体式。

该体式可以在家靠墙习练，为背部提供支撑，还可以在臀部、双脚脚跟下方提供其他支撑方式。

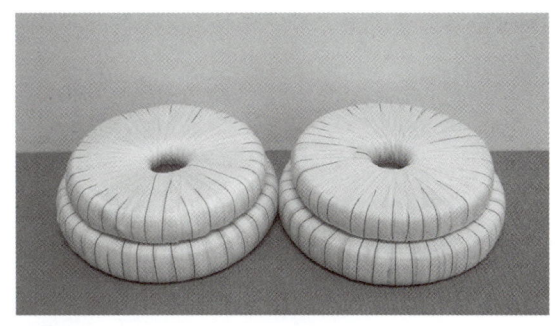

图2.1.5.1

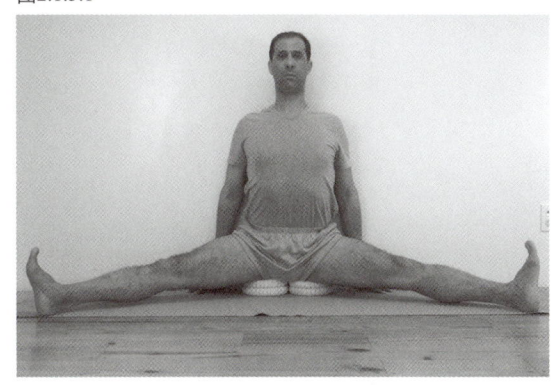

图2.1.5.2

6. Marīchyāsana Ⅰ（圣马里奇一式）/Upaviṣṭa Koṇāsana（坐角式）

该体式允许双膝在不承重的情况下依次弯曲。如果在上一个体式中使用了膝棒，那么在该体式中移除它们。可以保留伸展带，但是将伸展带稍微移动远离膝部。背靠墙（如果可能），如在 Baddha Koṇāsana（束角式）中一样坐在圆饼、抱枕或者毛毯上，双脚脚跟垫高。习练者可以使用绳子（图 2.1.6.1）。在重复习练该体式时，艾扬格瑜伽认证教师应该能够帮助每一名习练者进行单侧调整。如果屈膝时感到疼痛，可以参见第一章第 6 个体式，尝试在膝后使用其他辅具。

重复习练该体式 3 次，每次单腿屈膝约 20 秒。进入下一个体式。

该体式可以在家靠墙习练，利用抱枕、毛毯、伸展带在膝后辅助。

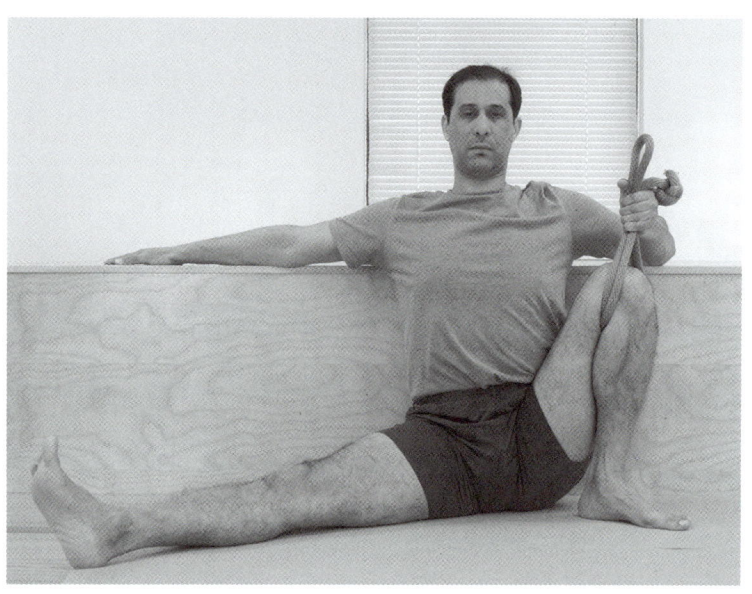

图2.1.6.1

7. Baddha Koṇāsana（束角式）

习练者背靠墙坐在圆饼、毛毯或者抱枕上，屈双膝进入 Baddha Koṇāsana（束角式）（图 2.1.7.1）。如果在 Upaviṣṭa Koṇāsana（坐角式）中坐在地面上并且双脚脚跟被垫高，则需要坐在一两张折叠毯上提升脊柱。膝后使用绳子（对折的伸展带）协助膝部、大腿及小腿上提。如果绳子支撑不够，可以在膝后使用其他辅具（参见第一章第 6 个体式）。引导习练者去关注往哪个方向拉绳子会产生显著的放松效果，并在这个方向上重复习练。

在该体式中停留 3 分钟。离开体式，伸直双腿进入 Daṇḍāsana（手杖式）。该体式可以在家中利用墙面、抱枕、两条伸展带及毛毯辅助习练。

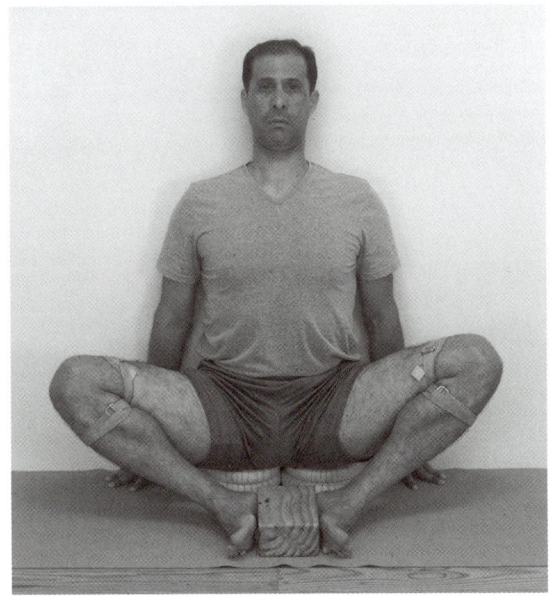

图2.1.7.1

8. Bhekāsana（蛙式）

参见第一章第 41 个体式。可以在 Bhekāsana（蛙式）后接着习练 Vīrāsana（英雄式）。每三名习练者组成一个小组。每一组应该准备两张瑜伽垫，分别铺上毛毯并准备两块瑜伽砖备用，将它们并排放置。第一名习练者进入体式，另外两名作为辅助者可以将绳子置于第一名习练者的双膝后或者用双手调整第一名习练者的骶骨，同时让其以双手抓辅助者的腿（图 2.1.8.1）。调整完成后，习练者双手置于四柱式的位置，推地抬起躯干，接着向后坐到 Vīrāsana（英雄式），臀部下方垫瑜伽砖或者其他支撑物。经过 Bhekāsana（蛙式）调整后，Vīrāsana（英雄式）会更易做到。第一名习练者进入 Vīrāsana（英雄式）后，第二名习练者可以在其旁边的瑜伽垫或者毛毯上躺下。第三名习练者可以辅助第二名习练者调整双腿，放置绳子并做好准备。第一名习练者从 Vīrāsana（英雄式）进入 Daṇḍāsana（手杖式），然后帮助其身边的第二名习练者，以此顺序直到最后一名习练者习练结束。

如果习练者无法无痛地弯曲膝盖，那么每次可以只进行单侧腿习练，还可以将一个抱枕置于膝后。膝后有无绳子辅助皆可。作为一名艾扬格瑜伽认证教师，需要辅助习练者或者监督他们互相辅助，并确保在习练过程中无痛感。

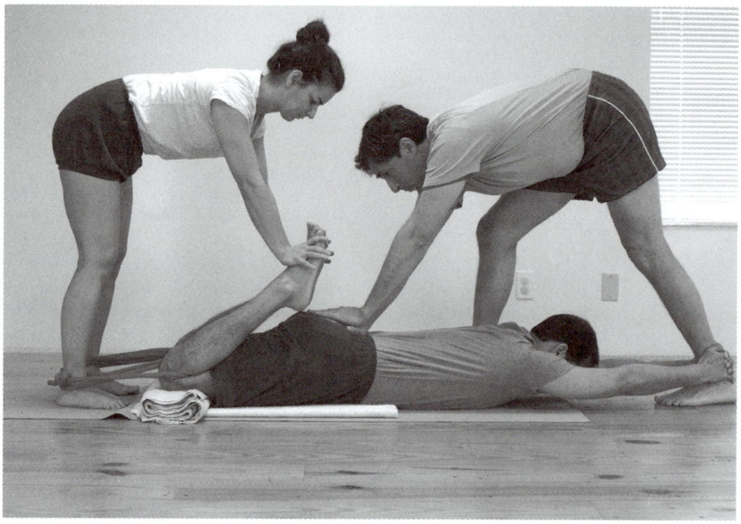

图 2.1.8.1

当每次只进行单侧腿习练时，保持调整位置 1 分钟或者 20 至 30 秒。在家中可以习练 Eka Pāda Bhekāsana（单腿蛙式）。如果自主屈膝困难或者存在肩部问题，最好在课堂上习练该体式。

9. Vīrāsana（英雄式）

在 Bhekāsana（蛙式）后习练 Vīrāsana（英雄式）会更易做到。在 Bhekāsana（蛙式）中，大腿和脚踝前侧被拉伸，为膝关节创造了空间。帮助习练者，包括做过膝部置换手术的习练者完成该体式之前，应参考第一章第 44 个体式提供的变体，做好准备（图 2.1.9.1）。

在该体式中停留 1 分钟即可，停留时间的长短取决于下一名习练者和辅助者在 Bhekāsana（蛙式）中做调整的进度。进入下一个体式。

该体式也可以在家习练，为臀部提供支撑并在膝后使用伸展带。

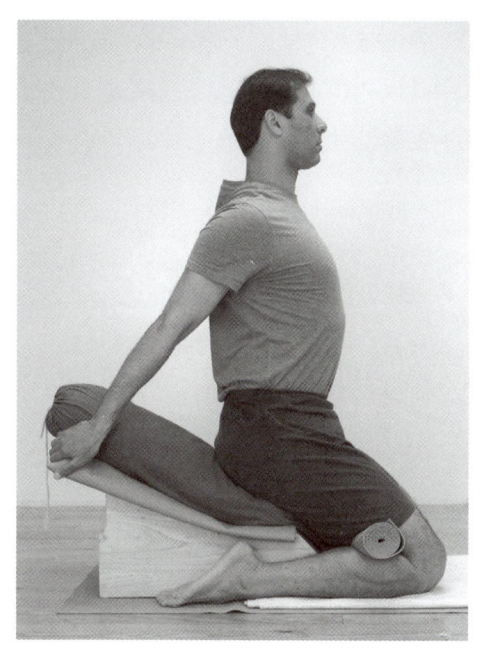

图 2.1.9.1

10. Daṇḍāsana（手杖式）

在 Vīrāsana（英雄式）中，双手放到膝部稍前方的地面上。臀部上抬，脚踝交叉。双手向回走并抬起膝盖。臀部置于地面上，脚踝打开，双腿伸直。如果使用抱枕及犁式盒辅助，可以参见图 2.1.10.1、图 2.1.10.2 及图 2.1.10.3 离开体式。

坐在 Vīrāsana（英雄式）中使用过的毛毯边缘，如果需要，可以调整或者增加支撑物的高度。双腿伸展打开，与髋部同宽，如图 2.1.10.4 所示，可以在房间中央无墙支撑习练。

在该体式中停留 1 分钟。该体式也可以在家习练。

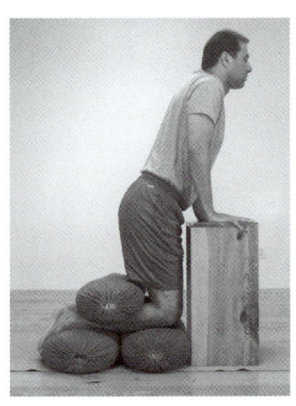

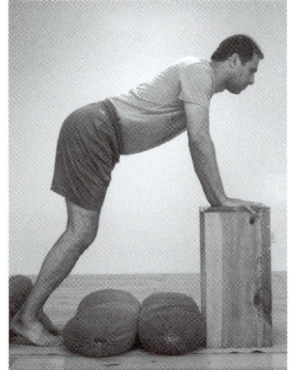

图2.1.10.1　　　　　　图2.1.10.2

图2.1.10.3 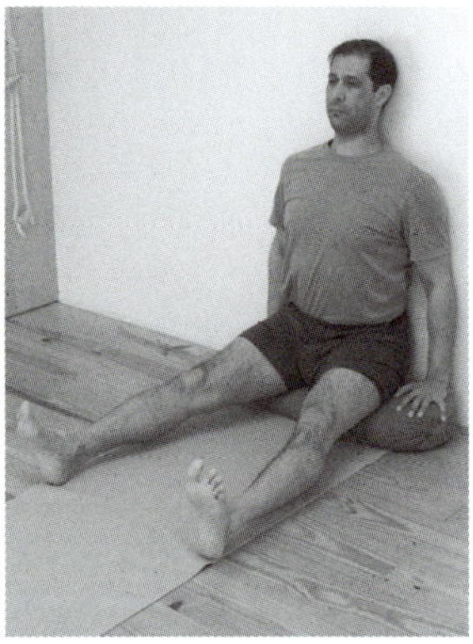　　　　　　图2.1.10.4

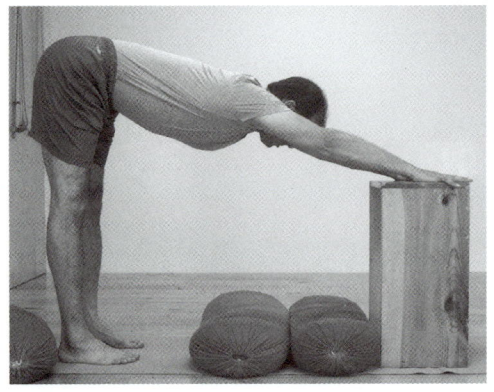

11. Tāḍāsana（山式）

参见图 2.1.11.1 站立，双脚、双膝及大腿上段依次夹瑜伽砖习练。存在膝外翻问题的习练者应该将辅具置于双膝间，并用伸展带系住小腿。习练者可以不使用辅具重复习练该体式，先双脚打开与髋部同宽习练，随后双脚并拢习练。习练者的双腿内侧应该上提，如同夹瑜伽砖一样。

保持每个变体位置 30 至 60 秒。重复无瑜伽砖习练同等时长。该体式有无辅具皆可在家习练。

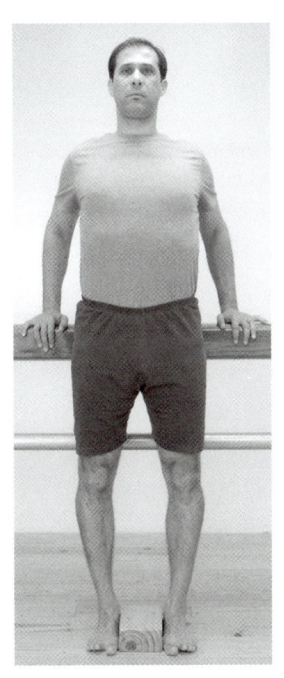

图2.1.11.1

12. Śavāsana（挺尸式）

躺在地面上，可以在头颈后方垫折叠毯。如果有沙袋，也可以在躺下前将沙袋置于双膝上方（图 2.1.12.1）。

在该体式中停留 5 分钟。该体式也可以不用杠铃片在家习练。

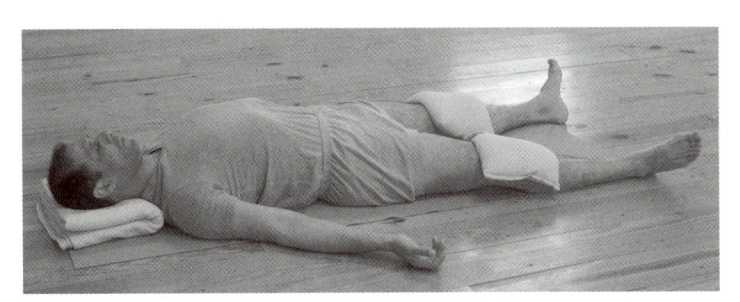

图2.1.12.1

第三周和第四周

1. Daṇḍāsana（手杖式）

使用与前两周相同的辅具，带着它们进入下一个体式。习练 3 至 5 分钟。如前两周一样，该体式也可以在家习练。

2. Ūrdhva Prasārita Pādāsana（上伸腿式）

使用与前两周相同的辅具。

习练 3 至 5 分钟。如前两周一样，该体式也可以在家习练。

3. Supta Padaṅguṣṭhāsana（仰卧手抓大脚趾式）

参见第一章第 6 个体式。在重复两组直腿的习练后，进行一到两组屈膝习练（图 2.2.3.1）。熟悉如何使用各种辅具帮助习练者无压力屈膝。在另一侧重复同一组循环。先重复两组直腿习练，后重复屈膝变体习练（图 2.2.3.2 和图 2.2.3.3）。

保持每个变体 20 至 30 秒。该体式也可以在家按需使用辅具习练。

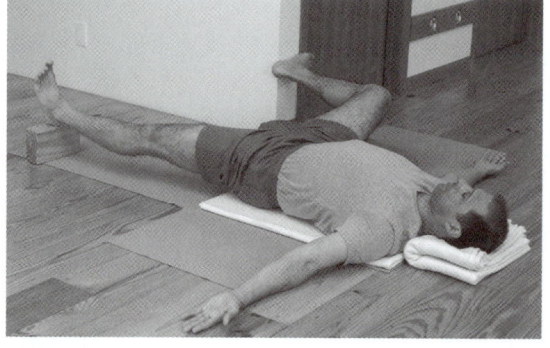

图2.2.3.2

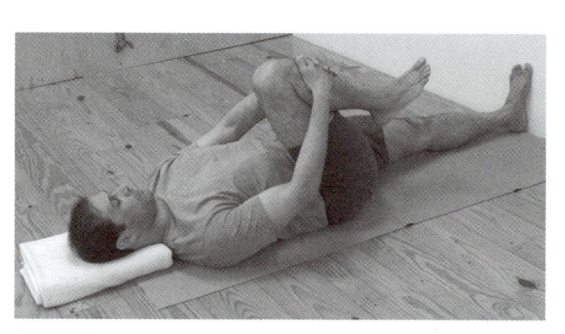

图2.2.3.1

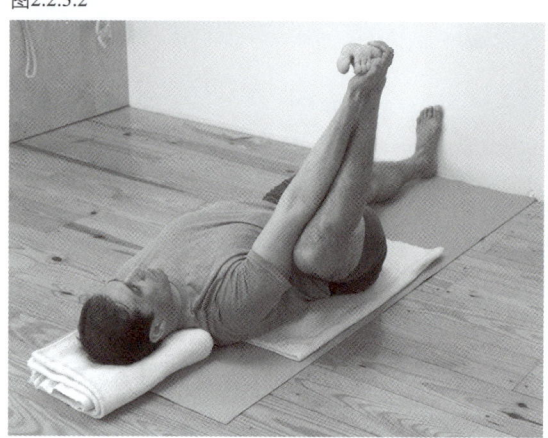

图2.2.3.3

4. Tāḍāsana（山式）

与前几周习练相同，习练该体式时有无瑜伽砖皆可。先将双脚打开，与髋部同宽，随后再将双脚并拢习练。

在每一个瑜伽砖的辅助位停留30至60秒。随后拿走瑜伽砖，重复习练同等时长。在家习练该体式时，使用或者不使用瑜伽砖皆可。

5. Utthita Hasta Pādāṅguṣṭhāsana（站立手抓大脚趾式）及 Pārśva Utthita Hasta Pādāṅguṣṭhāsana（侧站立手抓大脚趾式）

如图2.2.5.1所示使用绳墙。如果墙绳数量不够，可以使用椅子或者犁式盒。了解习练者的髋部和腘绳肌的灵活程度，选择适合上抬腿又具有挑战性的辅助物高度。双腿均应完全伸直。如果无法伸直，则需要让习练者后退，稍微远离墙面，将上抬腿放低，直至双腿能够完全伸直、髋部保持水平。

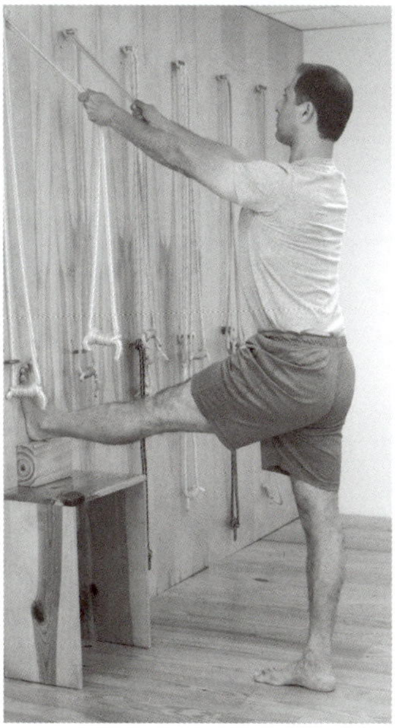

在第三周，习练腿向前伸展和向侧面伸展的变体。同一侧的向前伸展和向侧面伸展的变体可以一起完成，无须换腿。将站立腿向外转90°，转换进入侧面的变体。转回墙的方向后，将腿放下出体式。在第四周，与第三周一样重复习练2次。第3次重复时屈膝。

在每一个腿部变体中停留30秒即可。在两侧腿转换时，习练者可以将双手手掌张开贴墙，从习练中稍做恢复。该体式可以在家以伸展带绕脚习练，或者用椅子支撑上抬腿。

图2.2.5.1

6. Adho Mukha Śvānāsana（下犬式）

该体式的变体非常丰富。如果有低位墙绳，可以如图 2.2.6.1 所示习练该体式。水平支撑骨盆，双脚脚跟与双腿推墙并尽可能伸直。在第四周，习练双手推墙的变体，将绳子置于大腿顶端，将双腿向后拉。如果是规律的习练者，可以如图 1.9.5 至图 1.9.14 所示，在腿部的不同区域使用其他辅具调整。

每个变体习练 30 秒，重复习练 2 次。该体式可以在家双手推墙习练。

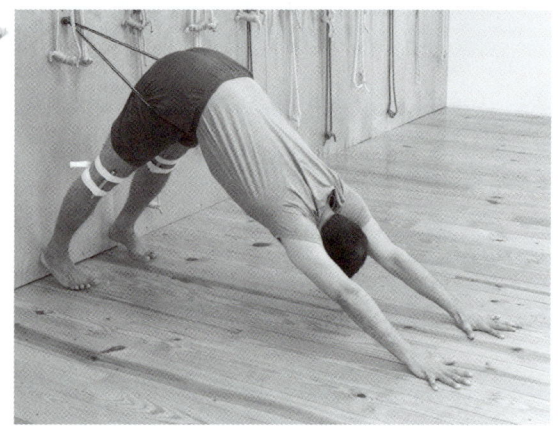

图2.2.6.1

7. Utthita Trikoṇāsana（三角伸展式）

如图 2.2.7.1 所示，使用墙、瑜伽砖及高位墙绳。如果习练者的膝部在辅具支撑下仍无法承重，可以让他们使用木马习练。

每一侧练习 20 秒，重复 2 次。

如果膝部承重没有问题，该体式可以在家将手放到瑜伽砖上习练。

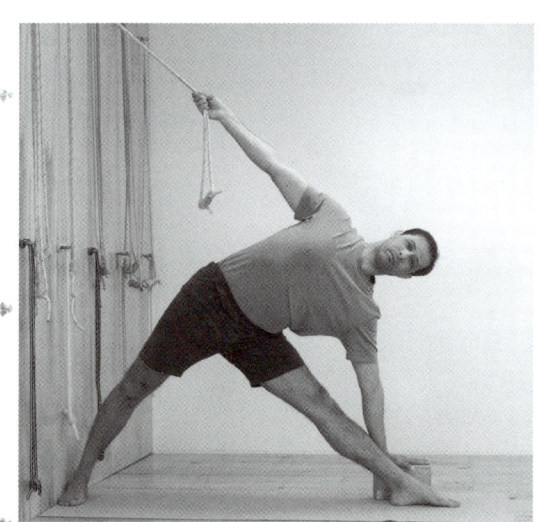

图2.2.7.1

8. Upaviṣṭa Koṇāsana（坐角式）

辅具运用和习练时长与前两周相同。该体式可以在家习练。

结束该体式的习练后保持坐立，进入下一个体式。

9. Eka Pāda Mulabandhāsana （单脚根式）

坐在抱枕或者毛毯上靠近墙习练该体式（图 2.2.9.1）。在第二轮习练中，将绳子拉向放松效果较显著的方向。

每侧习练该体式 20 秒，重复 2 至 3 次。转换进入下一个体式。

该体式可以在家习练。

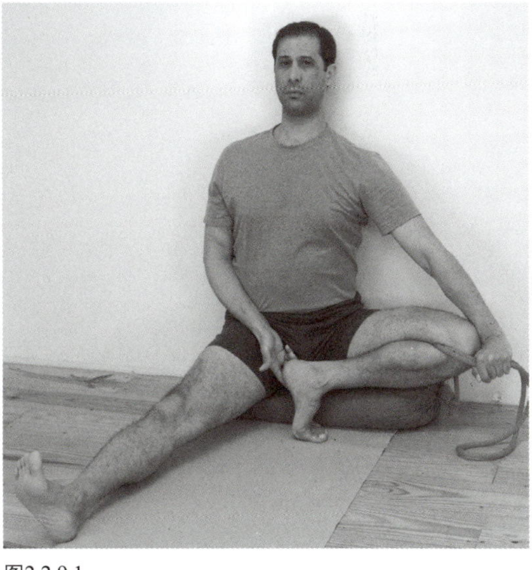

图2.2.9.1

10. Baddha Koṇāsana（束角式）

习练该体式（图 2.2.10.1）1 至 2 分钟后伸直双腿进入 Daṇḍāsana（手杖式）。

该体式可以在家习练。

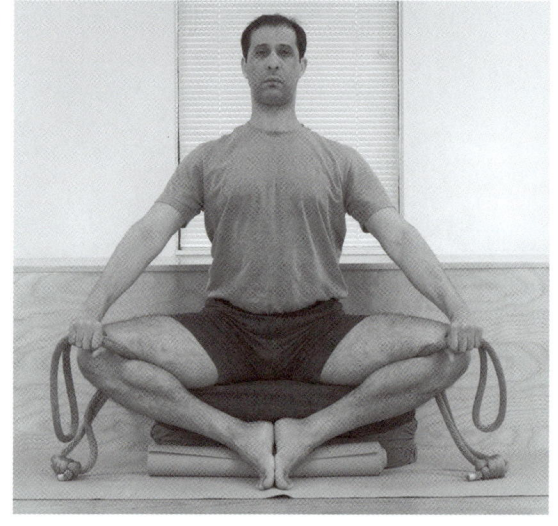

图2.2.10.1

11. Vīrāsana（英雄式）

在第三周，习练双膝后侧以瑜伽垫卷辅助的 Vīrāsana（英雄式）变体（图 2.2.11.1）。在第四周，由跪立位置开始，随后进入英雄坐（图 2.2.11.2），使用必要的辅具。出体式进入 Daṇḍāsana（手杖式）。

保持该体式 2 至 3 分钟。根据第一周和第二周介绍的转换方式进入下一个体式。

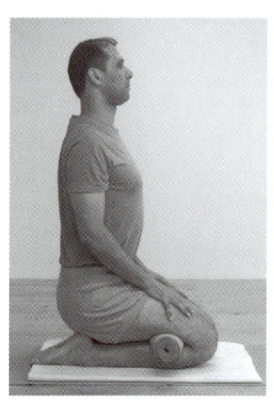

该体式可以在家习练。

图2.2.11.1 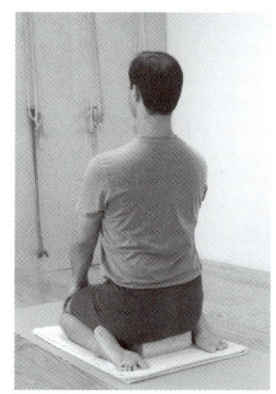　　图2.2.11.2

12. Daṇḍāsana（手杖式）

如果髋部和腘绳肌紧张，可以坐在抱枕或者毛毯上，脊柱底端上提。双脚打开与髋部同宽。

将沙袋置于双膝上方后转换进入下一个体式，躺下。

13. Śavāsana（挺尸式）

保持该体式 5 分钟。该体式可以在家习练。

第三章

长序列习练

这是一个具有挑战性的以直腿体式为主的体式序列，主要针对更有热情的艾扬格瑜伽习练者。最后是以四个屈腿体式结束习练。对于那些感觉屈腿体式更有疗愈作用的习练者，则应将这几个体式放在序列的开始阶段习练。

该序列可根据习练者的经验及膝部问题的严重程度来进行调整。如果该序列难度过大，起不到应有的作用，则应从第二章中的第四周序列开始习练。

如果没有可用的膝棒，则可以习练第一章中示范的直腿体式的变体。但膝棒在帮助膝盖归正及辅助治疗方面效果都更加理想。无论是否使用膝棒，都应根据膝部问题的严重程度，坚持每日习练1至3个月，多习练直腿体式对于缓解及改善膝部问题是至关重要的。当膝部的状况开始得到缓解，习练的重心可以由直腿习练为主转为常规习练，而无须特别做一些疗愈性的调整。当感到膝部问题已经改善，在接下来的一段时间内，每周保持一次直腿习练对于维持膝部的恢复状态十分有益。

在习练中，如果膝棒会造成不适，可以将膝棒移除后继续习练，在膝部上下两侧是否使用伸展带均可。在完成了Sālamba Sarvāṅgāsana（有支撑的所有肢体式）及其相关序列习练后可再次使用膝棒。

有时，膝棒会从髌骨的两侧滑下。当膝部有较多的炎症和积液，或者髌骨显著脱离正位时，此种情况便可能发生。当出现这种问题时，要重新调整膝棒位置，将其放回髌骨两侧。通常情况下，膝棒会在膝部存在问题的一侧下滑。

将这个序列作为一个习练的基点。序列中既有后弯习练也有前屈习练。前者被安排在Sālamba Śīrṣāsana（有支撑的头倒立式）之后。而后者被安排在Sālamba Sarvāṅgāsana（有支撑的所有肢体式）序列之后。如有需要，可将前屈习练移到序列的前面代替后弯习练（参见第三章第30个至第32个体式）。

在正式开始习练之前，先完整熟悉该序列，将需要的辅具熟记于心以尽量减少习练过程中的干扰。虽然可以绑好膝棒后行走，但这会使它们移位，伸展带也会变得松弛，需要重新调整。即使绑得非常好，在转换到不同姿势的时候，这种情况还是会发生。

第一章中没有介绍过的体式在本章中将被较详细地介绍。关于体式的更多细节可以参见《瑜伽之光》。本书主要针对的读者是艾扬格瑜伽的规律习练者。

复习第一章介绍过的以下体式的变体。每天去尝试不同的体式，看看可以产生什么效果，去发现最适合自己的习练。

习练愉快！

1. Daṇḍāsana（手杖式）

参见第一章第4个体式，习练 Daṇḍāsana（手杖式）的变体之一，有无膝棒皆可。

如果使用膝棒，那么在接下来的所有体式中都继续使用它们（图3.1.1）。从 Utthita Marīchyāsana Ⅰ（站立圣马里奇一式）开始屈膝习练。当膝棒滑离髌骨两侧时要调整位置。如本章开篇中提到过的，这种情况在进出体式的过程中经常发生。有时由于膝部不在正位或者有炎症，膝棒也会被挤压错位。当膝棒引起不适时，就应该移除，但膝部上下两侧的伸展带仍可继续使用。

根据个人能力，保持该体式5至10分钟。保持膝棒固定并移除其他辅具。双脚放到墙边，进入下一个体式。

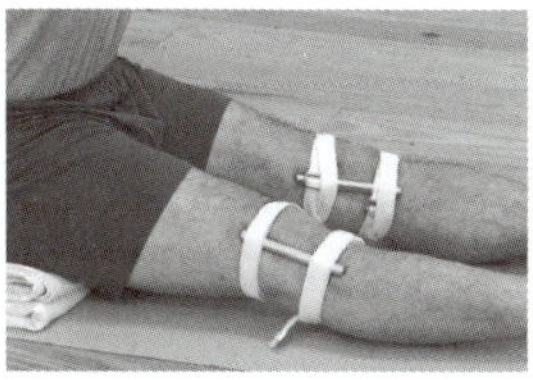

图3.1.1

2. Supta Padaṅguṣṭhāsana（仰卧手抓大脚趾式）（侧面伸展及扭转）

地面脚的脚掌贴墙面或者瑜伽砖，上抬脚并用伸展带固定（图3.2.1）。如果可能的话，将一个杠铃片置于下方腿的膝盖内侧（图3.2.2）。图3.2.3 示范了扭转变体。

在每一个变体中停留1分钟，并重复习练3次。稍微离开墙面，进入下一个体式。

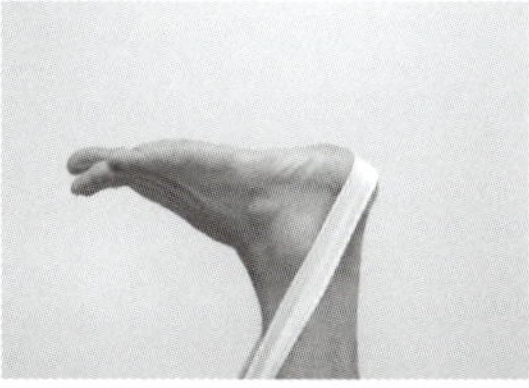

图3.2.1 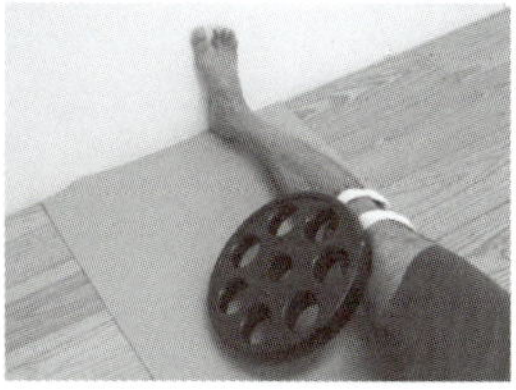　　图3.2.2

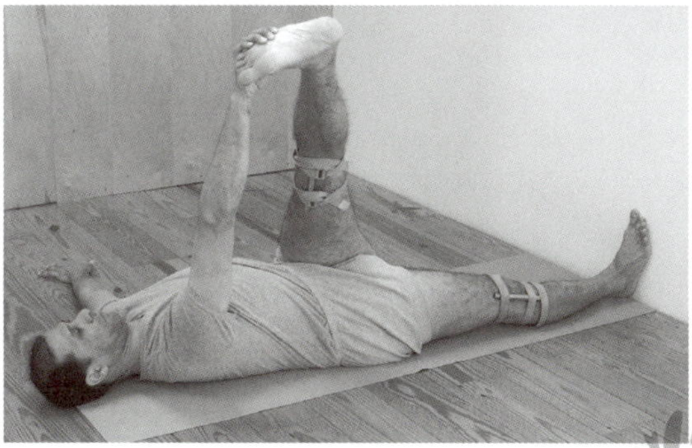

图3.2.3

3.Ūrdhva Prasārita Pādāsana（上伸腿式）

在习练该体式时，首先以伸展带辅助双脚，将双脚打开与髋同宽（图3.3.1）。随后松开伸展带并继续停留在该体式中，双臂伸展过头顶，手肘伸直，双手手背贴地。在进行腿部移动的过程中，不能让双手向肩部移动。如果有地面墙钩或者类似的稳定支撑，可以用双手抓住，双臂完全伸直（图3.3.2）。双腿与地面呈60°（图3.3.3），然后呈30°（图3.3.4）。双腿回到与地面呈90°。向上抬腿时，大腿前侧向下，沉向骨骼。向下放腿时，腓肌向上，贴向骨骼。双脚向外推，远离骨盆并将膝关节韧带完全伸展。

保持90°的腿部变体1至3分钟。根据个人能力，在其他的腿部角度保持5至10秒并重复习练3至10次。双腿回到与地面呈90°后进入下一个体式。

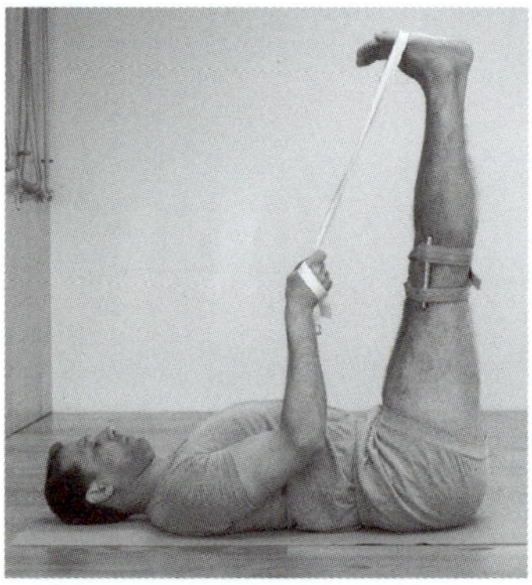

图 3.3.1

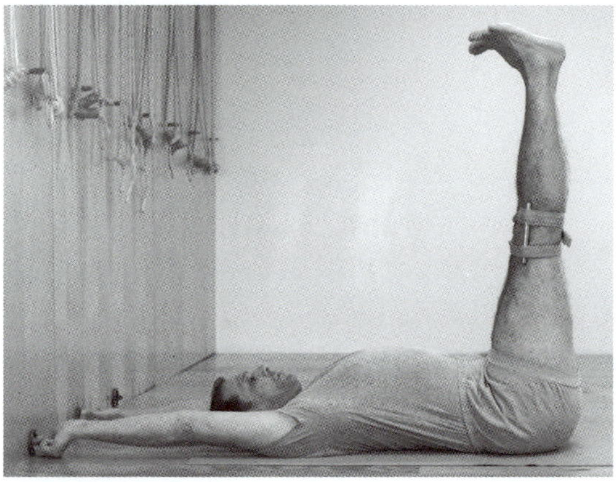

图 3.3.2

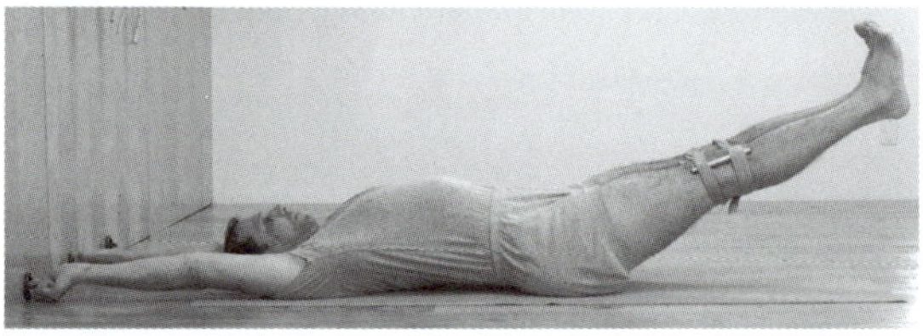

图 3.3.3

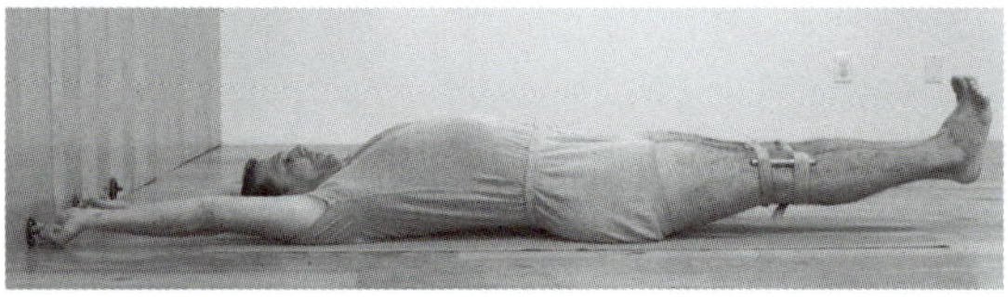

图 3.3.4

4. Jaṭhara Parivartanāsana（腹部扭转式）

从 Ūrdhva Prasārita Pādāsana（上伸腿式）双腿与地面呈 90° 开始。双臂向两侧打开，手掌贴向地面，帮助肩部保持贴地。三角肌的前侧向后移，贴向地面，进一步帮助肩部保持贴地。当双腿转向左侧时，左小腿外侧推向内侧（图 3.4.1）。完整地伸展膝部韧带。另一侧重复习练，右小腿外侧推向内侧。

根据个人能力，每侧保持该体式 10 至 20 秒，重复习练 3 次。转身到侧面，双手推地起身，转换进入下一个体式。

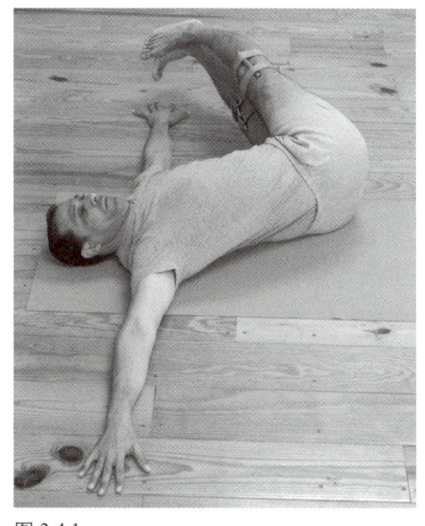

图 3.4.1

5. Upaviṣṭa Koṇāsana（坐角式）

骶骨贴墙，如果髋部和骶骨没有受到膝部问题的影响，也可以不靠墙坐在房间中央习练。如果可能的话，将双脚上抬到瑜伽砖上。还可以面向墙，将双脚的内侧边缘贴住墙，同时双脚脚跟下面垫瑜伽砖。双手放到臀部后方的地面上，或者用瑜伽砖支撑上提胸腔。还可以利用墙钩或者墙绳帮助上提胸腔（图 3.5.1）。双脚外缘移离墙面。利用墙面将双腿内侧打得更开。臀部中段前移，将双腿内侧进一步向脚跟拉长。

停留在该体式中 5 分钟。从 Upaviṣṭa Koṇāsana（坐角式）进入下一个体式。

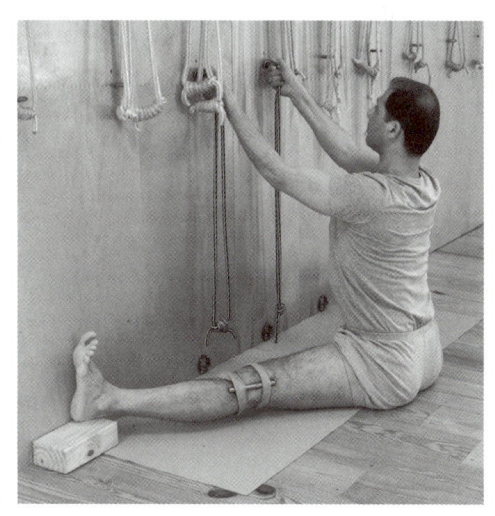

图 3.5.1

6. Pārśva Upaviṣṭa Koṇāsana（侧坐角式）

如果臀部靠墙坐立，则需要移离墙面一些，以便有足够的空间可以扭转。先向右侧扭转，然后向左侧扭转。在扭转时，可以将后方手放到墙上协助进一步扭转（图 3.6.1）。如果面朝墙，则可以利用墙绳借力进一步扭转（图 3.6.2）。该体式也可以面朝讲台习练（图 3.6.3）。

每侧保持该体式 30 至 60 秒，重复习练 3 次。

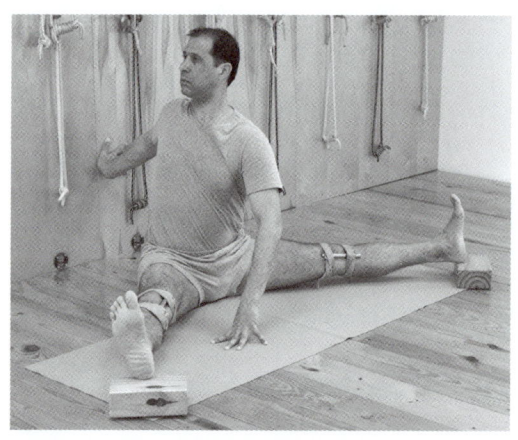

图 3.6.1

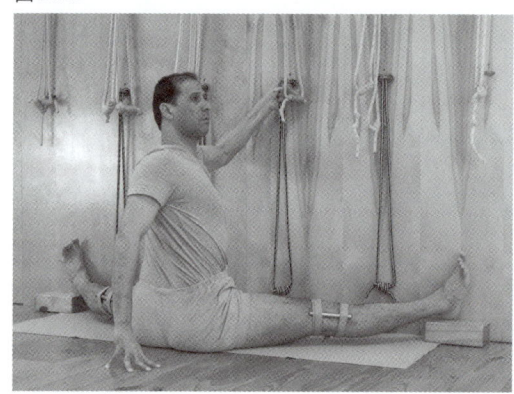

图 3.6.2

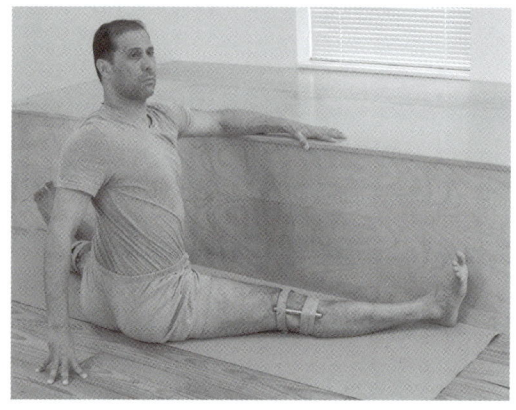

图 3.6.3

7. Anantāsana（毗湿奴式）

结束上一个体式后，仰卧躺下，转到身体右侧。左臂伸直，手掌向下，与身体呈一条直线。左侧手腕、手肘、肩膀、腰部、髋部、双膝及双脚应处在同一平面。头部放置在右臂上，左手扶身体前方的地面以便保持稳定。脚趾移向脚跟，大腿前侧向后收紧，帮助保持稳定。右侧腋窝后方压向地面，抬头，用手支撑右耳上方的头部。右脚趾继续移向脚跟。左腿向上抬起，左手食指、中指与大拇指抓住左脚大脚趾（图 3.7.1）。

图 3.7.1

右侧内腹股沟向脚跟上提，右大腿外侧移向尾骨，打开骨盆以便帮助股骨头收入关节窝。尽可能延展膝关节韧带。放下右腿，转身仰卧来到右侧习练。如果有弓形腿的问题，在脚踝和脚外侧下方垫一张毛毯并向下压（图 3.7.2），进一步伸展双腿以稳定体式。

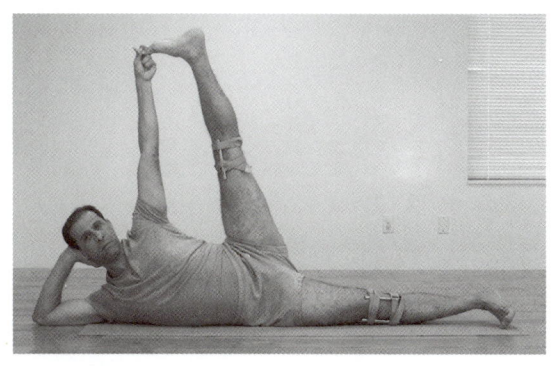

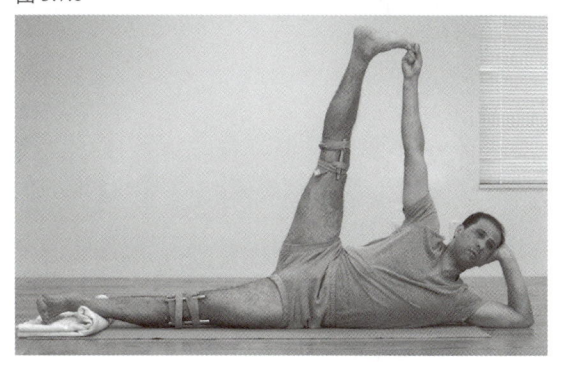

图 3.7.2

根据个人能力，每侧保持该体式 30 秒至 2 分钟。带着膝棒进入下一个体式。

8. Adho Mukha Śvānāsana（下犬式）

带着膝棒从地面上站起来需要一定的力量。在 Daṇḍāsana（手杖式）中转身面向地面（图 3.8.1）。脚趾朝下，双手压地，推起进入平板支撑（图 3.8.2）。双手推地将大腿向上、向后提起，并向前走（图 3.8.3）。随后参见第一章第 8 个体式进入各种体式变体。

在习练体式变体时，每个变体保持 2 分钟，重复习练。将双手向后走或者将双脚向前走进入 Uttānāsana（强烈式）。这两个体式可以互相替换并重复习练。

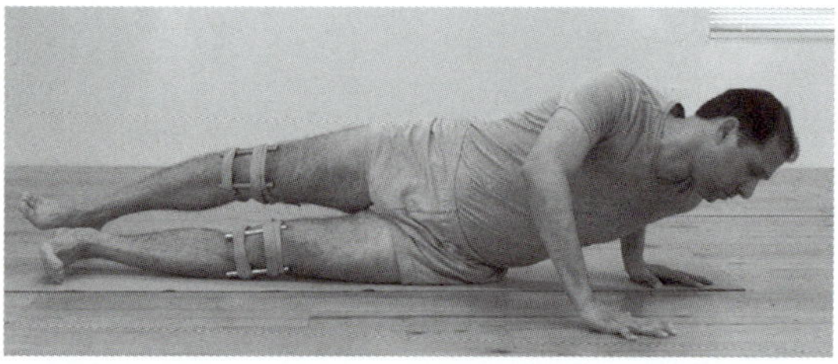

图 3.8.1

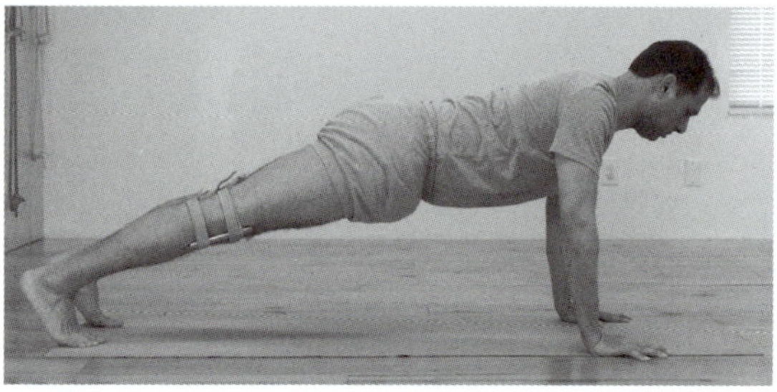

图 3.8.2

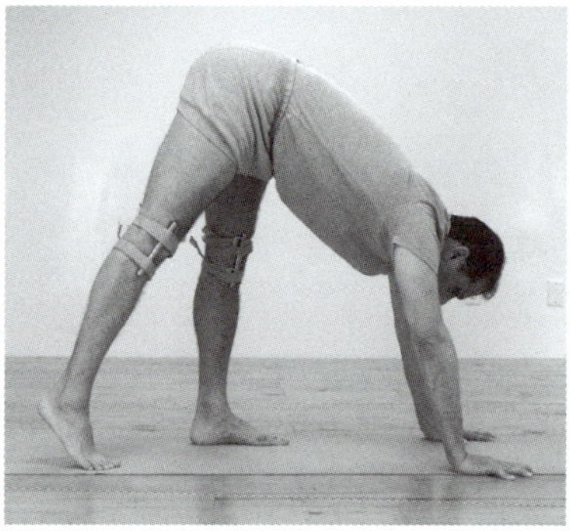

图 3.8.3

9. Uttānāsana（强烈式）

参见第一章第 10 个体式（图 3.9.1）。

根据个人能力，保持该体式 1 至 3 分钟。如果需要，也可以在习练其他站立体式的中间重复该体式。

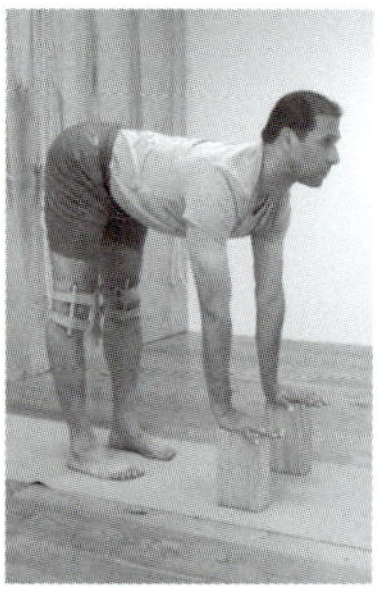

图 3.9.1

10. Utthita Hasta Pādāṅguṣṭhāsana（站立手抓大脚趾式）（侧面伸展及扭转）

参见第一章第 12 个和第 13 个体式，腿上抬并打开到侧面（图 3.10.1 和图 3.10.2）。可以选择以右腿完成 3 个腿部变体，还可以完成每个变体后换腿习练。

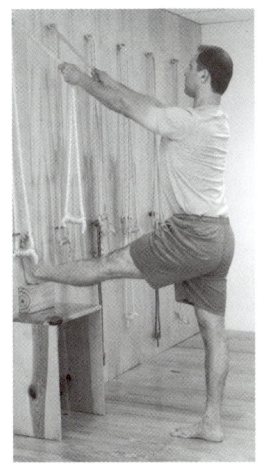

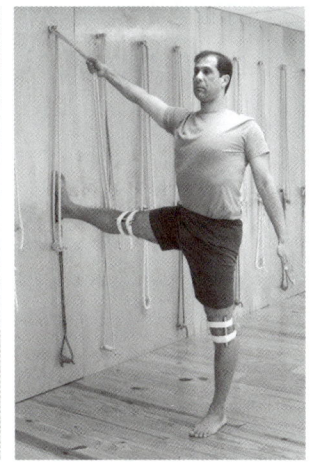

图3.10.1　　　　图3.10.2

如图 3.10.3 和图 3.10.4 所示为右手扶髋并向侧面伸展的扭转伸展变体。在习练所有体式时，均应收紧膝部并尽可能延展膝部韧带。站立腿脚跟下压。脚跟、膝部及大腿内侧向后移。大腿后侧肌肉移离骨骼，靠近皮肤。上抬腿的大腿前侧移向髋部，大腿后侧移向脚跟。在整个习练过程中，应保持髋部水平。

每个腿部变体均保持 1 分钟，重复习练 3 次。

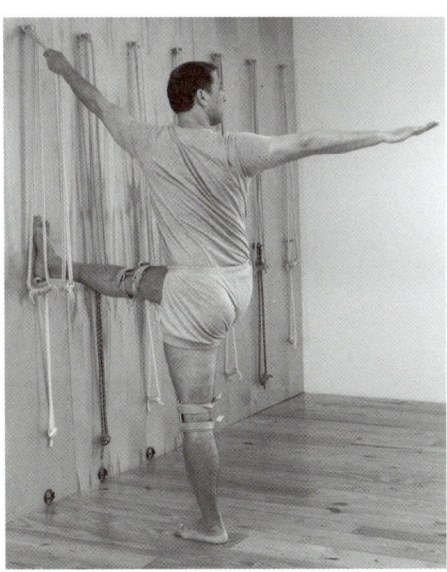

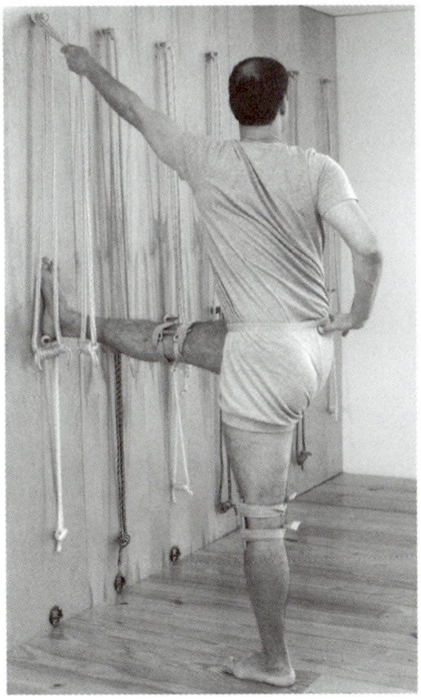

图 3.10.3　　　　图 3.10.4

11. Utthita Trikoṇāsana（三角伸展式）

参见第一章第 14 个体式（图 3.11.1）。

每侧保持 30 至 60 秒，根据自身需求重复习练。

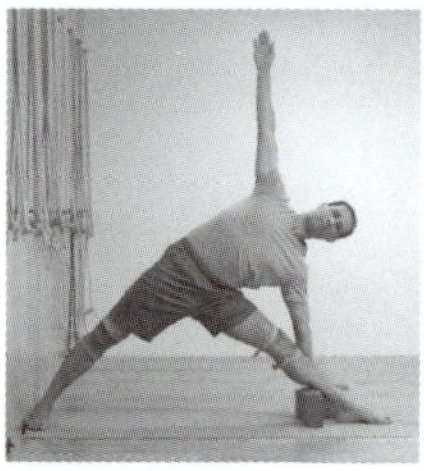

图3.11.1

12. Parivṛtta Trikoṇāsana（扭转的三角伸展式）

参见第一章第 16 个体式（图 3.12.1）。

每侧保持 30 至 60 秒，根据自身需求重复习练。

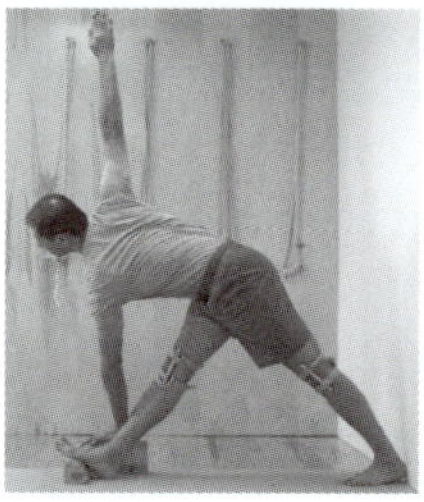

图3.12.1

13. Ardha Candrāsana（半月式）

参见第一章第 17 个体式（图 3.13.1）。

每侧保持 30 至 60 秒，根据自身需求重复习练。

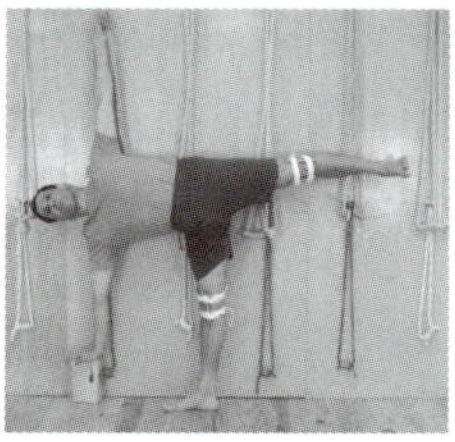

图3.13.1

14. Pārśvottānāsana（加强侧伸展式）

参见第一章第 15 个体式（图 3.14.1）。

每侧保持 30 至 60 秒，根据自身需求重复习练。

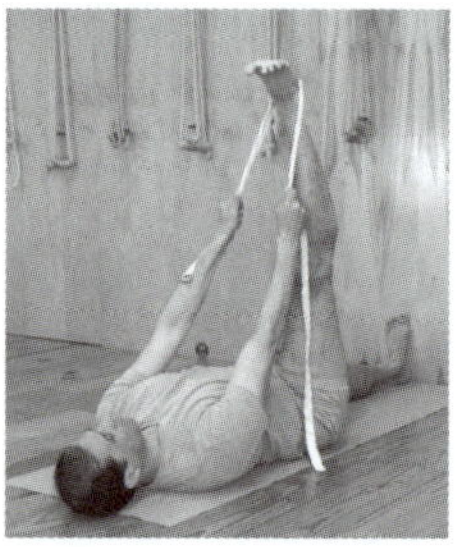

图3.14.1

15. Prasārita Pādōttānāsana（双角式）

参见第一章第 20 个体式（图 3.15.1）。

分别保持抬头和低头变体 30 至 60 秒。

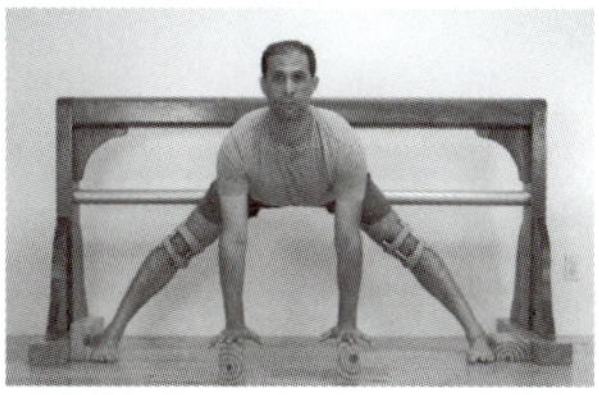

图3.15.1

16. Ūrdhva Prasārita Eka Pāda Pādāsana（上单腿伸腿式）

如图 3.16.1 所示进入 Uttānāsana（强烈式）。左腿向后（图 3.16.2），随后将其尽可能向上抬高（图 3.16.3）。保持左腿的高度，双手如果之前推在瑜伽砖上，现在放到地面上（图 3.16.4）。保持左腿抬高，将双手向后放到右脚的两侧（图 3.16.5）。左手抓右脚踝，右手保持放在右脚旁（图 3.16.6）。保持腹部放松，继续抬起左腿。左侧内腹股沟向脚跟内侧上提。左脚大脚趾向后伸展，进一步伸直左腿。左脚大脚趾指甲内缘延展，左髋外侧转向地面。两侧髋部保持与地面水平。两侧大腿中段收紧，因为它们在体式中容易松懈。如果左腿变低，将双手再一次向前，以便抬高左腿。反复移动双手，以便帮助左腿保持在尽可能高的位置。回到 Uttānāsana（强烈式）。也可以由双脚并拢的 Uttānāsana（强烈式）进入该体式（图 3.16.7）。

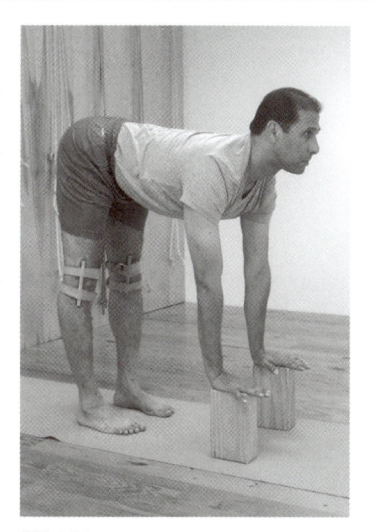

图3.16.1

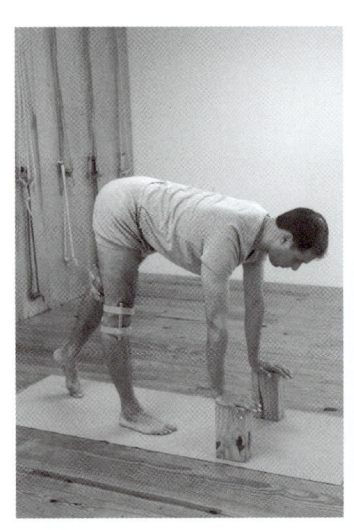

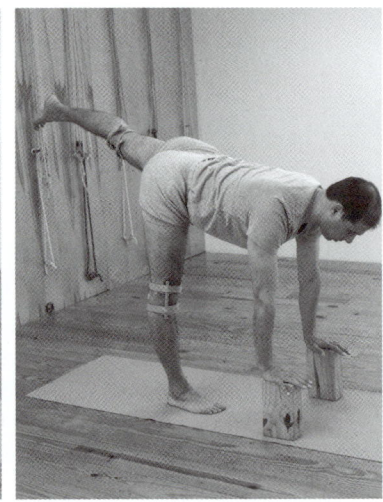

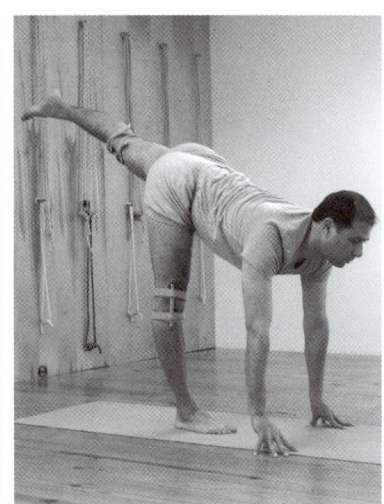

图 3.16.2

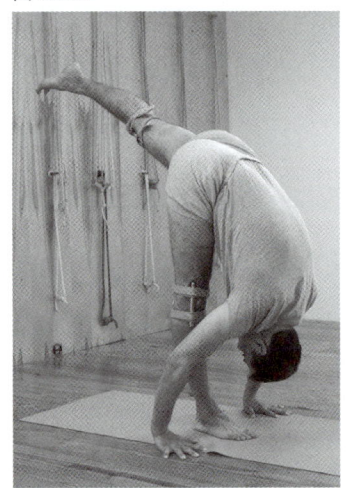

图 3.16.3

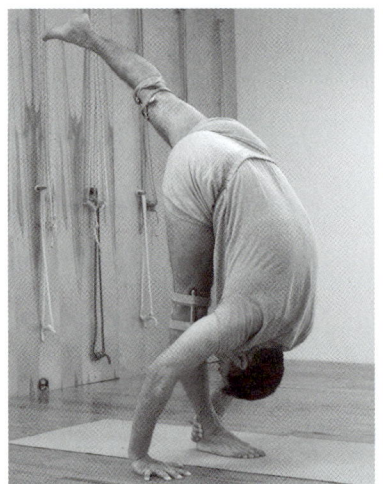

图 3.16.4

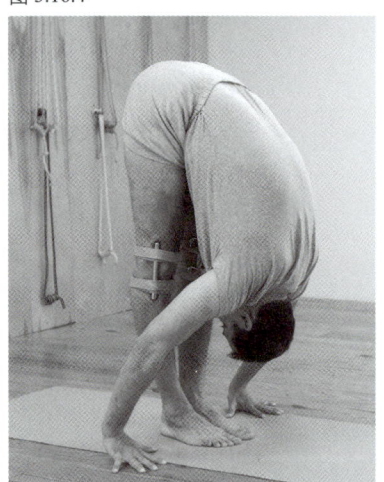

图 3.16.5

图 3.16.6

图 3.16.7

站在离墙约 46 厘米处，前屈进入 Uttānāsana（强烈式）。凹背，双手放在肩部正下方的地面上。左脚面触墙，左腿上抬。对于腿部比较僵紧的习练者，在该体式中可以将膝棒移除，使膝盖能够弯曲，从而将腿上抬得更高。膝部尽量伸直（图 3.16.8）。右脚向后贴墙，脚跟着地。脚跟靠墙的同时应始终着地。如果无法做到，应将脚向前移，直至脚跟能够着地，膝部伸直。尽可能将双手向前，远离墙面。继续将左腿向上靠墙提起（图 3.16.9）。该体式需要一定的力量。将左腿放下，回到 Uttānāsana（强烈式），先平稳呼吸再将右腿向上抬起。

每侧保持 30 至 60 秒，根据自身需求重复习练。

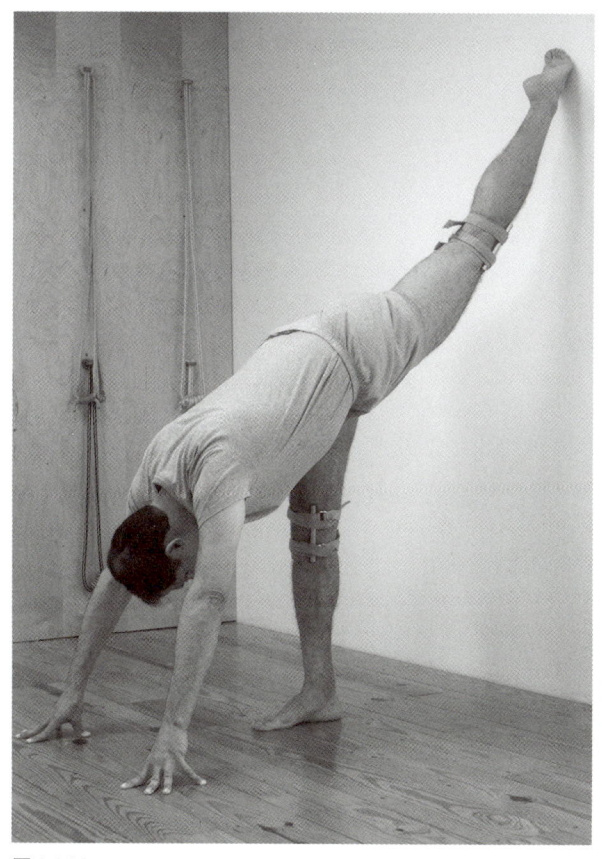

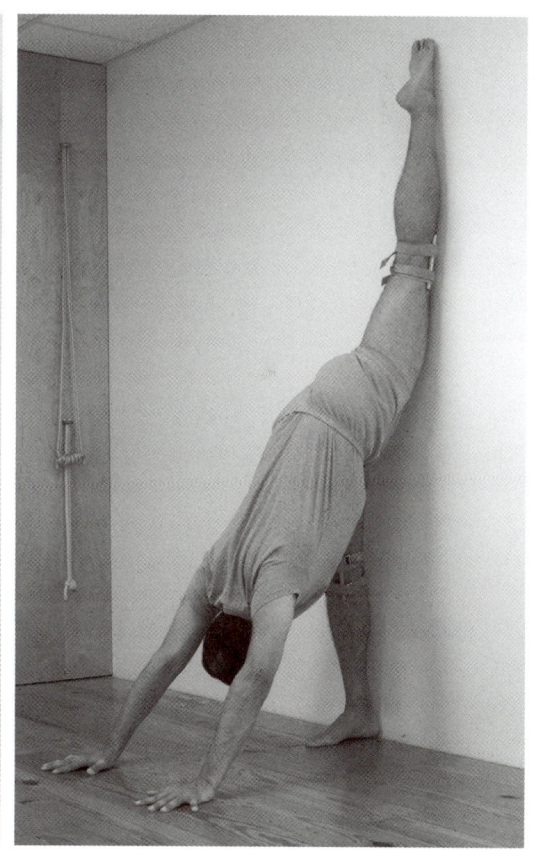

图 3.16.8　　　　　　　　　　　　图 3.16.9

17. Paripūrṇa Nāvāsana（全船式）

　　将一个小型犁式盒或者凳子靠墙放置在瑜伽垫上。将一张瑜伽垫或者防滑垫置于其上。进入有膝棒辅助的 Daṇḍāsana（手杖式），坐到距离犁式盒约 15 厘米的地方。将一块瑜伽砖置于双脚下面，用一根长伸展带绕过瑜伽砖和手臂下方的上背部。伸展带的环扣保持在双手可以碰到的位置，以便按需调整长度。双手推地，双腿上抬，进入 Paripūrṇa Nāvāsana（全船式）（图 3.17.1）。脊柱底端上提，利用犁式盒拱起上背部。胸骨上提。双脚压向瑜伽砖。双腿后侧向脚跟拉长。大腿前侧移向髋部。骨盆区域放松，脊柱前侧上提。尽可能地伸展双膝。可以在房间中央以膝棒、伸展带及瑜伽砖辅助。双手放在地面上，以便保持平衡（图 3.17.2）。双臂上抬，与地面平行，手掌相对。肱三头肌上提使胸腔两侧上提。上臂部外侧向后移，肩胛骨内侧向前移（图 3.17.3）。

　　根据个人能力，保持该体式 30 至 90 秒。伸展带有助于轻松地将体式保持更长时间。

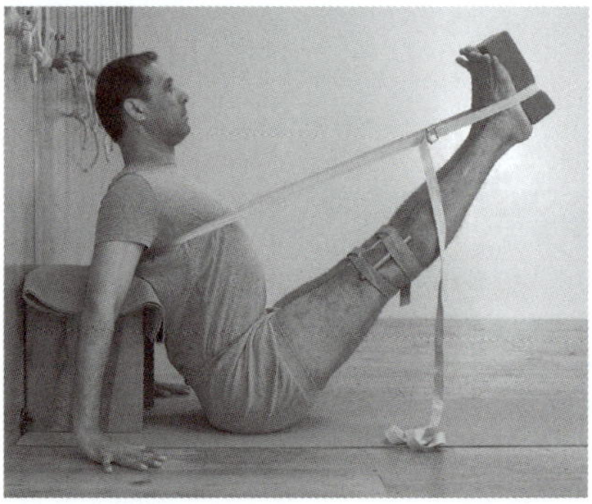

图 3.17.1

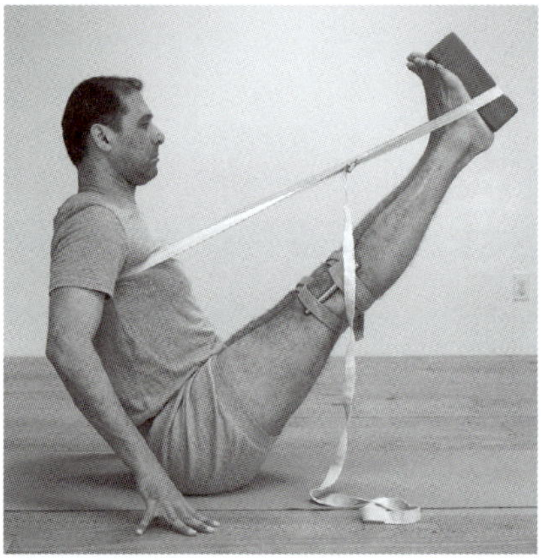

图 3.17.2

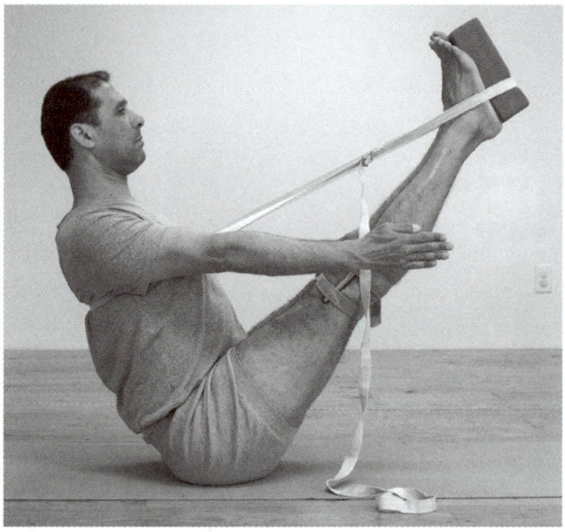

图 3.17.3

18. Ubhaya Pādāṅguṣṭhāsana（坐立手抓大脚趾式）

带着膝棒进入 Daṇḍāsana（手杖式）坐立。如果可能的话，双腿依次上抬，并用中指、食指和大拇指抓双脚大脚趾。带着膝棒将腿向上伸直需要一定的力量。如果力量不够，膝盖可以稍微弯曲。如果带着膝棒无法进入体式，可将它们移除，仅保留膝部上下两侧的伸展带。双脚推向天花板。肱二头肌转向天花板，肱三头肌上提使胸腔两侧上提。收紧双膝和大腿，双膝伸直。内腹股沟向脚跟内侧延展。延展双脚趾球和脚趾（图 3.18.1）。

保持该体式 10 至 30 秒，直接进入 Ūrdhva Mukha Paścimottānāsana Ⅰ（面朝上的西方强烈一式）。

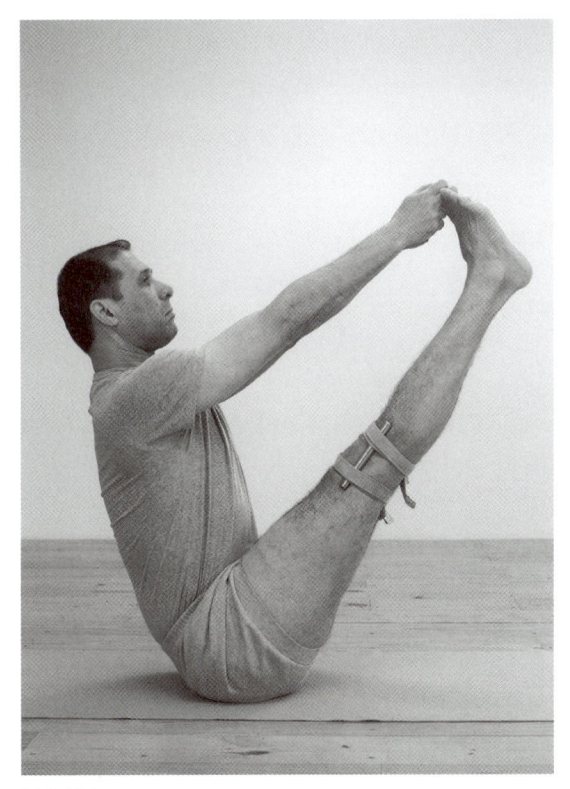

图 3.18.1

19.Ūrdhva Mukha Paścimottānāsana Ⅰ（面朝上的西方强烈一式）

在 Ubhaya Pādāṅguṣṭhāsana（坐立手抓大脚趾式）中，依次将双手移到双脚外侧抓脚（图 3.19.1）。双脚推向天花板。大腿前侧收向大腿后侧。双腿前侧向髋部延展，后侧向脚部延展。屈肘，躯干两侧上提。腰椎及胸腔两侧上提，躯干贴向双腿。避免将双腿移向躯干，这一动作需要腹部力量。向地面方向放松下腹部的同时上提胸腔。双膝尽可能延展伸直（图 3.19.2）。

坐在与墙平行，离墙约 30 厘米的位置。转身面向墙，将双脚脚跟放到墙上。双手可以抓住墙钩，向两侧屈肘，双腿向躯干上提（图 3.19.3）。双膝尽可能延展伸直。

根据个人能力，保持该体式 10 至 60 秒，如果需要可以重复习练。该体式能锻炼腹部力量。

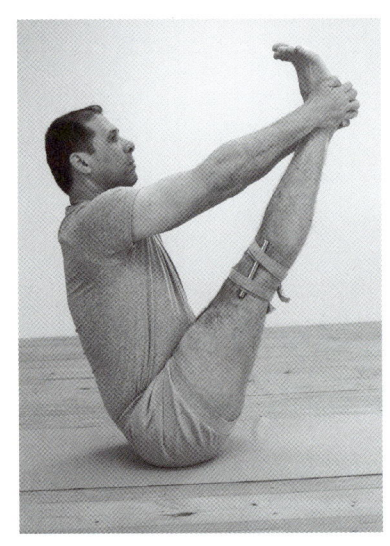

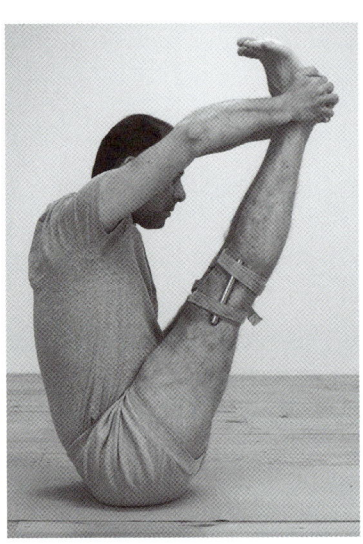

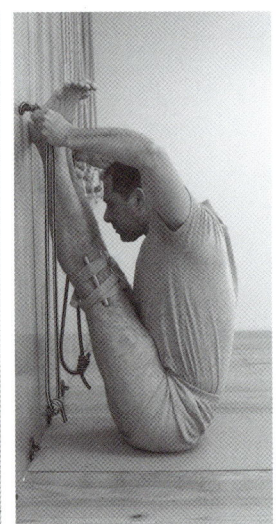

图 3.19.1   图 3.19.2   图 3.19.3

20.Ūrdhva Mukha Paścimottānāsana Ⅱ（面朝上的西方强烈二式）

带着膝棒坐立进入 Daṇḍāsana（手杖式），向后卷身体进入 Halāsana（犁式）。双手抓双脚侧面。内腹股沟后侧向臀部延展，下背部尽量贴向地面。如果双腿后侧没有与天花板平行，则将脚跟稍微抬离地面，直至双腿后侧与天花板平行。继续向臀部拉长内腹股沟后侧来保持体式稳定。双膝尽可能延展伸直。向两侧屈肘，头部和胸口上抬贴向双腿。放松腹部对肋骨底端的抓握感。如果难以平衡，或者腘绳肌和髋部感到紧张，则可以坐在一个抱枕或者折叠毛毯的前方，然后躺下进入 Halāsana（犁式）。下背部可以放到抱枕上以便获得支撑（图 3.20.1）。

根据个人能力，保持该体式 20 至 60 秒。该体式需要很强的腹部收缩。

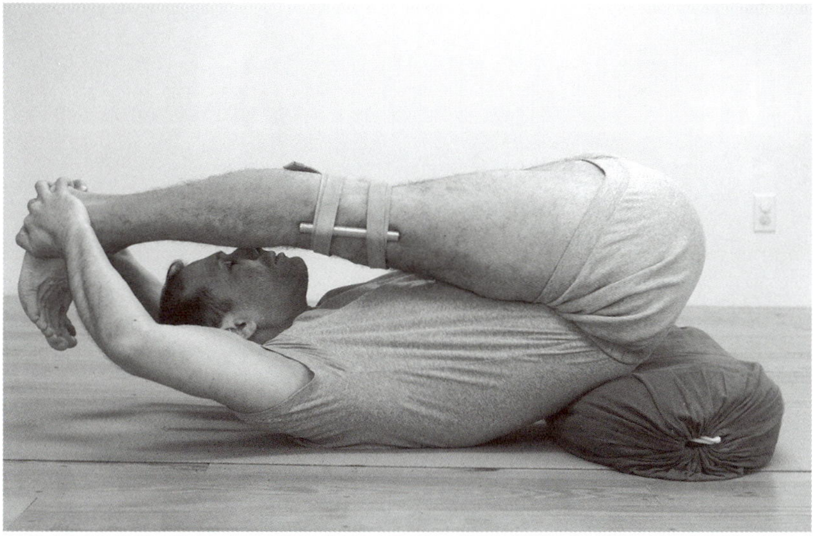

图 3.20.1

21. Adho Mukha Śvānāsana（下犬式）

在前屈体式后再次习练该体式来放松背部。双手压向瑜伽砖，进一步延展双臂并将大腿顶端向后移。脚跟下沉。小腿后推，腓肌向脚跟下沉，尽量伸展双膝（图 3.21.1）。

根据个人能力，保持该体式 30 秒至 2 分钟。在之前的腹部收缩体式后习练该体式，有助于将腹部向后拉长。

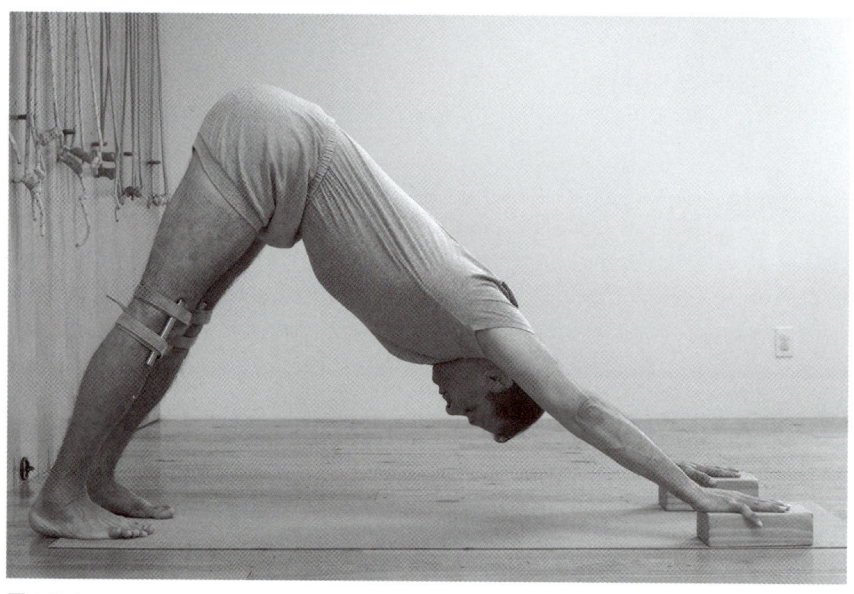

图 3.21.1

22. Sālamba Śīrṣāsana I（有支撑的头倒立一式）

根据个人的能力和需求，参考第一章第53个体式习练各种有辅具的变体。有无墙面辅助均可。如图 3.22.1 所示为另一个变体，以膝棒辅助，并在股骨头、大腿中段、小腿中段及脚踝处使用伸展带。在习练以下变体时，均应先回到 Sālamba Śīrṣāsana I（有支撑的头倒立一式），重新调整双臂、躯干及臀部的状态，使它们在变体中始终保持上提。

根据个人能力，保持该体式 5 至 10 分钟。

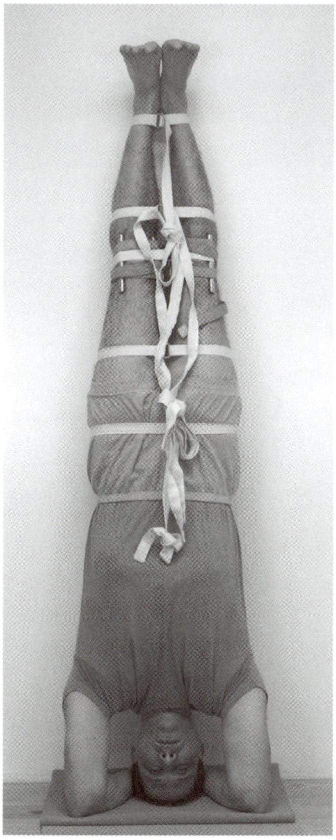

图 3.22.1

23. Pārśva Śīrṣāsana（侧头倒立式）

保持 Sālamba Śīrṣāsana I（有支撑的头倒立一式）的辅具，并转向右侧（图 3.23.1 所示为只使用膝棒）。腓肌上提，远离膝部后侧。脚跟移向脚趾，大腿后侧的肌肉移向皮肤。髋部保持水平。回到中间并转向左侧习练。再回到中间。移除大腿与小腿上的伸展带来习练接下来的三个变体。如果需要，重新将膝棒调整到髌骨的两侧。

根据个人能力，每侧保持该体式 30 至 60 秒。

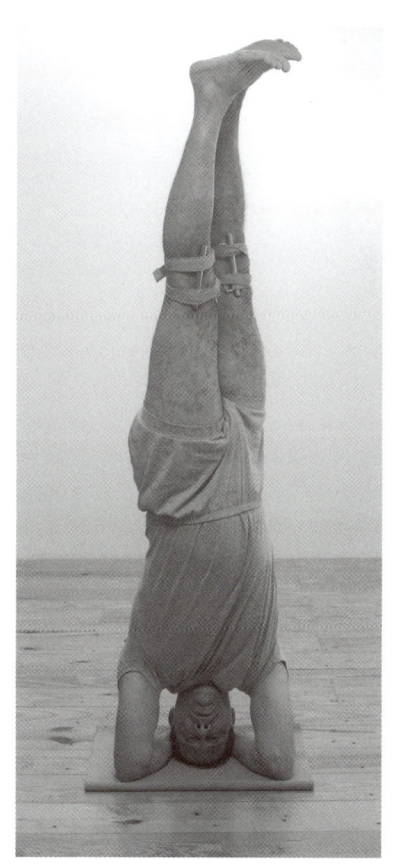

图 3.23.1

24. Eka Pāda Śīrṣāsana（单腿头倒立式）

在 Sālamba Śīrṣāsana Ⅰ（有支撑的头倒立一式）中以膝棒辅助（图 3.24.1），左大腿前侧向内旋，左侧内腹股沟向脚跟内侧上提，左腿尽可能抬高。右腿向前伸展到一半的位置（图 3.24.2）。如果可以，将右腿下降得更低，但膝盖必须保持伸直（图 3.24.3）。如果膝盖无法保持伸直，则右腿不要继续下降。收紧左侧臀部和左腿。右髋外侧上提，与左髋保持水平。右小腿骨顶端向腓肌上提，小腿后侧向脚跟延展，从而进一步伸直右腿。右大腿前侧移向髋部，后侧向脚跟进一步延展。完全收紧两侧髌骨。右腿向上抬回到 Sālamba Śīrṣāsana Ⅰ（有支撑的头倒立一式）。重新调整体式后再将左腿向前伸展。

根据个人能力，每侧保持该体式 30 至 60 秒。

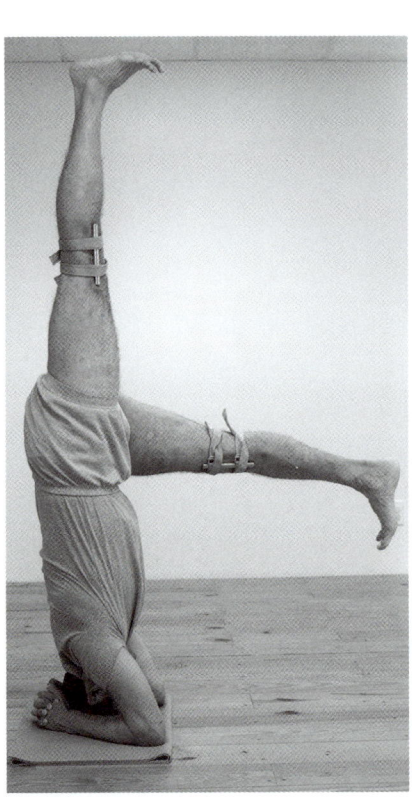

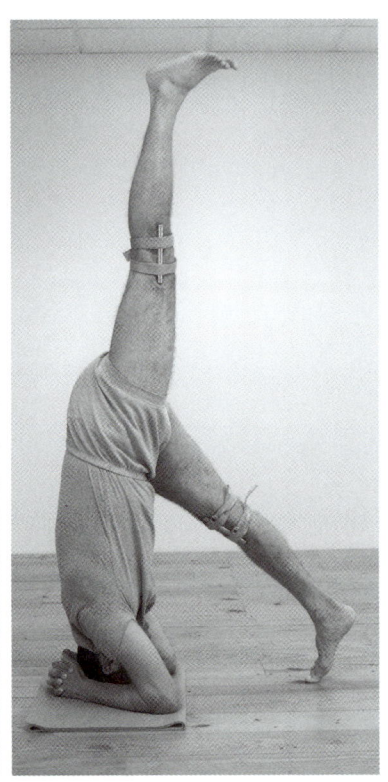

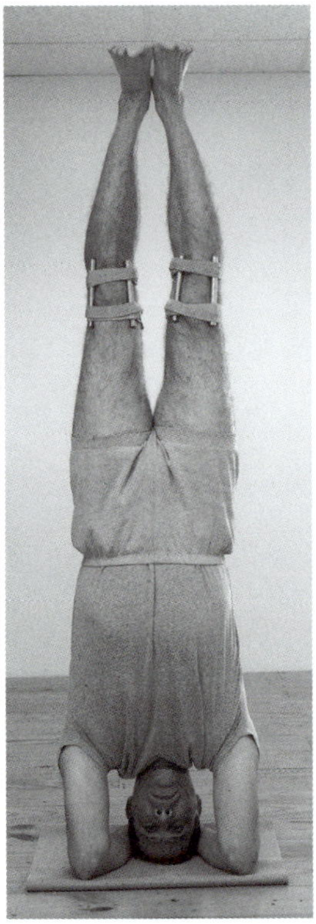

图 3.24.1　　　　　　图 3.24.2　　　　　　图 3.24.3

25. Pārśva Eka Pāda Śīrṣāsana（侧单腿头倒立式）

在 Sālamba Śīrṣāsana Ⅰ（有支撑的头倒立一式）中，左大腿前侧向内旋，左侧内腹股沟向脚跟内侧上提，左腿尽可能抬高。右腿在髋关节窝处尽可能地向外旋（图 3.25.1）。右脚跟与左脚足弓对齐。保持左腿抬高，右腿向侧面下降到身体的中间位置或者尽可能低的位置（图 3.25.2）。能够做到的习练者可以将右腿进一步下降，但是不能以屈膝为代价。右侧臀部及髋关节窝外侧向天花板上提，髋部保持水平。不能让右侧身体向后下沉。回到中间并重复习练另一侧。

根据个人能力，每侧保持该体式 30 至 60 秒。

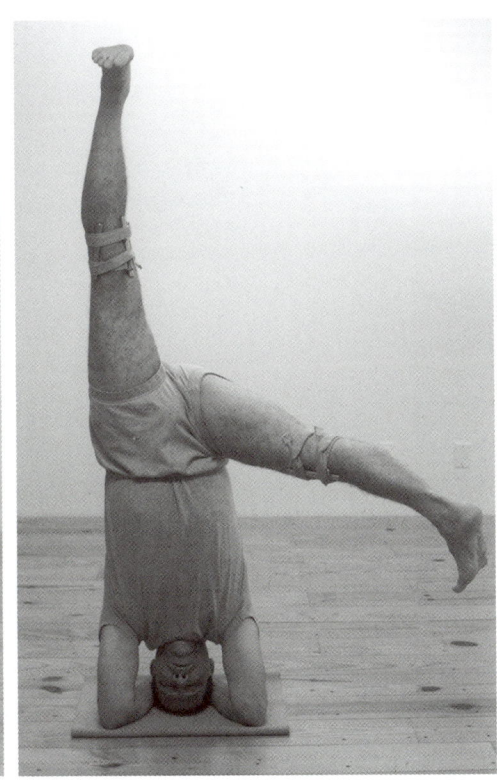

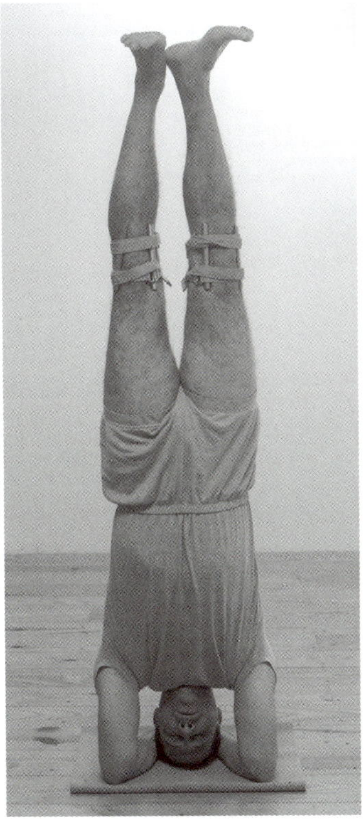

图 3.25.1　　　　图 3.25.2

26. Parivṛtta Eka Pāda Śīrṣāsana（扭转的单腿头倒立式）

在 Sālamba Śīrṣāsana Ⅰ（有支撑的头倒立一式）中，右腿向后伸展，右侧臀部中部收紧，右侧内腹股沟向脚跟内侧拉长。左腿向前的幅度应与右腿向后的幅度相同。因为左腿向前更容易，所以在习练中要尽量将右腿向后移从而避免左腿向前过多。双膝及大腿收紧。转向右侧。肝脏（右侧胸腔靠下的位置）拉向脚跟内侧，增加器官层的力量，进一步伸展右腿。会阴两侧保持水平。右腿后侧拉向左肩（图 3.26.1）。回到中间并重复习练另一侧，脾脏拉向左脚跟。

当以墙辅助时，首先转到 Pārśva Śīrṣāsana（侧头倒立式），随后交叉双腿。

根据个人能力，每侧保持该体式 30 至 60 秒。这是头倒立序列中的最后一个体式。先回到半头倒立后，再回到 Uttānāsana（强烈式）。

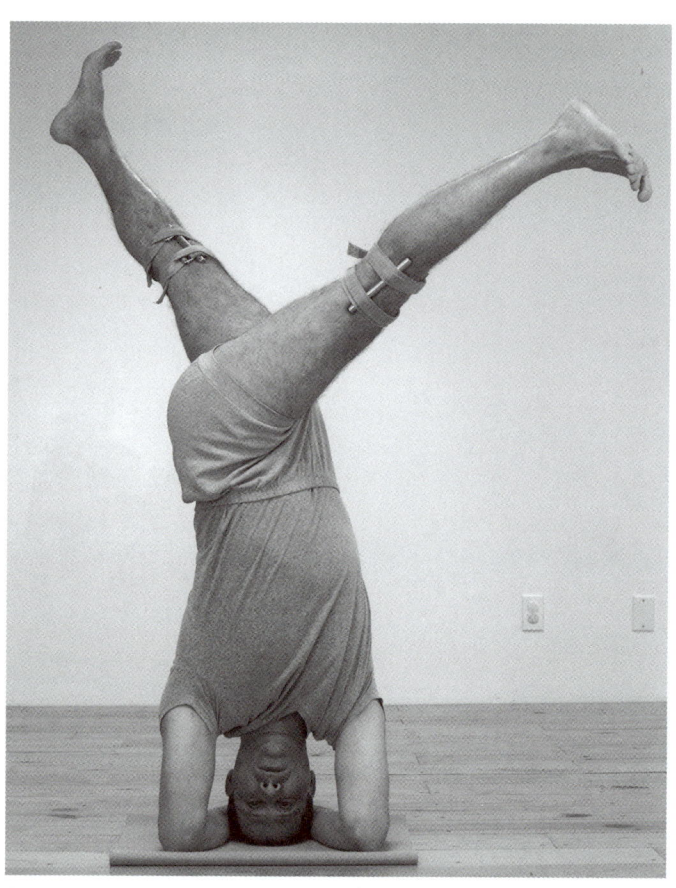

图 3.26.1

27. Adho Mukha Vṛkṣāsana（面朝下的树式）

在双腿向上抬起前，重新调整膝棒，确定它们足够稳定不会掉落。脚跟、小腿、双膝、大腿、臀部、肩胛骨、躯干及双臂的后侧上提。腓肌顶端上提。尽可能延展双膝（图 3.27.1）。

根据个人能力，保持该体式是 30 秒至 3 分钟。如果需要可重复习练。

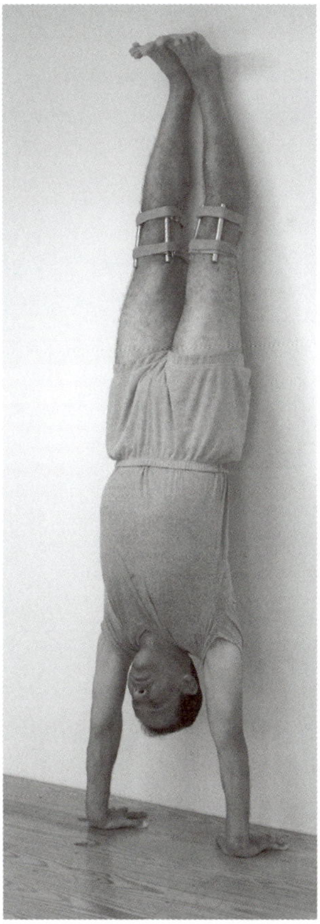

图 3.27.1

28. Pīnchā Mayūrāsana（单尾孔雀式）

在进入倒立前重新调整膝棒。双膝内侧的后方与脚跟、双腿的后侧、臀部、躯干一起有力地上提。双腿打开与髋同宽，大腿前侧向内旋，大腿后侧向外延展，臀部上提（图 3.28.1）。保持这些力的走向，并拢双腿（图 3.28.2）。双膝内侧后方及腓肌的顶端上提。

根据个人能力，保持该体式 30 秒至 2 分钟。如果需要可重复习练。

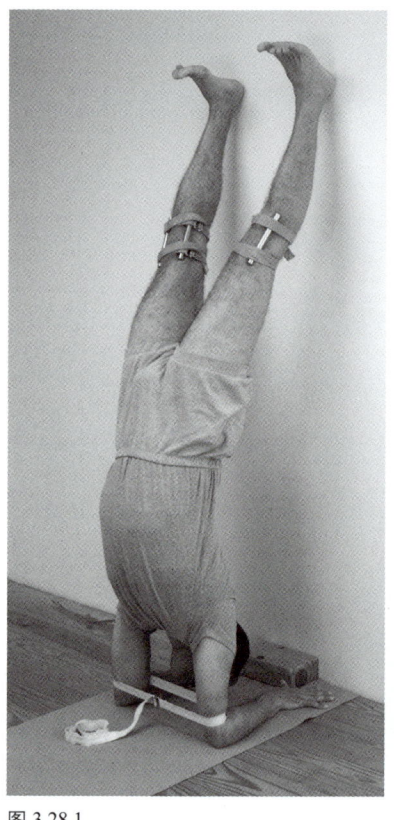

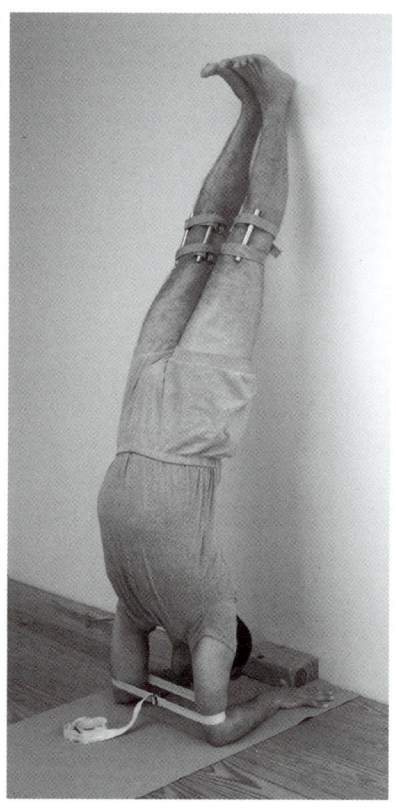

图 3.28.1   图 3.28.2

29. Chaturaṅga Daṇḍāsana（四肢支撑式）

带着膝棒俯卧在瑜伽垫上。脚趾回勾，腓肌向脚跟拉长，大腿前侧向骨骼上提。臀部移离腰部。双手置于手肘正下方，前臂与地面垂直。双手内缘、食指及大拇指下压。手肘内侧上提。眼睛向前看，锁骨上提，肋骨底端上提，身体与地面平行（图 3.29.1）。双膝内侧上提，延展腓肌，尽可能将双腿伸直。重心稍微前移来到脚趾上。

根据个人能力，保持该体式 10 至 20 秒，并重复习练 3 次。

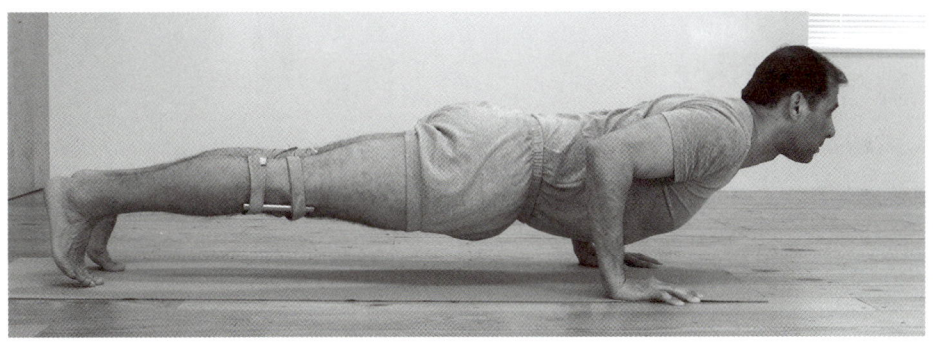

图 3.29.1

30. Śalabhāsana（蝗虫式）

俯卧，手臂放到髋部两侧，手掌朝向天花板。双手上提，与髋部齐平。上臂内侧向外旋。眼睛向前看，锁骨与胸骨上提。大脚趾向后延展，双腿尽可能伸展（图 3.30.1）。

根据个人能力，保持该体式 10 至 20 秒，并重复习练 3 次

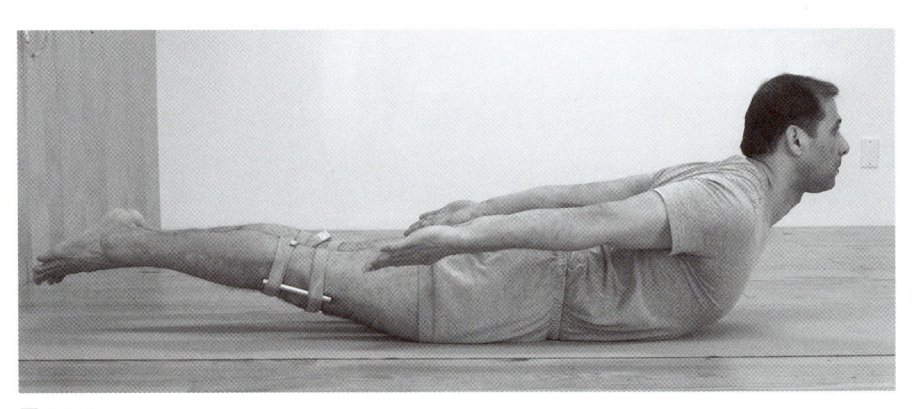

图 3.30.1

31. Ūrdhva Mukha Śvānāsana（上犬式）

俯卧，脚趾回勾，脚跟向后伸展。大脚趾下压。双膝内侧上提，双膝内侧的后部向双膝外侧打开。延展腓肌。大腿前侧收紧去向骨骼。大腿内侧的后方向外延展。大腿外侧移向地面，大腿内侧移向天花板。延展耻骨与骶骨（图3.31.1）。手掌下压，双臂与双膝内侧上提，进入该体式中，双膝不允许弯曲。双膝内侧保持上提（图3.31.2）。脚跟后移，背部前移，从而进一步伸展双腿并上提胸腔。

双手放在瑜伽砖上会增强手臂与腿部的力量，并能进一步提升胸腔（图3.31.3）。

带着膝棒俯卧，向后绷紧脚面。小脚趾下压，脚踝外侧向内移，双膝外侧向前拉长。双手内缘下压，臀部向双脚延展（图3.31.4）。继续保持小脚趾、脚踝、膝部及双手的力量，双臂内侧上提进入体式（图3.31.5）。骨盆的底端、胸腔及颈部上提，从而进一步拉长和延展躯干。双膝尽可能延展伸直。

根据个人能力，保持该体式30至60秒，并重复习练6次。

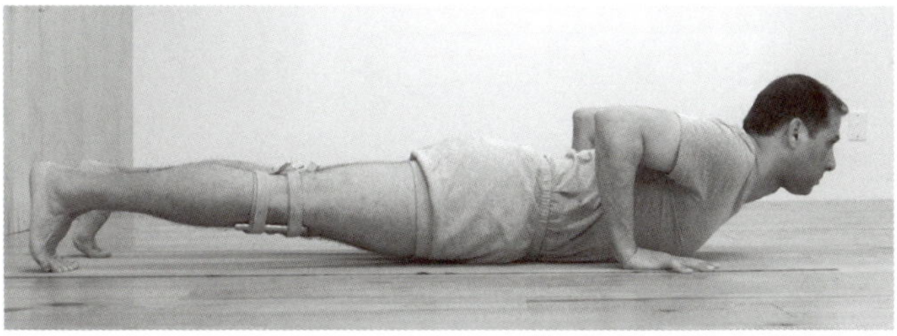

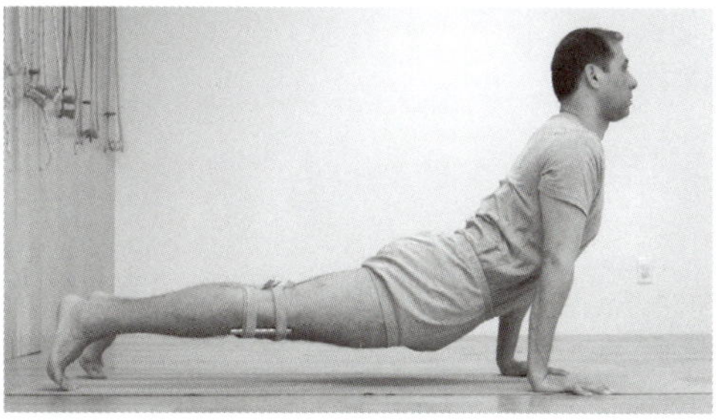

图3.31.2

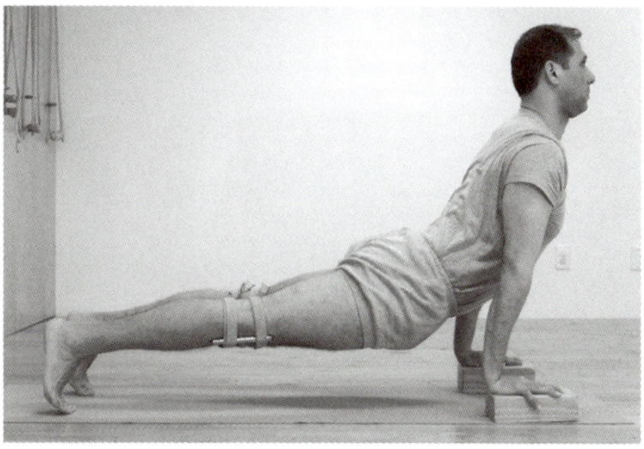

图3.31.3

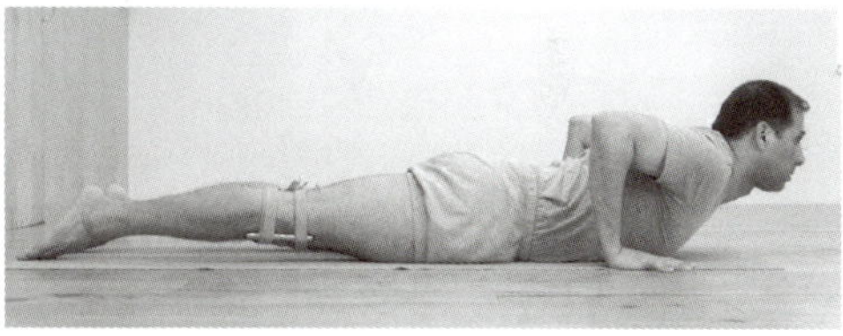

图3.31.4

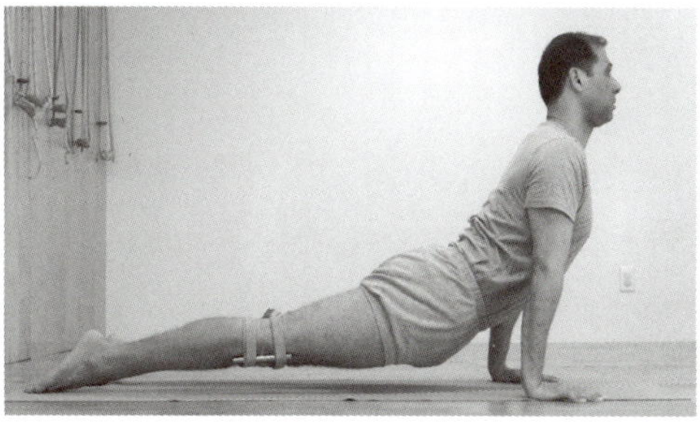

图3.31.1

图3.31.5

32. Dwi Pāda Viparīta Daṇḍāsana（双脚倒手杖式）

该体式可以在倒手杖凳或者椅子上习练。因为习练经典 Dwi Pāda Viparīta Daṇḍāsana（双脚倒手杖式）会要求膝部承重，所以通过以上支撑可以减轻在进出体式时膝部的压力。如图 3.32.1 所示为在长凳上习练该体式。将对折的瑜伽垫铺在长凳上，并将一张毛毯置于其上做出相对柔软的支撑面。如果脚跟触到长凳的底端，那么在长凳底端也放置一张毛毯。大腿上段系伸展带来帮助大腿前侧向内旋、大腿后侧向外展开。这有助于保持下背部的延展，并创造空间。需要的话，还可以在头部后方垫一张卷成小块的毛毯。关于更多的该体式的变体，可以参见《艾扬格瑜伽——肩颈问题辅助习练》。还可以在大腿上方加放杠铃片，但是最好有辅助者辅助完成。在加放杠铃片前，先铺一张瑜伽垫或者防滑垫，再在其上加放杠铃片（图 3.32.2）。如果没有倒手杖凳，也可以使用椅子。在椅座上铺一张瑜伽垫，也可以在瑜伽垫上再铺一张毛毯来增加柔软度。如图 3.32.3 所示为将毛毯折叠并垫在臀部下方来使脊柱底端的上提和延展最大化。如果带着膝棒将腿穿过椅背太困难，可以在进入体式后再带上膝棒。在大腿上段或者中段及小腿系伸展带。还可以按照需要，尝试伸展带的其他辅助方式，例如，伸直小腿，矫正弓形腿或者膝外翻，或者使膝部延展最大化。尝试并找到效果较好的方案。按照需要重新调整膝棒。如果双腿无法稳定伸直，可以在脚跟下方垫一个抱枕。

内腹股沟后侧向脚跟内侧延展，双膝内侧下沉，双膝内侧的后部向双膝外侧打开，大腿前侧沉向骨骼。双手抓住椅子的后腿，上臂部的内侧向外旋，胸腔后侧上提。头部与颈部放松。

根据个人能力，保持该体式 5 至 10 分钟。

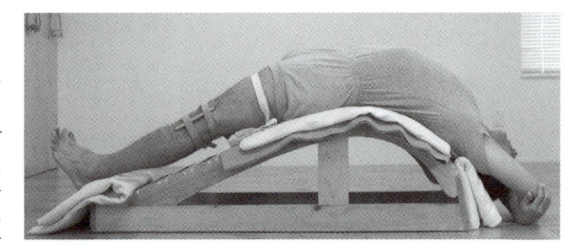

图 3.32.1

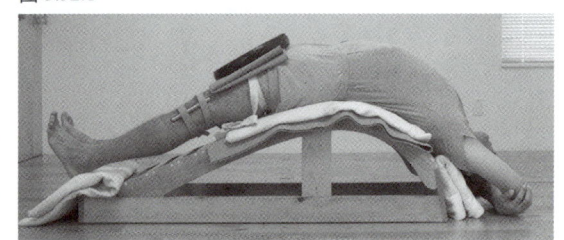

图 3.32.2

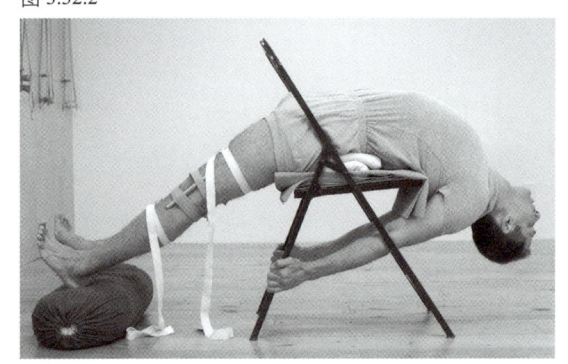

图 3.32.3

33. Adho Mukha Śvānāsana（下犬式）

在后弯习练后，可重复习练第一章第 9 个体式介绍的任何 Adho Mukha Śvānāsana（下犬式）的变体，有助于延展和放松背部（图 3.33.1）。

根据个人能力，保持该体式 30 秒至 2 分钟。

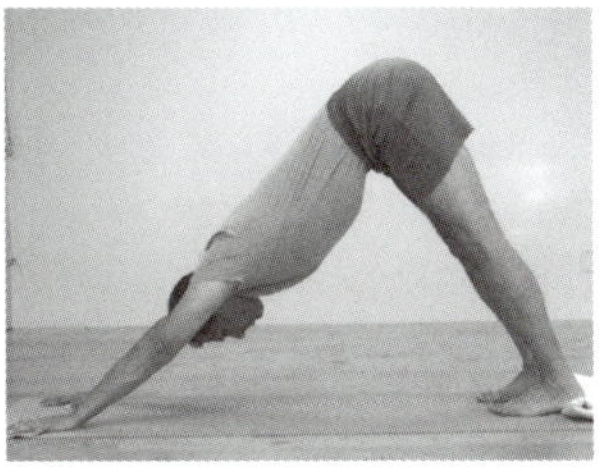

图3.33.1

34. Halāsana（犁式）

参见图 3.34.1。

根据个人能力，保持该体式 3 至 5 分钟。

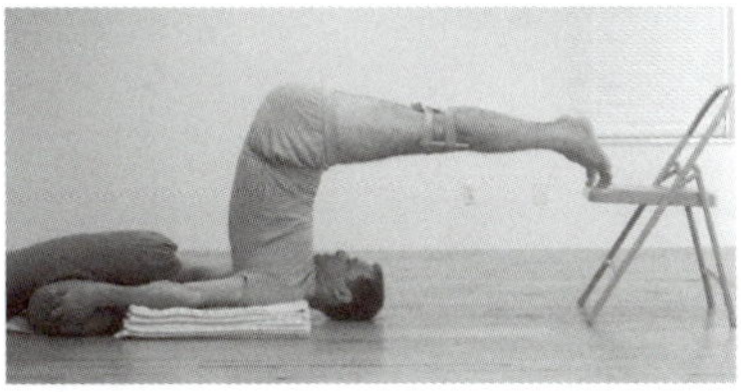

图3.34.1

35. Sālamba Sarvāṅgāsana Ⅰ（有支撑的所有肢体一式）

参见第一章第 54 个体式（图 3.35.1）。

根据个人能力，保持该体式 5 至 10 分钟。

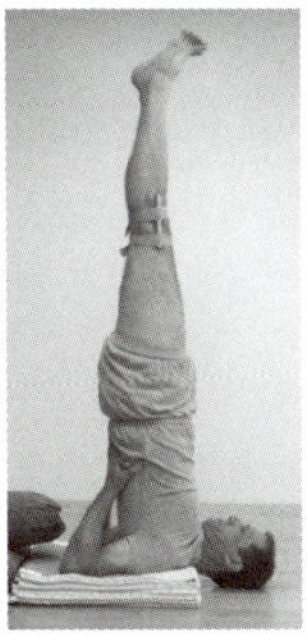

图3.35.1

36. Eka Pāda Sarvāṅgāsana（单腿所有肢体式）

参见第一章第 55 个体式（图 3.36.1）。

根据个人能力，每侧保持该体式 30 至 60 秒。如果有需要，可以重复习练。先回到 Sālamba Sarvāṅgāsana Ⅰ（有支撑的所有肢体一式）后再继续习练下一个体式。

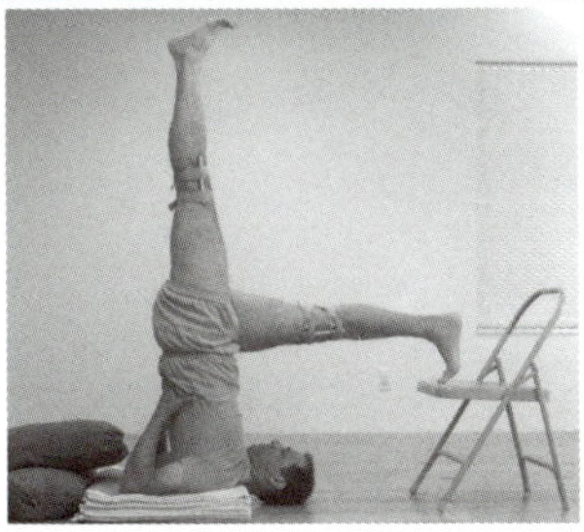

图3.36.1

37. Pārśva Eka Pāda Sarvāṅgāsana（侧单腿所有肢体式）

在 Sālamba Sarvāṅgāsana Ⅰ（有支撑的所有肢体一式）中，左大腿前侧向内旋，左侧内腹股沟向脚跟内侧上提，左腿尽可能地抬高。在右腿向侧面打开之前，先由髋关节窝处将右腿尽可能地向外旋，右脚跟与左脚足弓对齐（图3.37.1）。保持左腿的力量，右腿向侧面伸展，下落到身体的中间或者尽可能低处（图3.37.2）。能够做到的习练者可以将右腿进一步放低，但是不能以屈膝为代价。右侧臀部及髋关节窝外侧向天花板上提，保持髋部水平。不要让右侧身体向后倒。右腿回到中间，重复另一侧习练。

根据个人能力，每侧保持该体式30至60秒。如果需要，可以重复习练。回到 Sālamba Sarvāṅgāsana Ⅰ（有支撑的所有肢体一式），双腿下落到 Halāsana（犁式）后继续习练下一个体式。

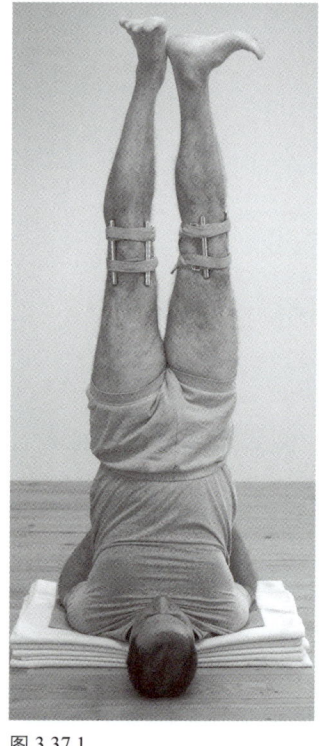

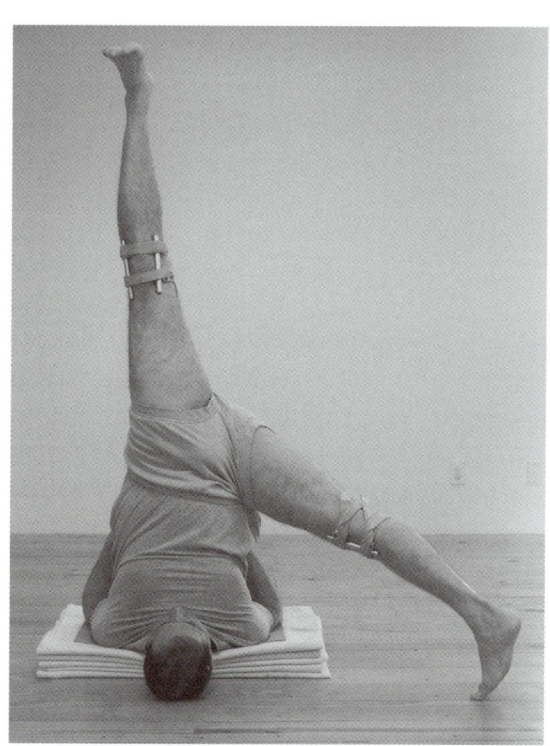

图 3.37.1   图 3.37.2

38.Supta Halāsana（双角犁式）

在 Halāsana（犁式）中，双腿大大地打开，双手放到背部，帮助上提胸腔（图 3.38.1）。上臂下压，向手肘拉长。前臂向双手上提。双脚趾球向地面下压，双腿后侧向天花板上提。膝部后侧打开并尽量伸直。骨盆前侧皮肤移向地面，骨盆前侧向天花板上提。胸腔两侧上提。

根据个人能力，保持该体式 30 秒至 3 分钟。如果需要，可以重复习练。回到 Halāsana（犁式）后进入下一个体式。或者从 Supta Halāsana（双角犁式）直接进入下一个体式。

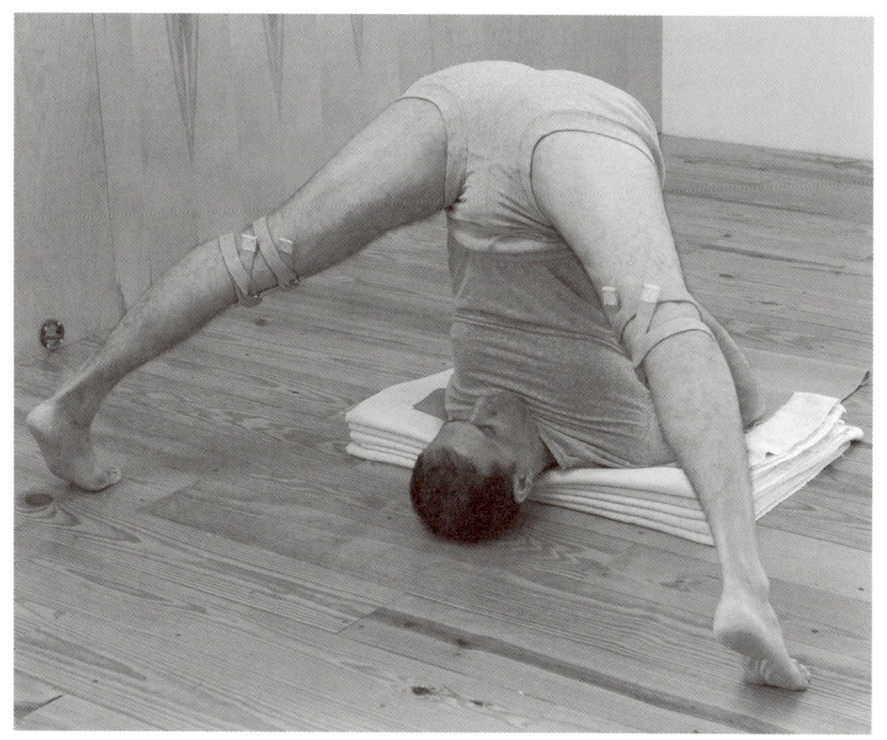

图 3.38.1

39. Pārśva Halāsana（侧犁式）

在 Halāsana（犁式）中，尽可能远地将右脚走到右侧。或者从 Supta Halāsana（双角犁式）中，将左脚走向右脚，并将双脚更向右侧走（图 3.39.1）。头部保持在中间。右髋外侧上提，髋部保持水平。如果脚跟不是水平的，髋部也不会是水平的。右脚跟移向右髋，右髋后移。脚趾向下踩，双腿后侧上提。在另一侧重复习练。回到 Halāsana（犁式）将左脚走到左侧，或者回到 Supta Halāsana（双角犁式）将右脚走向左脚。

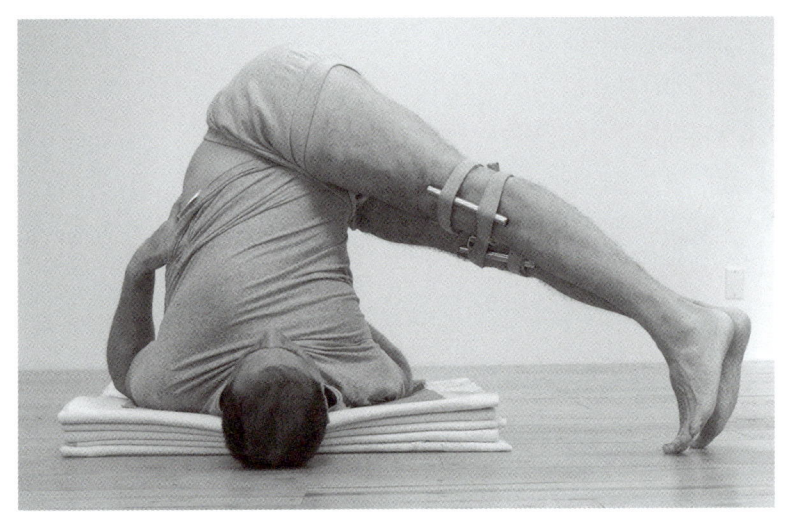

图 3.39.1

根据个人能力，每侧保持该体式 20 至 60 秒。如果需要，可以重复习练。回到 Halāsana（犁式）（图 3.39.2）。小腿前侧移向膝部，背部和臀部卷向地面，双腿绷直出体式（图 3.39.3 至图 3.39.7）。也可以进入 Ūrdhva Mukha Paścimottānāsana Ⅱ（面朝上的西方强烈二式）后直接卷进下一个体式。

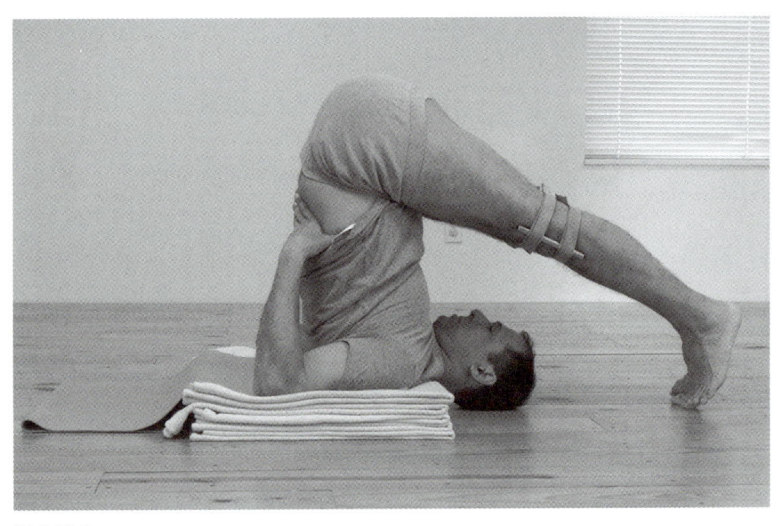

图 3.39.2

第三章
长序列习练 | 233

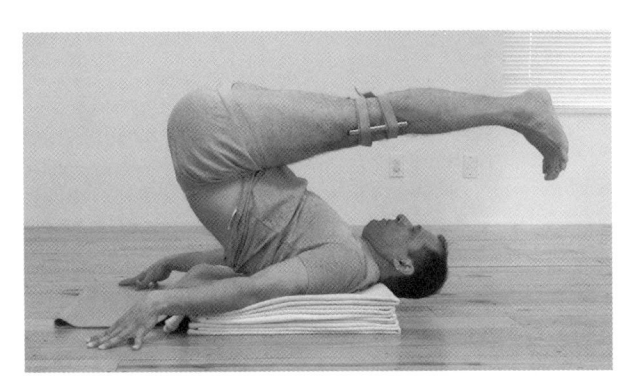

图 3.39.3

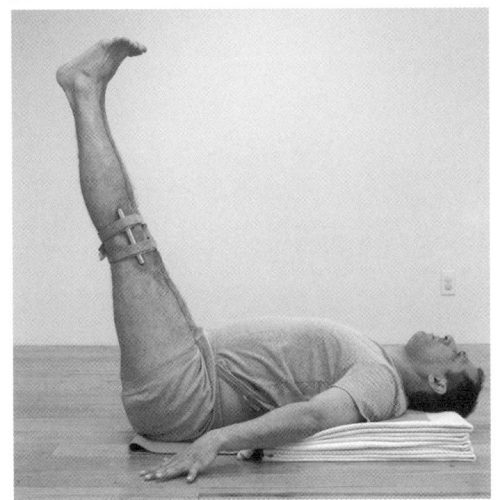

图 3.39.4

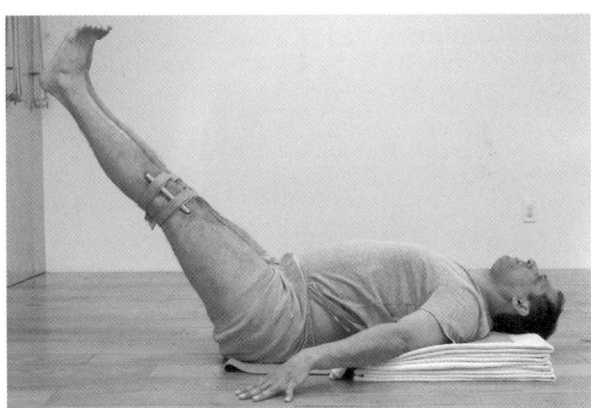

图 3.39.5

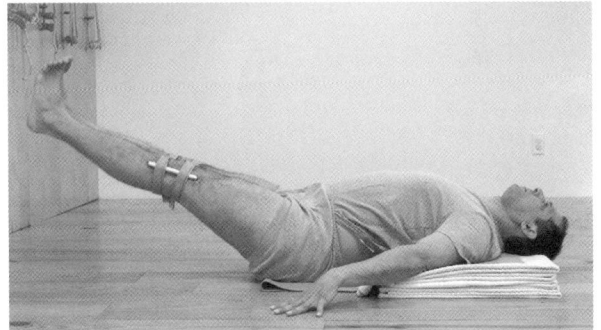

图 3.39.6

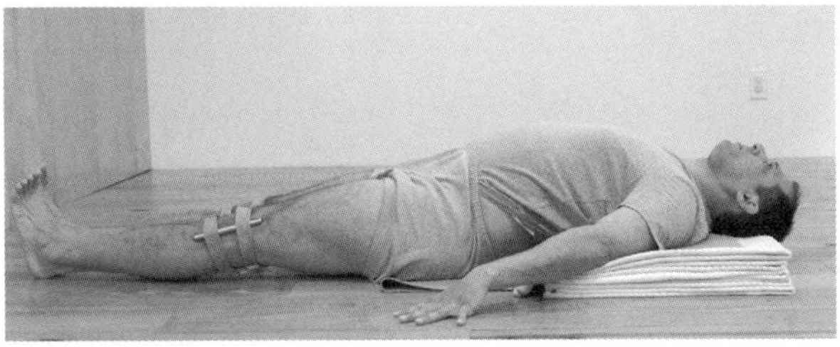

图 3.39.7

40. Paścimottānāsana（西方强烈式）

参见第一章第 32 个体式（图 3.40.1）。

根据个人能力，保持 3 至 5 分钟。

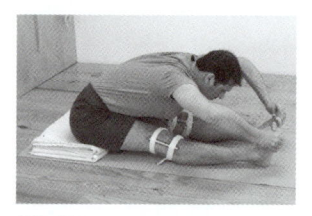

图3.40.1

41. Parivṛtta Paścimottānāsana（扭转的西方强烈式）

在加强背部前屈伸展式中，保持脚跟与髋部水平，身体转向右侧。左手抓右脚外侧，大拇指指向地面。右手抓左脚外侧，大拇指指向地面。拉长身体两侧，屈肘，上臂后移，保持下颚远离胸腔，进一步扭转身体。双腿完全伸直，脚跟保持水平（图 3.41.1）。回到加强背部前屈伸展式，重复习练，身体转向左侧。

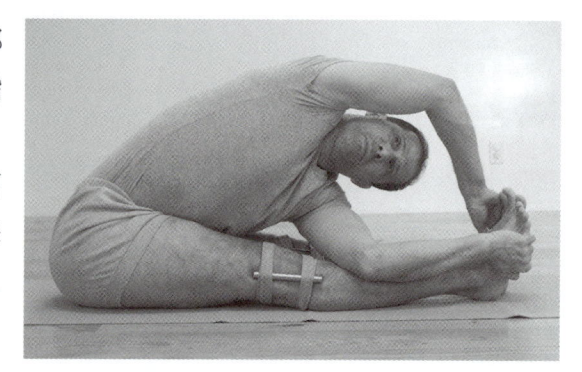

图3.41.1

根据个人能力，每一侧保持 20 至 60 秒。移除膝棒和伸展带开始习练屈膝体式。

42. Utthita Marīchyāsana Ⅰ（站立圣马里奇一式）

参加第一章第 26 个体式（图 3.42.1）。

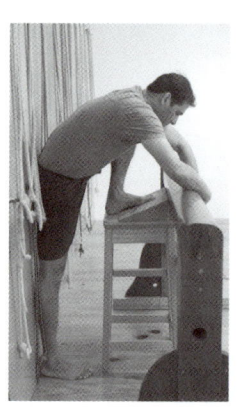

图3.42.1

43. Utthita Padmāsana（站立莲花式）

参见第一章第 27 个体式（图 3.43.1）。

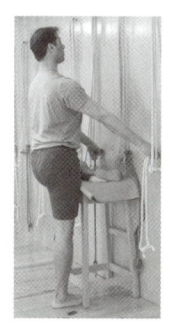

图 3.43.1

44. Baddha Koṇāsana（束角式）

参见第一章第 39 个体式（图 3.44.1）。

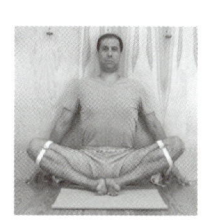

图 3.44.1

45. Eka Pāda Bhekāsana（单腿蛙式）

参见第一章第 41 个体式（图 3.45.1）。

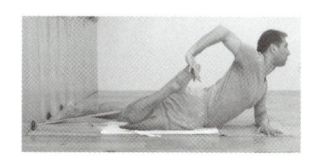

图 3.45.1

46. Vīrāsana（英雄式）

参见第一章第 43 个和第 44 个体式（图 3.46.1）。

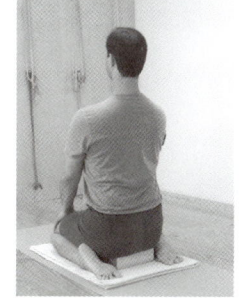

图 3.46.1

47. Daṇḍāsana（手杖式）

参见第一章第 4 个体式（图 3.47.1）。

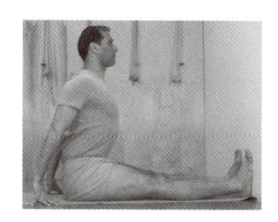

图 3.47.1

48. Śavāsana（挺尸式）

参见第一章第 57 个体式（图 3.48.1）。

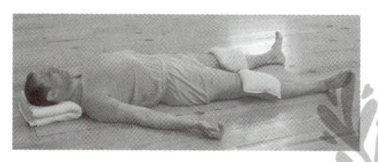

图 3.48.1

第四章
出泥成莲之旅

Padmāsana（莲花式）是呼吸法和冥想习练的最终坐姿。股骨头深入髋关节窝并向地面下沉。当正确完成时，骨骼中土元素厚重的本真特质能够使会阴及海底轮的基底回到中正。肛门自然地收紧上提，脊柱和脏腑向上延展，形成提肛契合法（Ashwini Mudra）。这些可能听起来很玄妙，实际是指能量在该体式中得到平衡，能够为气息的运行开启通路。这对于身体的器官层也是有益的。

从具体的层面来说，该体式对于普通习练者比较具有挑战性。但是通过积极充分的习练，也是可以做到的。

通往Padmāsana（莲花式）的习练道路有许多条。本章中所介绍的体式无须按照序列习练，也不是单次习练中唯一的内容。在每次习练中加入Padmāsana（莲花式）的方式也可以进行调整。Padmāsana（莲花式）可以在序列的伊始，当心意明晰时，从Supta Padaṅguṣṭhāsana（仰卧手抓大脚趾式）、Upaviṣṭa Koṇāsana（坐角式）、Baddha Koṇāsana（束角式）、Vīrāsana（英雄式）、Ūrdhva Mukha Śvānāsana（上犬式）及Uttānāsana（强烈式）开始，伸展打开双腿及骨盆。随后如下文中所述开始进入Padmāsana（莲花式）的变体。

除此之外，也可以习练站立体式来系统性地稳定、平衡和打开身体，随后习练Padmāsana（莲花式）的变体。需要重申的是，在序列的后期习练Padmāsana（莲花式）会更易做到，在习练Sālamba Sarvāṅgāsana（有支撑的所有肢体式）及其相关序列之后，身体是打开的，心意平静并更加能集中于当下。

Utthita Marīchyāsana Ⅰ(站立圣马里奇一式)）和Utthita Padmāsana（站立莲花式）也非常适合在尝试进入Full Padmāsana（全莲花式）前习练。Supta Vīrāsana（仰卧英雄式）和Bhekāsana（蛙式）能够为习练Padmāsana（莲花式）拉长股四头肌并打开髋部与膝关节。尝试在不同的习练日选择不同的习练内容及方式，然后找到不同的排序方式使习练Padmāsana（莲花式）更易做到。

许多习练者称他们能够在习练靠墙的Ūrdhva Prasārita Pādāsana（上伸腿式）至Marīchyāsana Ⅰ(圣马里奇一式)的变体序列仅两周后便能够做到Padmāsana（莲花式）。艾扬格瑜伽认证教师也可以帮助习练者进行调整，辅助他们第一次进入Full Padmāsana（全莲花式）。在此之后，习练者可以选择是否独立习练该体式。如果在习练Full Padmāsana（全莲花式）后出现膝部不适，则暂停习练该体式2至3天后再次尝试。

愿习练带来圆满！

1.Ūrdhva Prasārita Pādāsana(上伸腿式)至Eka Pāda Kamalāsana (单脚宽腿莲花式)(宽腿位置)

Kamalāsana 也是莲花式的意思。在这里，它指的是 Padmāsana(莲花式)的宽腿变体。

由靠墙的 Ūrdhva Prasārita Pādāsana(上伸腿式)开始，手边准备一根绳子。双脚脚跟正中置于墙面上，髌骨与双膝内外两侧均与墙面平行。大腿收紧，双腿尽量延展伸直(图 4.1.1)。微微屈膝，手指尖推住膝部后侧(图 4.1.2 所示为屈左膝)。进一步屈膝，膝部后侧向两侧展开(图 4.1.3 所示为屈左膝)。左手抓脚，手掌抓脚面，手指尖尽量抓脚内缘。抓脚的方式应是"反手抓握"，左手抓脚外侧的同时手指尖绕脚面置于脚内缘。右手也同时抓左脚(图 4.1.4)。换成右腿。右脚跟靠近耻骨。左手有力地抓住右脚。与此同时，右膝向远离脚的方向移动。右手将右膝尽量压向墙面(图 4.1.5)。右脚回勾，脚踝外侧移向内侧，脚踝内侧向脚跟延展，保持踝骨相互平行。保持几秒。放松腿回到分腿的 Upaviṣṭa Koṇāsana(坐角式)。两侧重复习练 6 至 8 次。在换腿时和完成整个序列后均回到直腿打开的位置。这个动作可以使内腹股沟更加柔软，为 Kamalāsana(宽腿莲花式)做好准备。

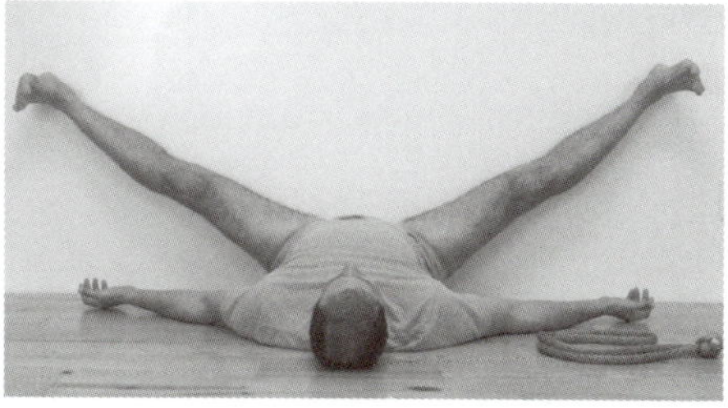

图 4.1.1

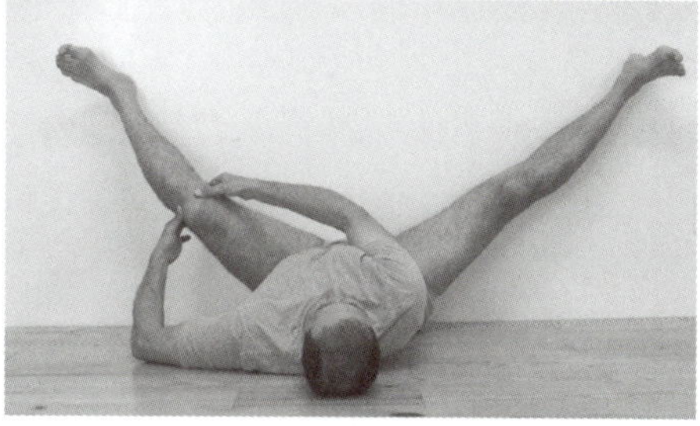

图 4.1.2

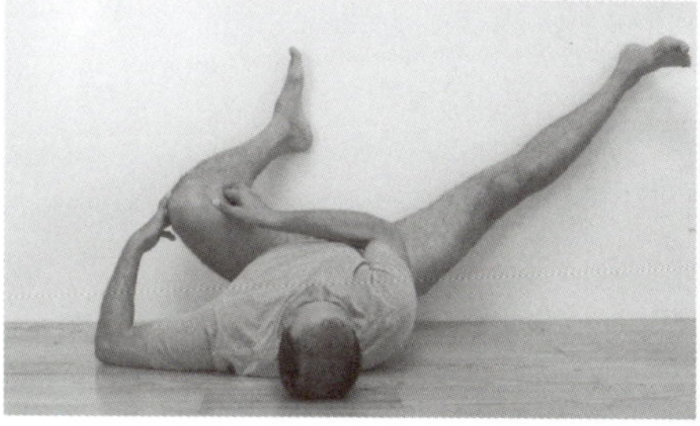

图 4.1.3

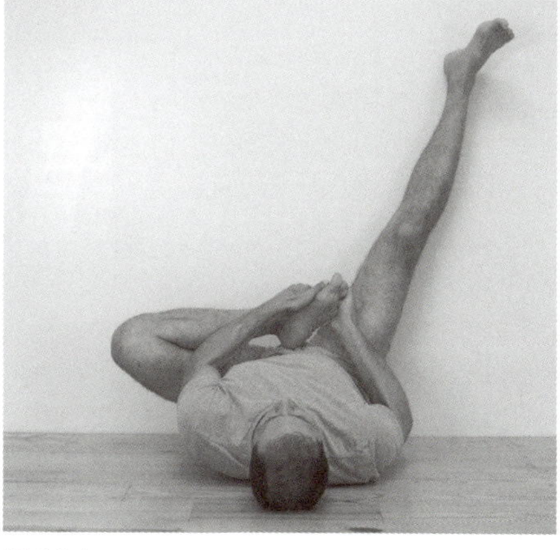

图 4.1.4

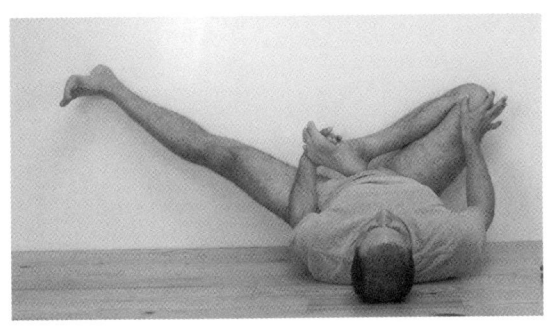

图 4.1.5

将一根绳子或者伸展带置于右膝后侧，屈膝，将其拉向膝盖内侧、大腿及小腿（图 4.1.6、图 4.1.7 和图 4.1.8）。在感觉舒适的位置停留 30 至 60 秒。在左侧重复习练。完成一个习练序列后，回到双腿伸直打开的位置。双膝得以打开，膝部周围的皮肤、肌肉及骨骼在做出绳子的力的方向时都得到了更好的正位。然后进入下一个体式。

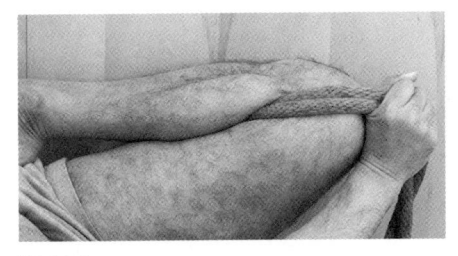

图 4.1.6

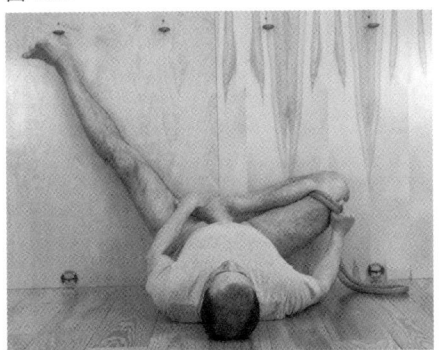

图 4.1.7

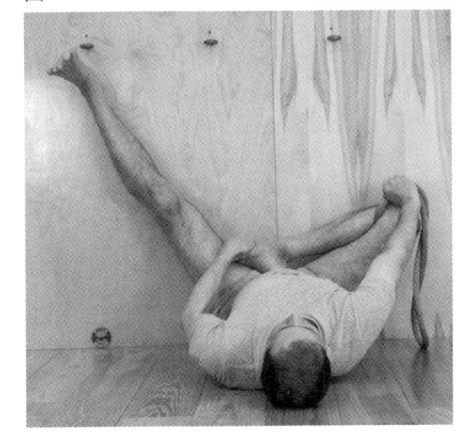

图 4.1.8

2.Ūrdhva Kamalāsana（向上的宽腿莲花式）至Matsyāsana（鱼式）

如上一个体式一样，从腿向上的Upaviṣṭa Koṇāsana（坐角式）开始。屈右腿进入Kamalāsana（宽腿莲花式）。如果感到不适，可以在膝后以绳子辅助。在右腿后侧屈左腿进入简易坐。双腿在这个位置中为Bhadrāsana(吉祥式)。大腿外侧移向髋部，反之亦然。右膝推向墙面（图4.2.1）。根据个人能力保持30至60秒。换腿重复习练。

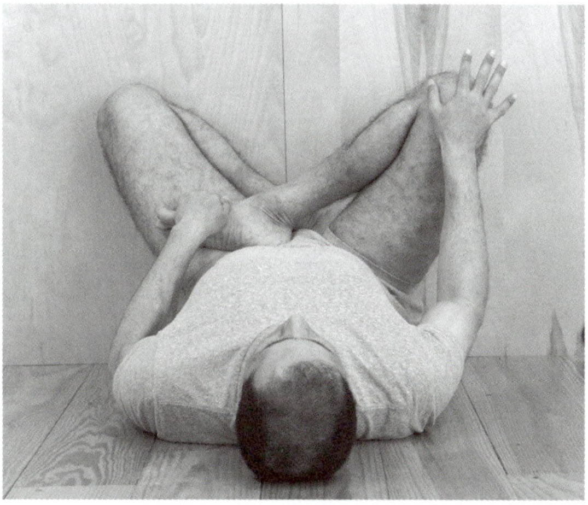

图 4.2.1

将左腿绕过右腿进入Kamalāsana（宽腿莲花式）。双臂伸展过头顶进入Ūrdhva Hastāsana（手臂上举式）或者Ūrdhva Baddhaṅgulāsana（上举手指交扣式）（图4.2.2）。双臂伸展能够拉长胸腔两侧。双臂由耻骨的两侧向双手的方向延展。如果双腿无法交叉，可以再次在简易坐中习练。Kamalāsana（宽腿莲花式）可能会让脚踝感到不适，将脚踝外侧移向内侧并将脚踝内侧向脚跟伸展可帮助踝骨内外两侧尽可能平行。双脚趾球尽量延展。

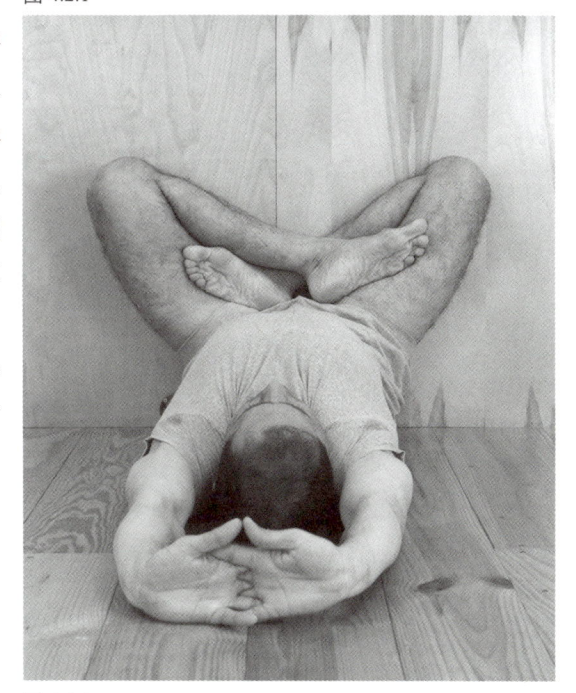

图 4.2.2

双腿推墙，臀部滑离墙面，直至双膝尽量下沉到地面上（图 4.2.3）。双脚下压大腿，帮助双腿沉向地面。根据个人能力，保持 10 至 60 秒。放松双腿进入 Daṇḍāsana（手杖式），双脚与髋部同宽放到墙上（图 4.2.4）。在进入另一侧习练之前，首先在向上的 Upaviṣṭa Koṇāsana（坐角式）中找到双腿、双膝与双脚的平衡和正位。完成另一侧习练后，再次回到 Daṇḍāsana（手杖式）中，双脚与髋部同宽，让一切回到正位。

在该体式得到精进后，习练会变得轻盈舒适。在第 3 个和第 4 个体式中，可以继续习练该变体。

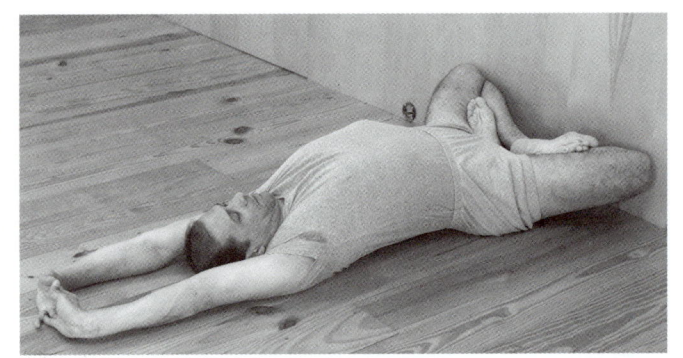

图 4.2.3

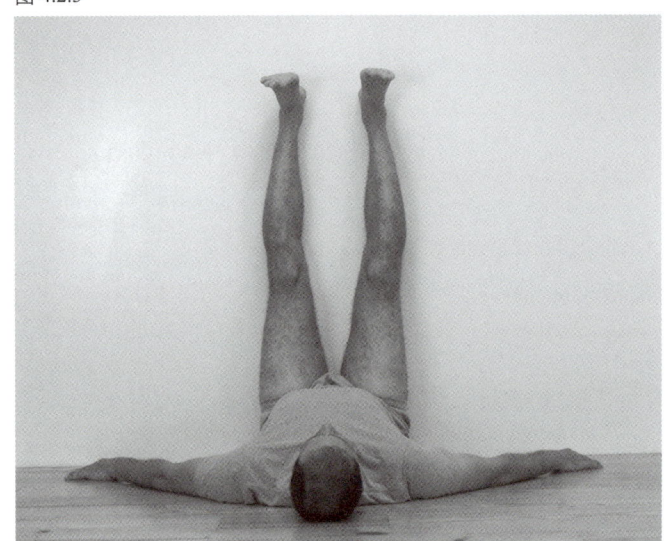

图 4.2.4

3. Ūrdhva Prasārita Pādāsana（上伸腿式）至 Eka Pāda Ūrdhva Padmāsana（向上的单脚莲花式）

该体式与之前的两个体式相似。从双腿并拢的 Ūrdhva Prasārita Pādāsana（上伸腿式）开始。摆正双腿、双脚及双膝，保持平衡。确认双膝内外两侧与髌骨均平行于墙面（图 4.3.1）。更多细节可以参见第一章第 3 个体式。屈右膝。用右手将腓肌外侧移向腓肌内侧。右脚回勾，脚跟尽量超过大腿或者尽量靠近大腿外侧（图 4.3.2）。左手从正面抓脚，将脚尽可能地拉向左侧下腹部，脚跟向左侧下腹部延展（图 4.3.3）。左小腿移向脚。右脚踝外侧移向内侧。保持几秒钟后重复习练左腿。重复左右两侧的习练 6 至 8 次。只做短暂的停留不会带来不适感。这就如同在为髋部外侧"上油"。回到 Ūrdhva Prasārita Pādāsana（上伸腿式），摆正双腿、双脚及双膝，保持平衡。继续习练该体式的下一阶段。

在右膝后方以绳子辅助，重复以上习练。将绳子拉向膝部内侧，小腿移向脚。将绳子拉向大腿内侧，随后是小腿内侧。在每个辅助位保持 10 秒。在感到放松的位置重复拉绳子的动作。在左右两侧习练的中间，以及完成最后的左侧习练后，均回到 Ūrdhva Prasārita Pādāsana（上伸腿式）来摆正双腿、双膝及双脚。转换进入下一个体式。

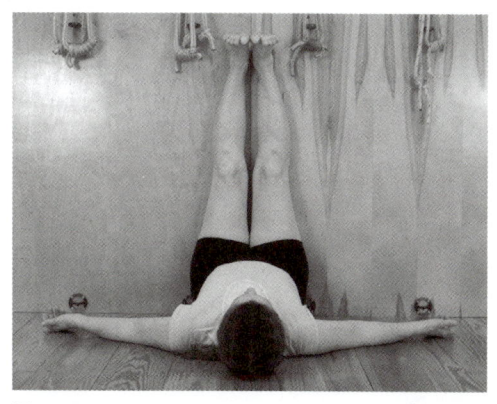

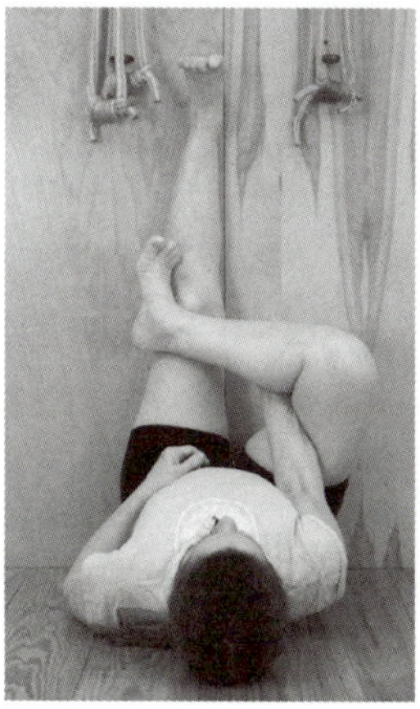

图 4.3.1

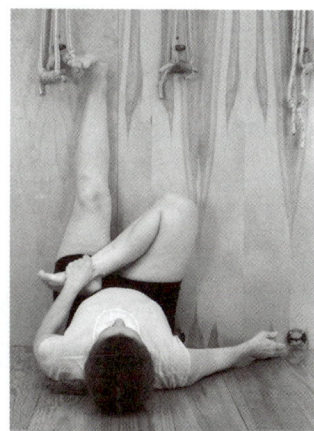

图 4.3.2   图 4.3.3

4.Ūrdhva Matsyāsana（向上的鱼式）至Matsyāsana（鱼式）

从 Ūrdhva Prasārita Pādāsana（上伸腿式）开始。屈右腿进入 Padmāsana（莲花式），如果需要，可以在右膝后夹绳子来创造空间，避免膝部疼痛。在右腿后侧屈左腿进入 Bhadrāsana（吉祥式）。髋部紧张的习练者的臀部容易抬离地面，尽量不让这种情况出现。如果臀部已抬离地面，则不要在该体式中停留太久。可以只做 5 至 10 秒的短暂停留，但多次重复习练。左侧进行同样的习练，屈左腿进入 Padmāsana（莲花式），随后右腿在其后侧进入 Bhadrāsana（吉祥式）。

柔韧度较好的习练者可以将右腿盘过左腿，并将左腿盘过右腿进入 Full Padmāsana（全莲花式）。或许需要用右手帮助右膝靠向墙面，使左腿能够盘过右腿（图 4.4.1）。用双手将右腿向下拉，左脚跟尽量紧贴右侧下腹部（图 4.4.2）。如果感到不适，则让双腿缓慢进入体式。在进入完整体式后，大腿外侧移向膝部，膝部外侧移向髋部。小腿移向双脚，脚踝外侧移向内侧。如果盘得过松，双脚脚跟无法到达下腹部外侧，则脚踝会倾向于向外弯出，整个体式就会很不舒适。因此，脚踝内外两侧保持平行至关重要。双脚压向大腿。

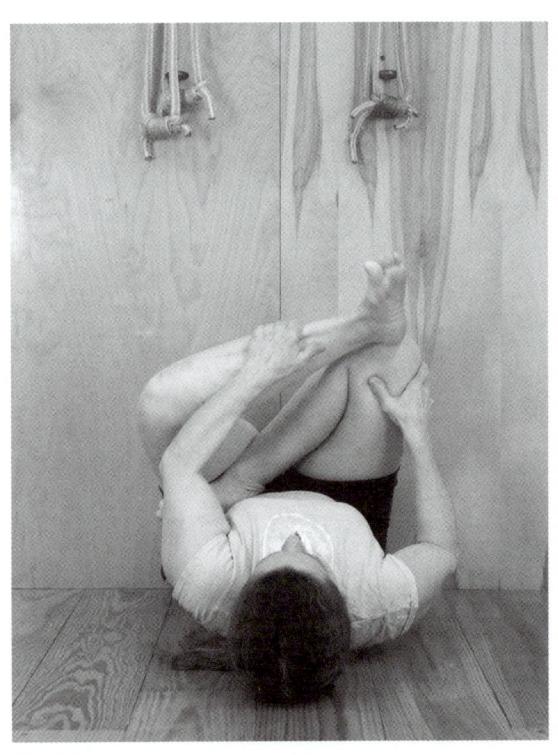

图 4.4.1

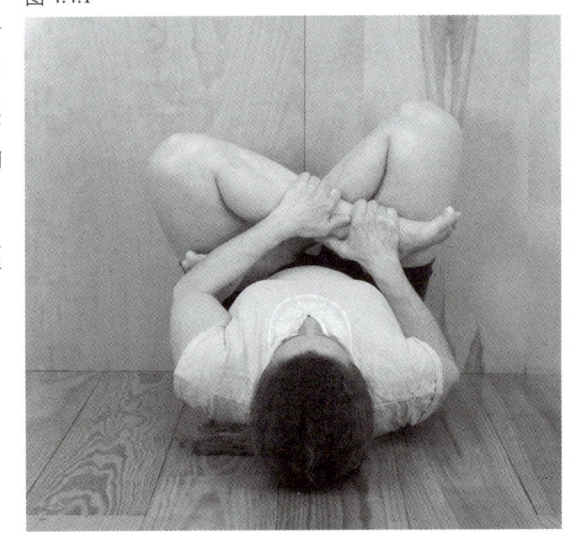

图 4.4.2

能够做到 Bhadrāsana（吉祥式）的习练者可以将双臂伸展过头顶与肩部同宽，双手手背贴地。身体两侧拉长，胸腔上提，腹部放松。保持该体式 1 至 3 分钟。

能够做到 Full Padmāsana（全莲花式）的习练者可以继续按照以上的指引完成动作并展开双脚趾球。随后，双脚压向大腿，借力将髋部移离墙面。

双膝尽可能向地面下沉。双臂伸展过头顶，身体两侧拉长，胸腔上提，腹部放松（图 4.4.3）。根据个人能力，保持该体式 1 至 3 分钟。双腿打开，臀部移回墙面，回到 Ūrdhva Prasārita Pādāsana（上伸腿式），摆正双腿、双膝，习练另外一侧，先将左腿交叉。

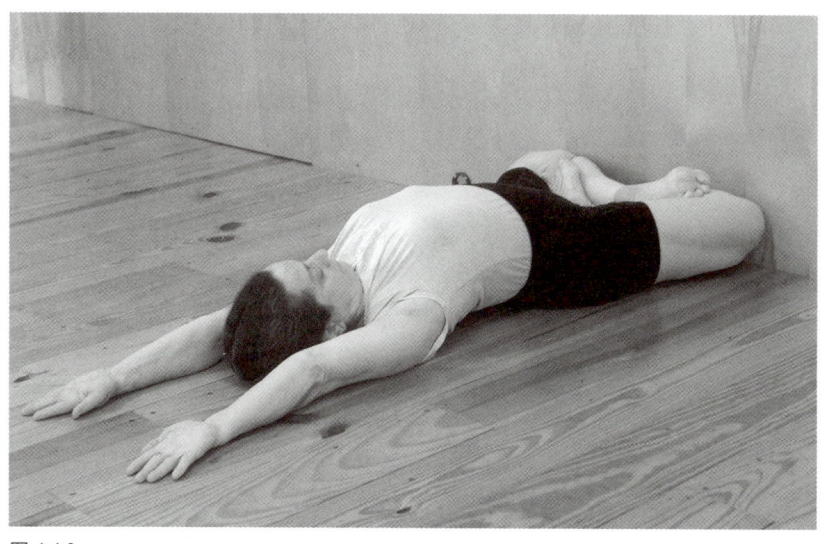

图 4.4.3

5. Supta Ardha Padmāsana（仰卧半莲花式）

进入 Supta Tādāsana（仰卧山式）。屈右膝，左手抓右脚，进入双膝更宽位的 Padmāsana（莲花式）（图 4.5.1）。以震动下压的方式使膝部去向地面。每次都离地面更近。完成 3 至 4 次后，习练另一侧。

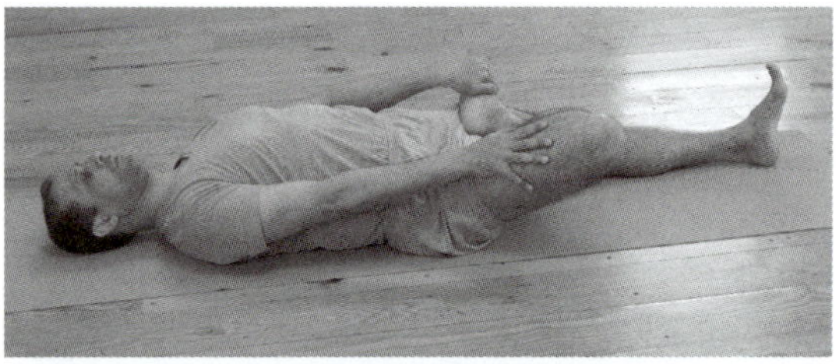

在 Padmāsana（莲花式）中，左手以反手方式抓右脚，右手放到地面上。右手推地，髋部保持水平（图 4.5.2）。膝部连续向地面下压 3 至 4 次，随后尽量将膝部保持在最低点 30 秒。放开右腿，回到 Supta Tādāsana（仰卧山式），再次习练左腿。重复 2 至 3 次。左臂伸展过头顶进入 Ūrdhva Hastāsana（手臂上举式），身体由左腹股沟向手的方向拉长（图 4.5.3）。根据个人能力，保持该体式 10 至 30 秒。

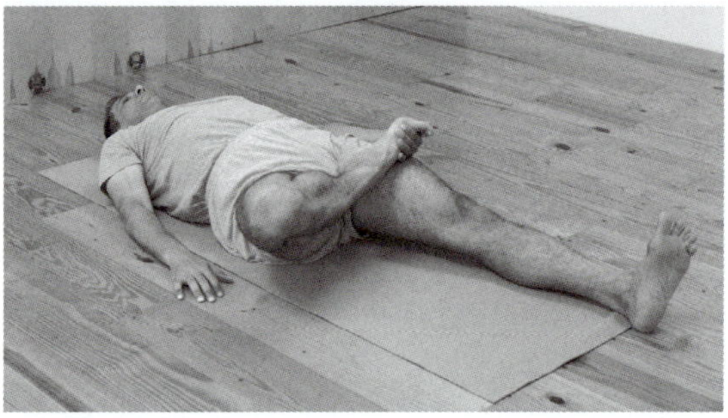

将一根伸展带绕于右脚和左肩上方，这样可以不用手来固定脚。双臂伸展过头顶，手背贴地。由耻骨的两侧开始拉长双臂来伸展脏腑。伸展双臂时保持肩部远离耳朵（图 4.5.4）。在另一侧再次习练。根据个人能力，保持该体式 1 至 3 分钟。

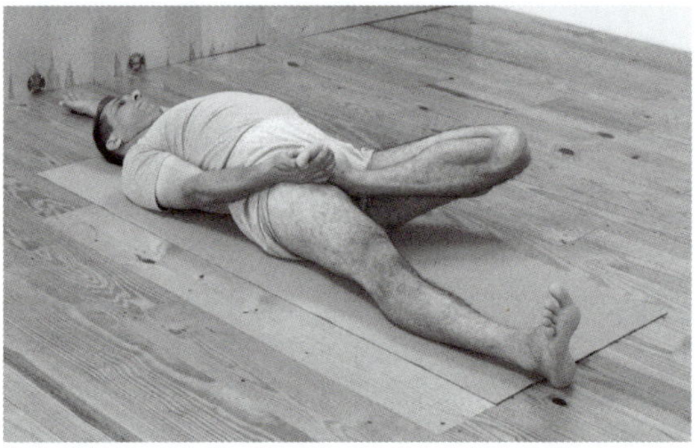

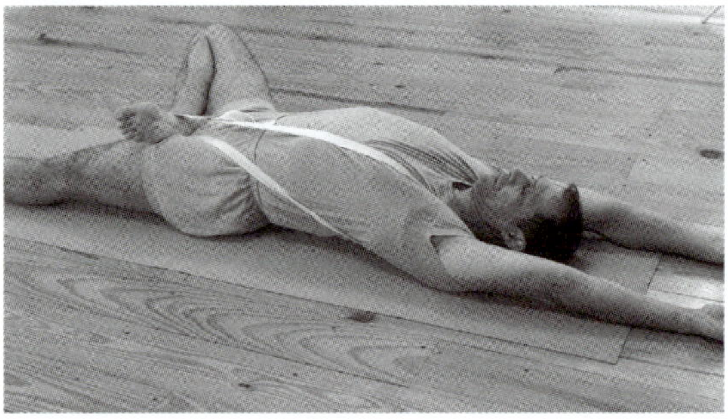

图 4.5.1

图 4.5.2

图 4.5.3

图 4.5.4

6. Supta Bhadrāsana（仰卧吉祥式）

将一个抱枕纵向置于身后，坐下来进入 Daṇḍāsana（手杖式），双脚打开与髋同宽。将一张毛毯铺在抱枕的顶端用以支撑头部。左腿弯曲进入 Padmāsana（莲花式），右腿在左腿下方弯曲进入 Bhadrāsana（吉祥式）。将一条伸展带调整至大圈。伸展带的一端绕于一侧膝部与脚上，在中间扭转后将另一端绕于对侧的膝部与脚上。膝部始终朝向地面。用双手上提胸腔，躺到抱枕上。双臂伸展过头顶，伸展身体两侧（图4.6.1）。30至60秒后，身体拉长，抱对侧手肘（图4.6.2），保持2分钟。双臂45°延展，远离身体，胸腔展开，保持2分钟（图4.6.3）。在该体式的最后30秒，将双手叠放在腹部，完全放松（图4.6.4）。每次变换手臂位置后，腹股沟都向膝盖方向放松。离开该体式时，双手支撑，抬起胸腔坐立。双脚伸直进入 Daṇḍāsana（手杖式）。双脚打开与髋同宽，大腿、膝盖和脚对齐，保持平衡。换另一侧，重复习练。支撑背部的抱枕有助于拉长躯干并提升胸腔。如果背部有不适感，则将支撑物从下背部移开，只支撑后侧肋骨。腹部向地面释放。还可以使用排列成阶梯状的毛毯支撑（图4.6.5）。

将抱枕横向放置有助于进一步打开骨盆，释放腹股沟与膝部。肩胛骨的底端应上提，肩胛骨的顶端应在抱枕旁向地面下沉。如果做不到，可以让臀部略微坐在抱枕上方进入 Supta Svastikāsana（仰卧万字符式），参见第一章第48个体式。

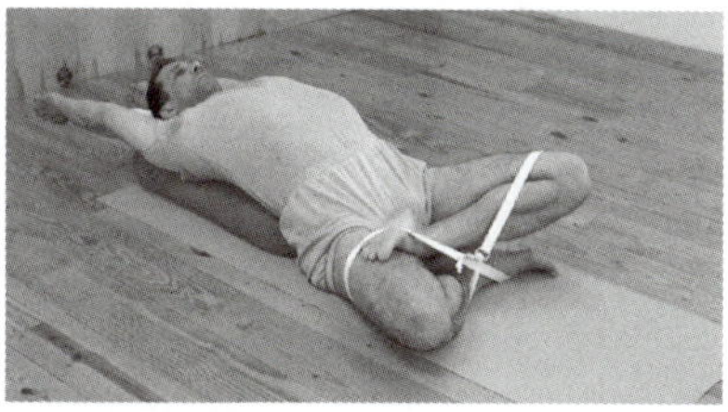

图 4.6.1

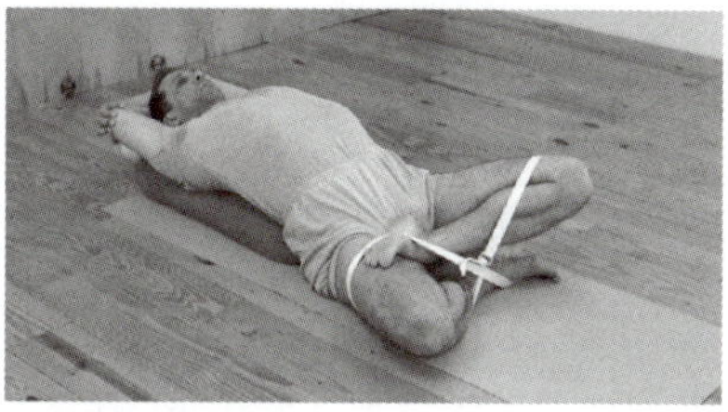

图 4.6.2

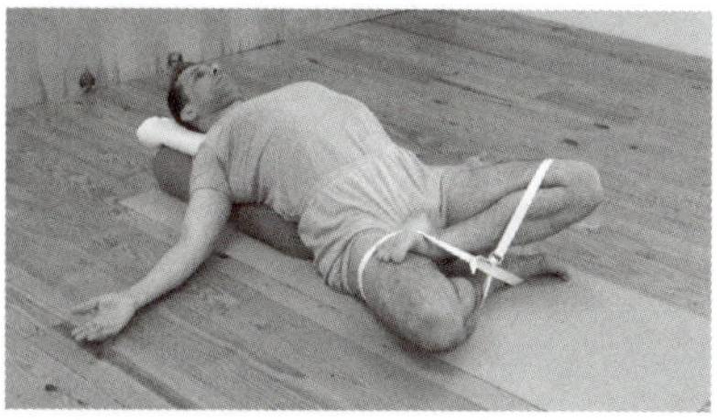

图 4.6.3

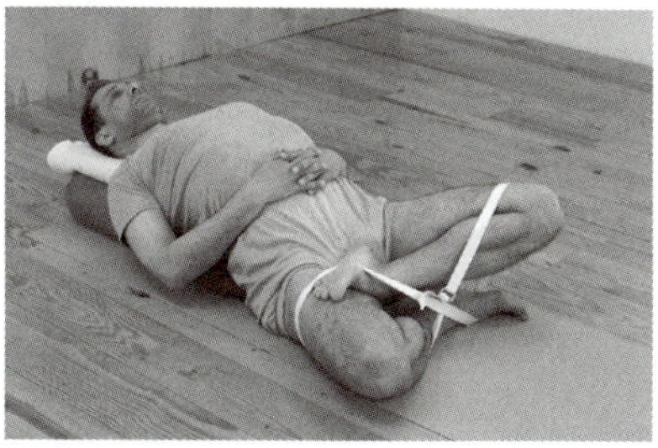

图 4.6.4

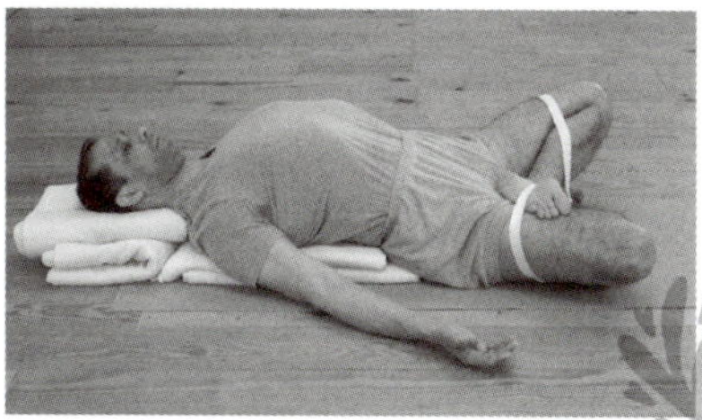

图 4.6.5

7. Kamalāsana（宽腿莲花式）

坐在抱枕上进入 Upaviṣṭa Koṇāsana（坐角式）。双手在身后放到抱枕上或者瑜伽砖上，上提胸腔和骶骨来帮助上提脊柱（图 4.7.1）。屈右腿进入 Baddha Koṇāsana（束角式）（图 4.7.2）。右侧腹股沟向膝盖方向拉长，大腿、膝部及小腿向地面下沉。保持该体式 10 至 30 秒。回到 Upaviṣṭa Koṇāsana（坐角式）并在左侧再次习练。反复习练 2 至 3 次后回到宽腿的 Daṇḍāsana（手杖式）（图 4.7.3）。屈右腿，将脚跟置于左侧下腹部。脚踝外侧提向内侧，脚踝内侧向脚跟方向尽量延展（图 4.7.4）。左手下压，骶骨上提，右大腿内侧向膝部内侧拉长。膝部向地面下压。保持该体式 10 至 30 秒。回到宽腿的 Daṇḍāsana（手杖式）并在左侧再次习练。反复习练 2 至 3 次后在宽腿的 Daṇḍāsana（手杖式）结束。屈左腿进入 Padmāsana（莲花式），屈右腿到左腿下方进入 Bhadrāsana（吉祥式），双手在身后放到抱枕上或者瑜伽砖上（图 4.7.5）。上提胸腔及脊柱底端从而使两侧腹股沟向双膝延长。双膝压向地面。打开双腿进入开腿的 Daṇḍāsana（手杖式）。在另一侧先屈左腿，重复习练。

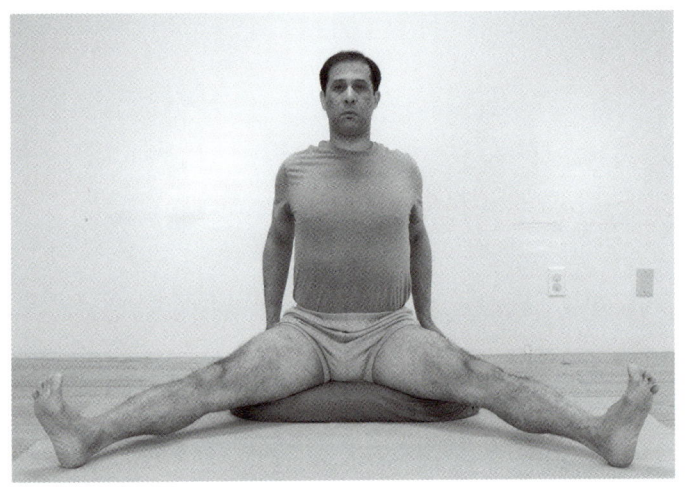

图 4.7.1

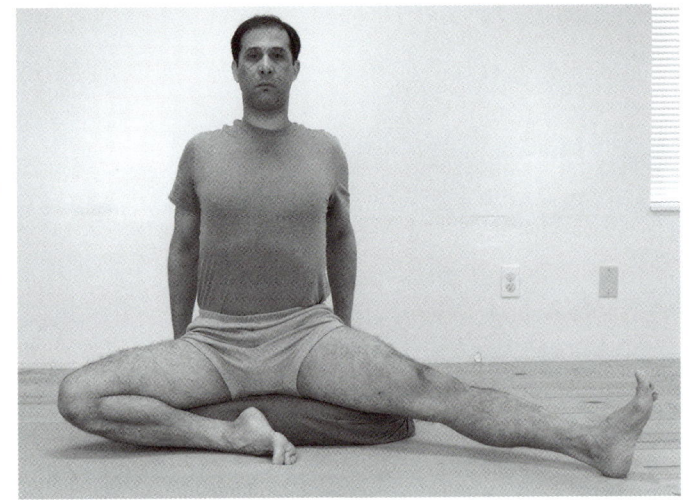

图 4.7.2

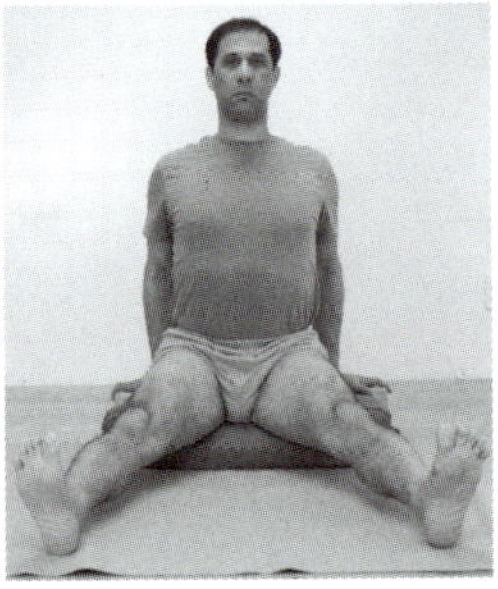

图 4.7.3　　　　图 4.7.4　　　　图 4.7.5

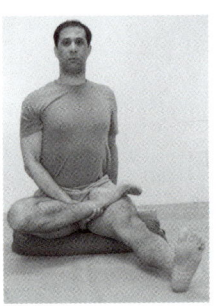

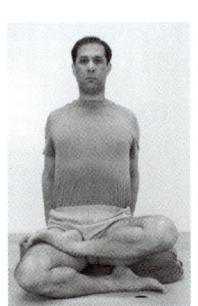

如果以上体式难以完成，则可以如图 4.7.6 所示的习练者一样，坐在两个抱枕上进入宽腿的 Daṇḍāsana（手杖式）。两腿旁分别再准备两个抱枕。还可以将一个坐立前屈三角砖以其高的一侧面向身体置于双腿之间。因为高度发生变化，所以可将两块瑜伽砖置于抱枕后侧来支撑双手。臀部的高度有助于上提骶骨，并随之释放腹股沟，使习练者能做到 Kamalāsana（宽腿莲花式）。手指尖放到右膝后侧，沿髌骨方向压入。右膝后侧向两侧延展打开并上提。进一步屈右膝。利用三角砖将右脚滑向上方（图 4.7.7），右小腿的底端拉向左腿，右脚跟拉向耻骨，右脚外缘尽可能靠近左腿顶端横纹。在开始阶段，双手以反手位放到右小腿及右脚上（图 4.7.8）。随后，将左手置于右脚面将其固定（图 4.7.9）。右大腿尽量保持在抱枕上。如果右大腿抬起，可以前屈将其保持在抱枕上。屈左腿并将脚抬到坐立前屈三角砖上来帮助其抬高到右腿上方（图 4.7.10）。如果左腿无法绕到右腿上方，则放开左腿。右手放到身后的抱枕上或者瑜伽砖上来提升骶骨并向膝部拉长右大腿内侧（图 4.7.11）。

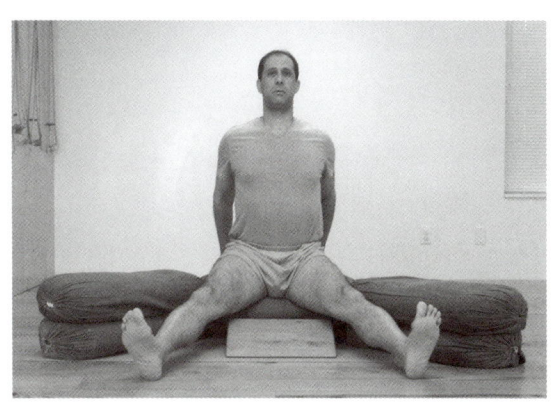

图 4.7.6

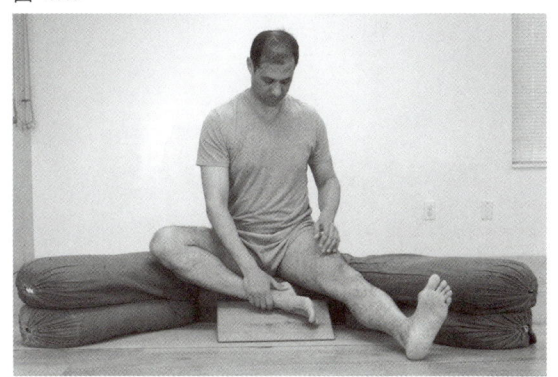

图 4.7.7

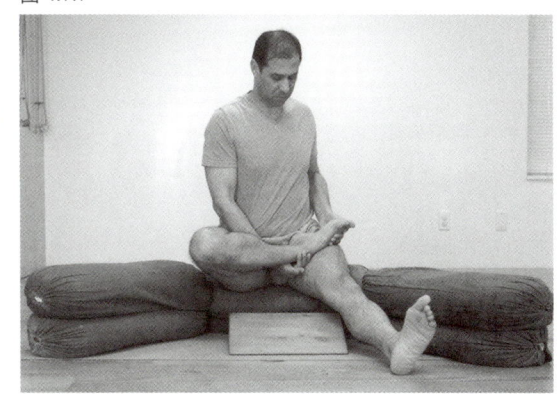

图 4.7.8

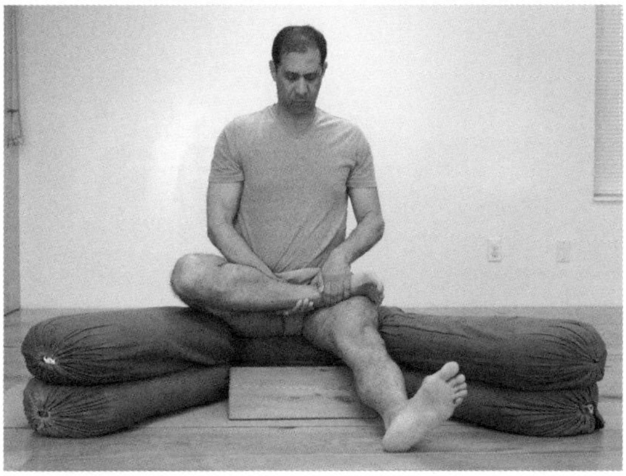

图 4.7.9

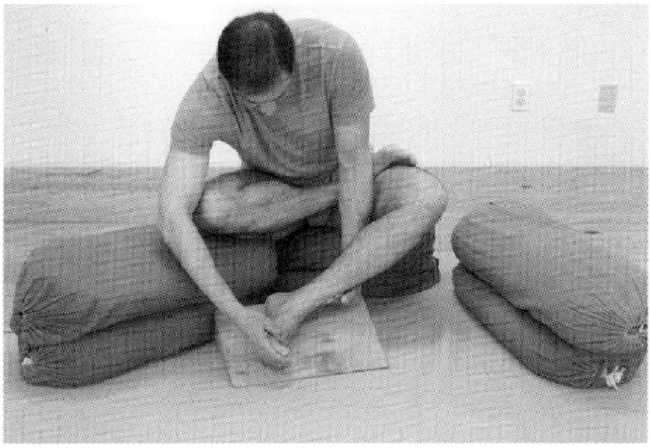

图 4.7.10

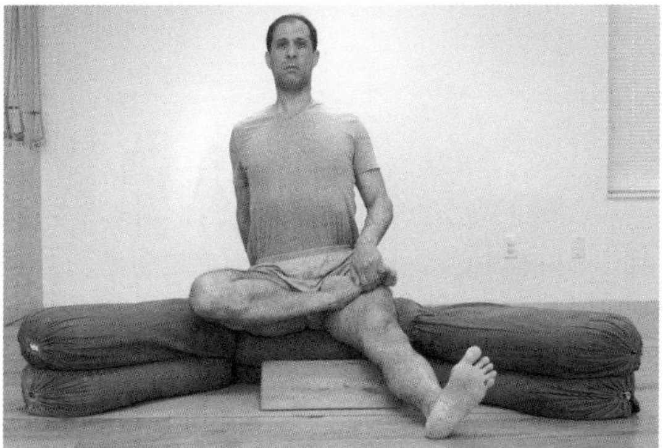

图 4.7.11

保持该体式 2 至 10 秒后将右腿延展伸直，回到 Upaviṣṭa Koṇāsana（坐角式）。在左侧重复习练。重复习练 3 次后回到 Upaviṣṭa Koṇāsana（坐角式）。

除此之外，还可以坐在两个抱枕上，再将两个抱枕置于前方双脚之间。另外两个抱枕可以置于身体旁边。屈左腿进入 Kamalāsana（宽腿莲花式）（图 4.7.12）。在右大腿及小腿外侧下方垫两个抱枕，在进行右侧屈腿时支撑右腿（图 4.7.13 所示为右腿盘过左腿）。右腿下压，将左腿拉向右侧（图 4.7.14）。双手放到髋部后方的抱枕上或者瑜伽砖上。双手下压来提升骶骨，大腿内侧向双膝拉伸。双脚向大腿下压，使双腿下沉。继续使用抱枕作为支撑（图 4.7.15）。脚踝外侧向脚踝内侧上提。脚踝内侧向脚跟延展，防止过度伸展脚踝外侧。双膝远离髋部。根据个人能力，保持该体式 10 至 60 秒。如果膝关节感到疼痛，则不要保持在该体式中。重复习练，先将左腿盘入，抱枕可以位于身体前侧及左腿旁。

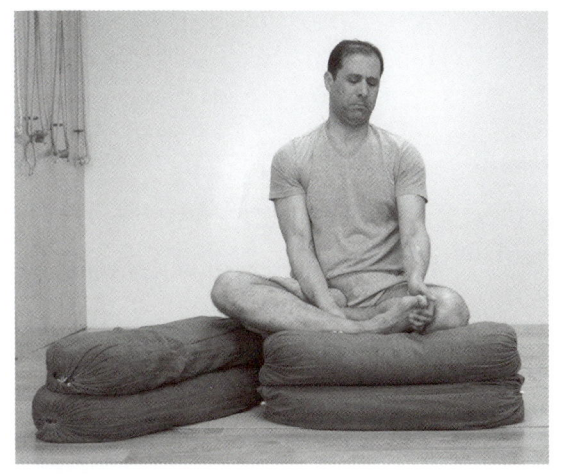

图 4.7.13

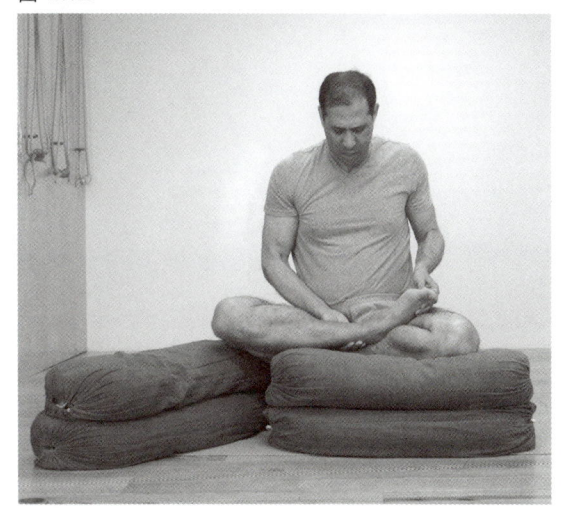

图 4.7.14

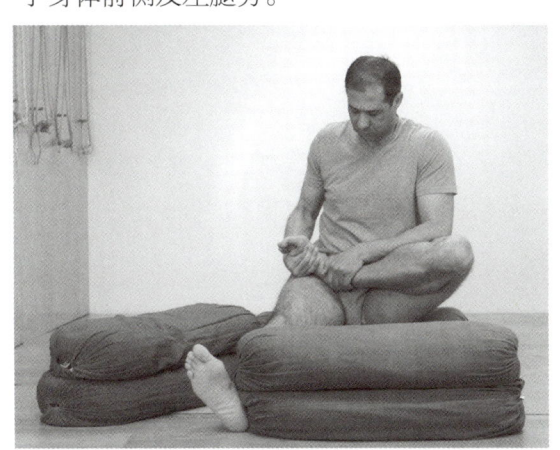

图 4.7.12

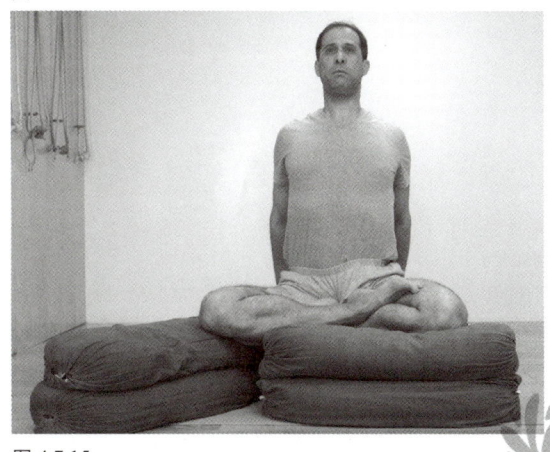

图 4.7.15

在膝部没有感到疼痛的前提下，也可以尝试在地面上从 Upaviṣṭa Koṇāsana（坐角式）进入该体式。按照上文中介绍的步骤习练（图 4.7.16 至图 4.7.19 所示为先习练左腿）。

由于双膝展开较宽，对于做 Full Padmāsana（全莲花式）有困难的习练者，Kamalāsana（宽腿莲花式）较易做到。在一定程度上掌握了该变体后，可以按照下文中的介绍尝试经典体式。

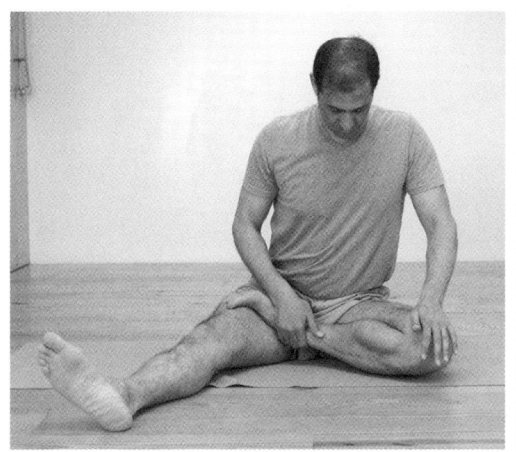

图 4.7.16

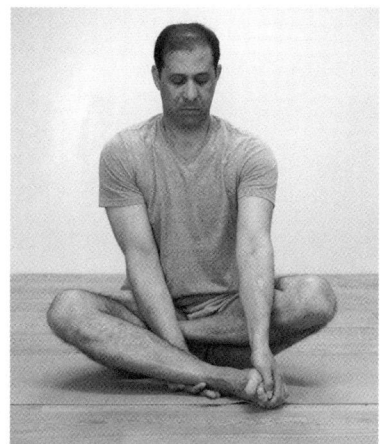

图 4.7.17

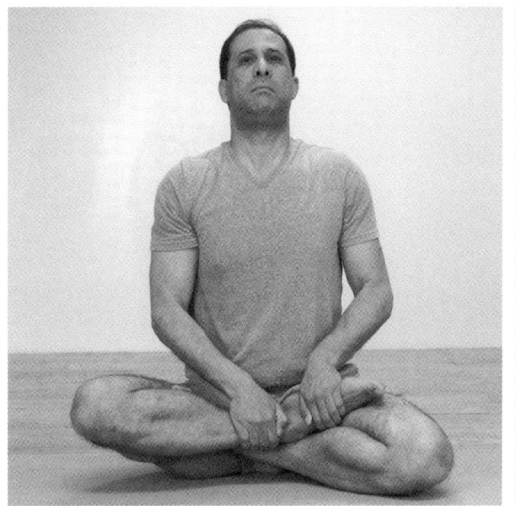

图 4.7.18

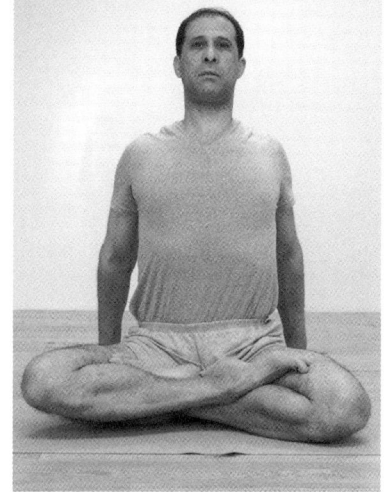

图 4.7.19

8. Padmāsana（莲花式）

接下来介绍 Padmāsana（莲花式）的经典习练方式。该体式只能在膝部没有感到任何疼痛，或者当缓慢完成不感到疼痛时尝试。坐在地面上进入 Daṇḍāsana（手杖式），屈右膝进入 Jānu Śīrṣāsana（膝盖头式）（图 4.8.1）。双手下压并上提骶骨。腹股沟放松。右大腿外侧下压，右大腿内侧向膝部内侧拉长。右手保持在右小腿下方，左手抓右脚踝前侧，并将腿和脚上抬。右脚踝内侧向脚跟内侧延展。右脚踝外侧向脚踝内侧上提。延展右脚趾球。右脚跟越过左大腿外侧（图 4.8.2）。右腿保持尽可能低。右脚跟尽可能保持超过左大腿外侧并将脚靠向左髋。右脚跟应在左侧下腹部处（图 4.8.3）。前屈使右膝贴地，右脚保持在髋部（图 4.8.4）。屈左膝，左手抓小腿外侧，右手抓脚跟外侧（图 4.8.5）。左腿上提至右腿上方，脚跟外侧保持尽可能靠向右侧。左脚回勾，左脚踝内侧向脚跟方向延展，左脚踝外侧向脚踝内侧上提。延展双脚趾球（图 4.8.6）。双手抓腿，进一步将左脚跟拉向右侧下腹部（图 4.8.7）。保持双脚脚踝、脚跟与趾球的用力方向。双手放到髋部两侧，胸腔与脊柱上提。双腿向大腿下压使双腿下沉。大腿外侧移向双膝，双膝外侧移向大腿，双膝始终保持指向前方（图 4.8.8）。股骨头外侧应有向地面的"扎根感"，同时肛门与身体器官层上提。

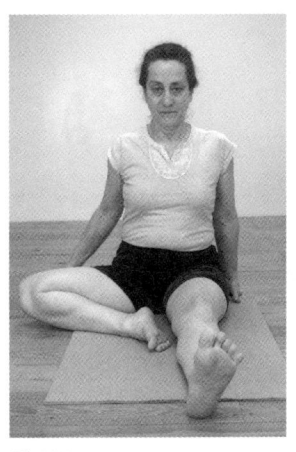

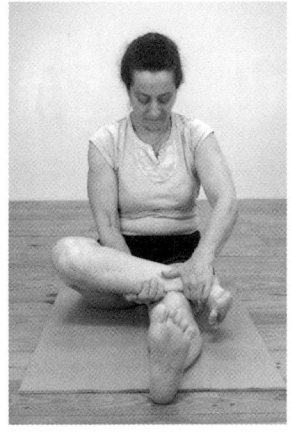

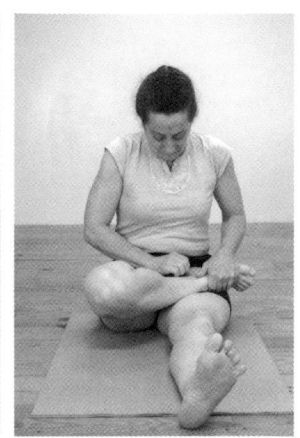

图 4.8.1

图 4.8.2

图 4.8.3

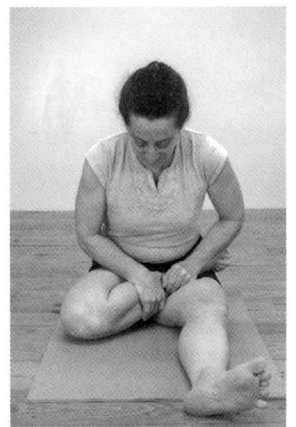

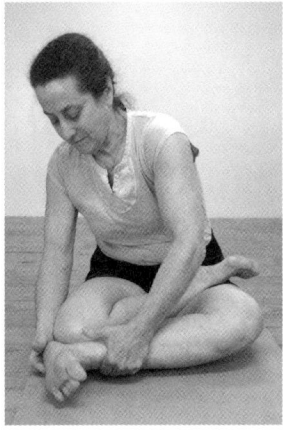

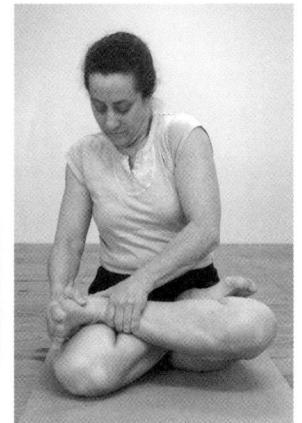

图 4.8.4

图 4.8.5

图 4.8.6

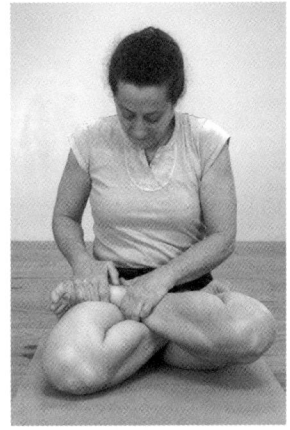

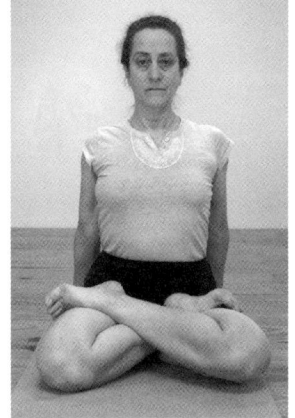

图 4.8.7

图 4.8.8

9. Ūrdhva Padmāsana in Śīrṣāsana（上莲花头倒立式）

令人意外的是，很多习练者发现在头倒立中更容易进入 Full Padmāsana（全莲花式），尤其是在艾扬格瑜伽认证教师的帮助下。如果能够由坐立的 Daṇḍāsana（手杖式）或者 Supta Tāḍāsana（仰卧山式）盘腿进入 Padmāsana（莲花式），那么在头倒立中也应该能做到。以下的介绍旨在指导艾扬格瑜伽认证教师帮助那些接近完成该体式但仍需要少量辅助的习练者。

在头倒立中，双脚打开与髋同宽。屈左腿进入 Padmāsana（莲花式），脚踝外侧沿右大腿前侧向下挪动，尽量靠近髋部。教师站在习练者身后，将右手放在习练者的左小腿上，将左小腿和左脚进一步向下推。与此同时，辅助右大腿向后（图 4.9.1）。此时教师需要换手，用左手来保持习练者的左脚在下方，并在习练者屈右腿进入 Bhadrāsana（吉祥式）时柔和地将左膝向后移（图 4.9.2）。教师再次换手，用右手抓住习练者的左腿进入 Padmāsana（莲花式）（图 4.9.3）。进入 Padmāsana（莲花式）后，教师应尽量避免过度抓住习练者的双腿，因为这会造成习练者向前倒。教师仅保持轻缓地触碰即可（图 4.9.4），当习练者稳定后，教师可以放开双手。教师应让习练者知晓他已经稳定以及自己即将离开。如果膝部感到疼痛，则不要在 Padmāsana（莲花式）中停留，回到头倒立中。除此之外，根据个人能力，保持该体式 20 秒至 3 分钟。

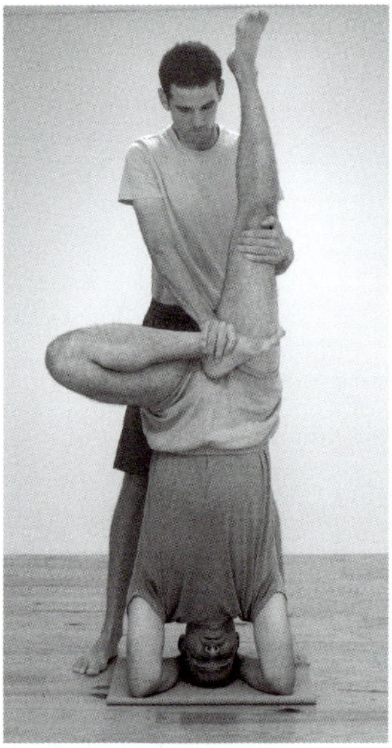

图 4.9.1

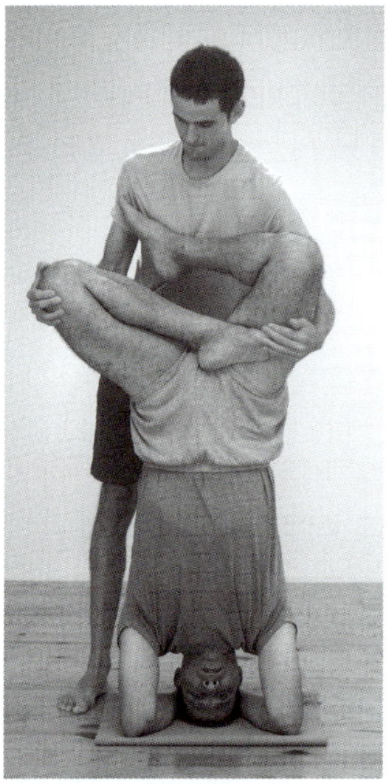

图 4.9.2

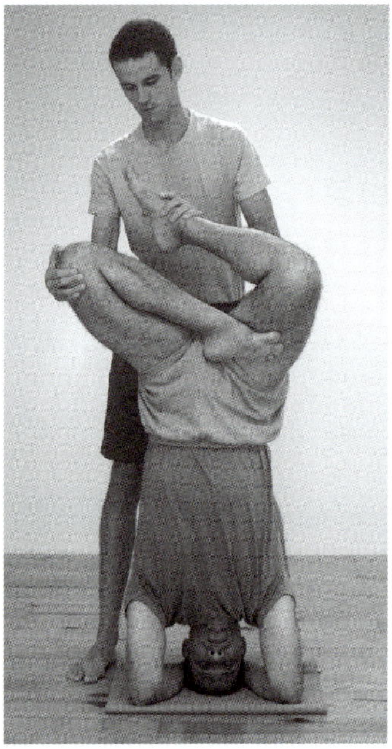

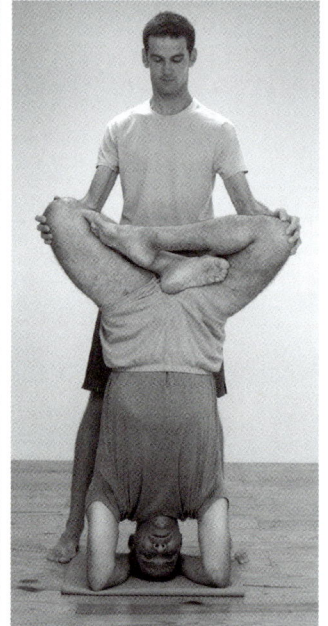

图 4.9.3

图 4.9.4

所有头倒立序列中的 Padmāsana（莲花式）变体可参见《瑜伽之光》。

10. Ūrdhva Padmāsana in Sarvāṅgāsana（上莲花所有肢体式）

在进行 Sālamba Sarvāṅgāsana（有支撑的所有肢体式）习练时，不要在上臂套伸展带，这样可以在需要的时候用双手帮助双腿进入体式。如果需要教师辅助，与上文中介绍的在头倒立中的辅助类似。艾扬格瑜伽认证教师应站在习练者的身后，用左手在习练者的右脚前侧向后稳定住右腿，让习练者的左腿可以弯曲进入 Padmāsana（莲花式）。老师用右手尽量帮助习练者的左脚和左腿放到低处（图4.10.1）。随后，教师将习练者的右腿尽量地向后稳定，使左腿能够盘过右腿（图4.10.2和图4.10.3），然后将双腿向上、向后拉起（图4.10.4）。最后让习练者知晓他将于何时放手离开。

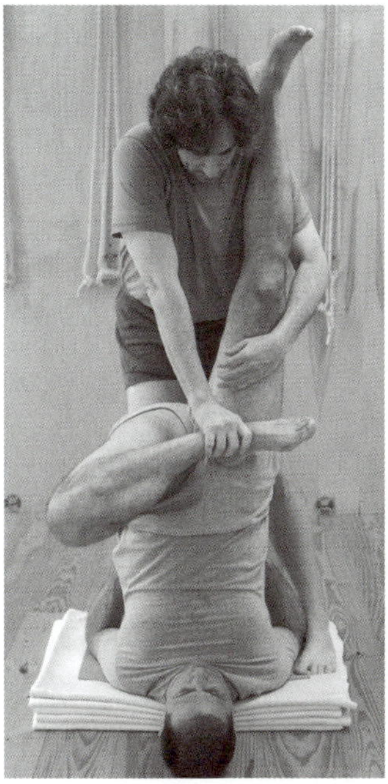

双脚趾球延展，双脚压向大腿来上提大腿并将其向后移。如果膝部感到疼痛，不要在该体式中停留。除此之外，在肩倒立中保持上Padmāsana（莲花式）尽量长的时间，根据个人能力，从20秒至3分钟。打开双腿回到肩倒立后重复习练另一侧。

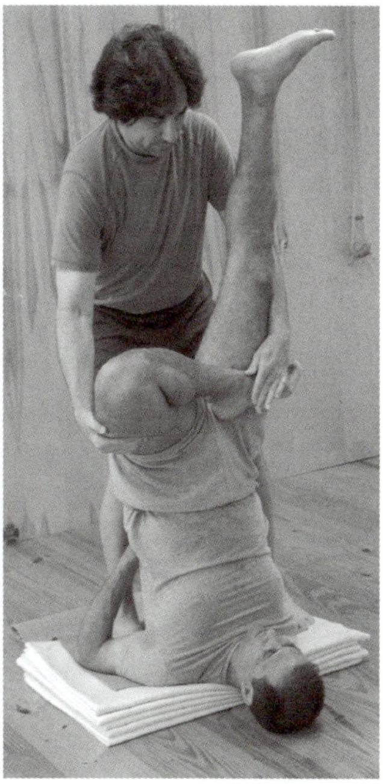

所有肩倒立序列中的 Padmāsana（莲花式）变体可参见《瑜伽之光》。

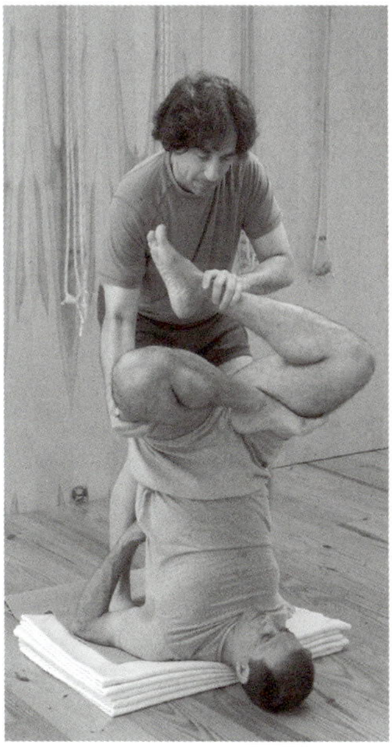

图 4.10.1

图 4.10.2

图 4.10.3

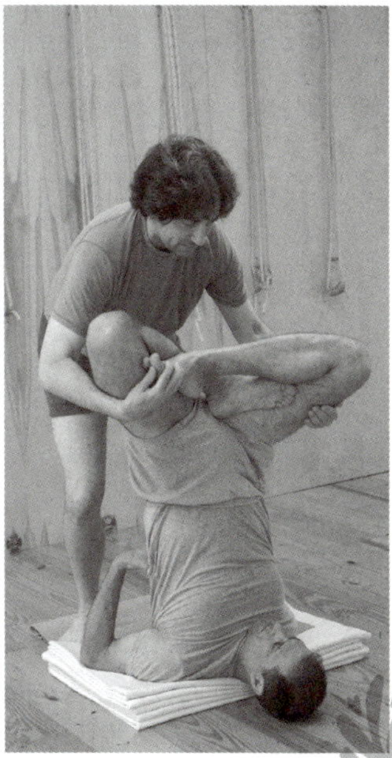

图 4.10.4

附 录

附录 I

1.1 四周膝盖习练大纲

第一周和第二周

放松状态的站立姿势

1. Supta Tāḍāsana（仰卧山式）

2. Ūrdhva Prasārita Pādāsana（上伸腿式）

3. Daṇḍāsana（手杖式）

4. Supta Padaṅguṣṭhāsana（仰卧手抓大脚趾式）

5. Upaviṣṭa Koṇāsana（坐角式）

6. Marīchyāsana Ⅰ（圣马里奇一式）/Upaviṣṭa Koṇāsana（坐角式）

7. Baddha Koṇāsana（束角式）

8. Bhekāsana（蛙式）

9. Vīrāsana（英雄式）

10. Daṇḍāsana（手杖式）

11. Tāḍāsana（山式）

12. Śavāsana（挺尸式）

第三周和第四周

1. Daṇḍāsana（手杖式）

2. Ūrdhva Prasārita Pādāsana（上伸腿式）

3. Supta Padaṅguṣṭhāsana（仰卧手抓大脚趾式）

4. Tāḍāsana（山式）

5. Utthita Hasta Pādāṅguṣṭhāsana（站立手抓大脚趾式）及

    Pārśva Utthita Hasta Pādāṅguṣṭhāsana（侧站立手抓大脚趾式）

6. Adho Mukha Śvānāsana（下犬式）

7. Utthita Trikoṇāsana（三角伸展式）

8. Upaviṣṭa Koṇāsana（坐角式）

9. Eka Pāda Mulabandhāsana（单脚根式）

10. Baddha Koṇāsana（束角式）

11. Vīrāsana（英雄式）

12. Daṇḍāsana（手杖式）

13. Śavāsana（挺尸式）

1.2 家庭习练大纲

第一周和第二周

1. Supta Tāḍāsana（仰卧山式）

2. Ūrdhva Prasārita Pādāsana（上伸腿式）

3. Daṇḍāsana（手杖式）

4. Supta Padaṅguṣṭhāsana（仰卧手抓大脚趾式）

5. Upaviṣṭa Koṇāsana（坐角式）

6. Marīchyāsana Ⅰ（圣马里奇一式）/ Upaviṣṭa Koṇāsana（坐角式）

7. Baddha Koṇāsana（束角式）

8. Bhekāsana（蛙式）

9. Vīrāsana（英雄式）

10. Daṇḍāsana（手杖式）

11. Tāḍāsana（山式）

12. Śavāsana（挺尸式）

艾扬格瑜伽
膝盖问题辅助习练

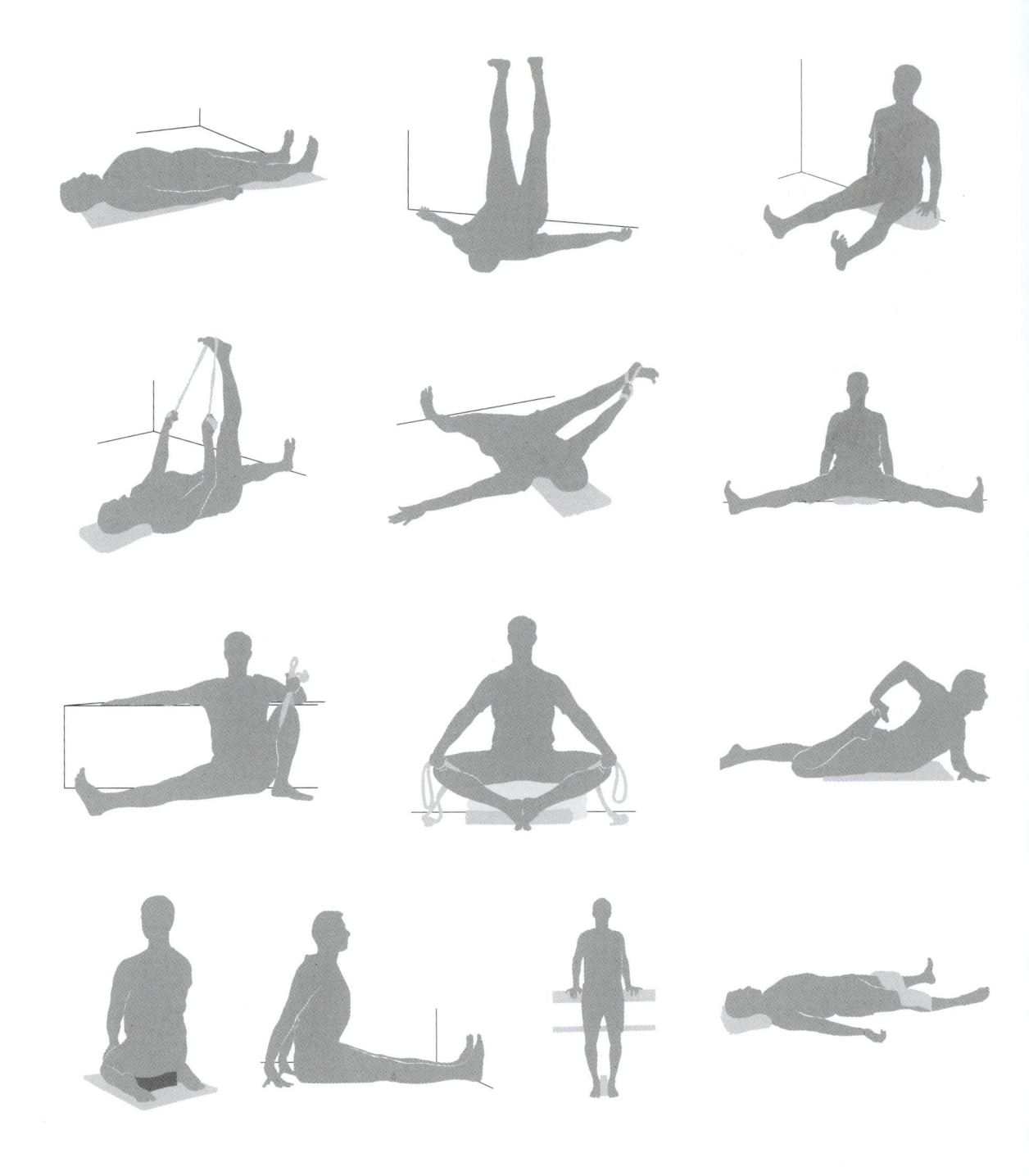

第三周和第四周

1. Daṇḍāsana（手杖式）

2. Ūrdhva Prasārita Pādāsana（上伸腿式）

3. Supta Padaṅguṣṭhāsana（仰卧手抓大脚趾式）

4. Tāḍāsana（山式）

5. Utthita Hasta Pādāṅguṣṭhāsana（站立手抓大脚趾式）

   Pārśva Utthita Hasta Pādāṅguṣṭhāsana（侧站立手抓大脚趾式）

6. Adho Mukha Śvānāsana（下犬式）

7. Utthita Trikoṇāsana（三角伸展式）

8. Upaviṣṭa Koṇāsana（坐角式）

9. Eka Pāda Mulabandhāsana（单脚根式）

10. Baddha Koṇāsana（束角式）

11. Vīrāsana（英雄式）

12. Daṇḍāsana（手杖式）

13. Śavāsana（挺尸式）

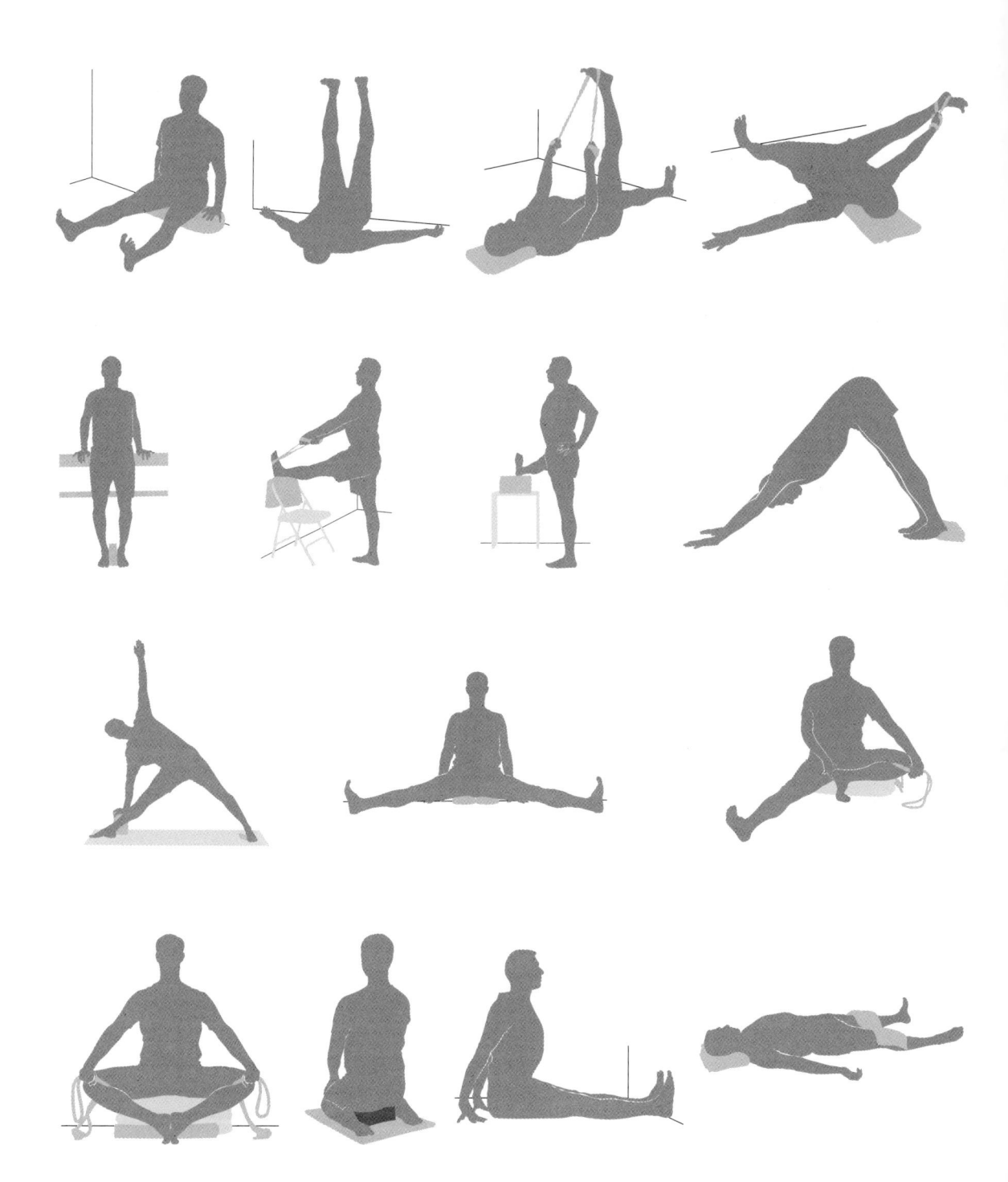

艾扬格瑜伽
膝盖问题辅助习练

附录Ⅱ 克丽丝·罗莎的故事

克丽丝在1993年置换了左髋,并于2003年对其进行了更新修复。她于1995年置换了右髋并于2004年对其进行了更新修复。在进行右侧修复时发现了她骨质疏松的问题。手术移除了旧的假体及破损的股骨。因为股骨碎片都连在了一起,所以当时置入了一个更长的假体。她的髋关节装了6个星期的支架。因为膝部在行走和睡眠中始终都是屈曲的,她的右侧膝部受到了影响。除此之外,克丽丝还经历了两次右侧肩袖修复手术。1990年,由于乳腺癌她接受了乳房切除手术。另外,她有严重的脊柱前凸问题,并经受着膀胱脱垂的痛苦。

在撰写本文期间,克丽丝已经70岁了。从2001年开始,克丽丝成为夏威夷火炉鲁鲁艾扬格瑜伽中心的规律习练者。2014年春天,当我在夏威夷做客座教师时,她参加了每年在夏威夷教授的为期一周的课程。2014年9月,她以习练者典型个案的身份参加了在伊利诺伊厄巴纳-香槟市开展的为期一周的深度瑜伽理疗课程。在进行为期七天的,针对膝部、髋部和其他身体问题的练习后,她本人受益良多。夏威夷课程结束六个月后,我曾经见过她,我非常高兴她持之以恒地在所有的直腿体式习练中使用膝棒。在那之后的一个月,在她每两年的骨科手术回访检查后,她写信告诉我检查结果:医生看过她膝部的X光片后十分"惊讶和错愕",尤其是右膝。医生无法相信有这样的膝盖会有这样的重塑改善。因为之前他必须将克丽丝右侧髋部的假体靠后放置,所以当时他预测这个改变会造成膝部永久地处于屈曲状态,未来膝盖也会需要置换。

当时医生需要对克丽丝进行观察,因为她不愿意再次接受手术。医生让克丽丝接受物理治疗来强化膝部周围的区域。然而,物理治疗对于让一直屈曲的膝部或者髋部伸展变直并无任何效果。而现在,克丽丝开始习练艾扬格瑜伽之后,医生非常满意她膝部的现状并表示"看起来很棒"。没有任何关节炎的迹象并且关节间的空间也是均匀干净的。他对于克丽丝学习到的膝棒习练非常支持,这帮助了将股骨头回到骨关节窝正中,再也没有置换膝部的必要。

按照克丽丝自己的原话:

"我非常高兴有显著的进步。我仍旧不能完全弯曲右膝,脚踝非常紧张,所以坐在脚上很痛苦,但是你的确说过如果需要弯曲膝盖,我需要先让它伸直!我出生以来便先天性双侧髋关节发育不良,这样生活了这么多年,直至31岁时才发现自己髋部与膝部的问题症结所在。很多医生甚至告诉我,我走路走得太多了!但是不走动,又如何生活起居?我看过很多医生,他们都尽责地拍了X光片,但是无法诊断出问题。后来我读到一些报告称骨科医生终于将'发育不良'诊断为

'德国牧羊犬病'，并且说服我做Chiari截骨术，这样做就是将我的骨盆切去一部分并固定，来创造一个更大的髋关节窝。他们说如果我不做这个手术的话，在15年内我将需要使用轮椅。这个是右髋，这边比左髋更严重些。我带了6个星期的夹板，带来了严重的背痛。此后我接受过评估，医疗小组认为Chiari截骨术没有保障合适。过去，我们无法质疑医生的智慧。但是今天我肯定会！

我必须说瑜伽拯救了我的理智。在那段暗无天日的时间里，持续的隐隐作痛让我难以承受，从未有一夜的安眠。现在大部分时候我都能一觉睡到天亮。还有很多的问题亟待解决，尤其是现在我发现我的肺部由于乳腺癌化疗受到损伤。肺部左侧有疤痕组织，右侧有气肿。针对这些问题，打开胸腔、肩部动作及呼吸法习练非常有效。我可以非常真心地说，现在70岁的我比50岁时感觉好了很多。我每周去8至9节瑜伽课，因为在瑜伽课上我知道教师时刻在关注我的正位。我也想要在家中习练，但是保持每周工作40小时，并且自己做饭就占去了一天绝大部分时间。每周我也会至少进行一次水中锻炼，以及整理我的花园。

最近在课堂上，我的教师克丽丝·哈文那让我们习练进入侧角扭转式。她知道我不做这个体式是因为哪怕下方手臂放在膝盖内侧而不是外侧，也能感受到假体在髋关节窝内的滑动。然后，她问我接下来打算怎么做。我告诉她我想要再次尝试，让我的手置于膝盖内侧。我被自己髋部的稳定性震惊了，但却并不觉得奇怪。完全没有滑动！按照教师的指导，我在骨盆上绑了六根伸展带辅助稳定了假体。除此之外，在山式中将大腿内侧向上收的确上提了器官层，对于我膀胱脱垂的问题非常有帮助。膝棒与绕于髋部的六条伸展带是我疗愈之旅的神奇一环。"

索 引

Adho Mukha Śvānāsana（下犬式）/ 45,157,196,208,218
Adho Mukha Vīrāsana（面朝下的英雄式）/ 162
Anantāsana（毗湿奴式）/ 42,207
Ardha Baddha Padma Paścimottānāsana（半莲花西方强烈式）/ 124
Ardha Candrāsana（半月式）/ 80,210
Baddha Koṇāsana（束角式）/ 130,142,163,189,198
Bhekāsana（蛙式）/ 136,190
Chaturaṅga Daṇḍāsana（四肢支撑式）/ 225
Daṇḍāsana（手杖式）/ 19,185,192,199,203
Dwi Pāda Viparīta Daṇḍāsana（双脚倒手杖式）/ 169,228
Eka Pāda Bhekāsana（单腿蛙式）/ 190
Eka Pāda Mulabandhāsana（单脚根式）/ 134,197
Eka Pāda Sarvāṅgāsana（单腿所有肢体式）/ 175,229
Eka Pāda Śīrṣāsana（单腿头倒立式）/ 220
Halāsana（犁式）/ 229
Jānu Śīrṣāsana（膝盖头式）/ 118
Jaṭhara Parivartanāsana（腹部扭转放松式）/ 205
Kamalāsana（宽腿莲花式）/ 248
Malāsana（花环式）/ 113
Marīchyāsana Ⅰ（圣马里奇一式）/ Upaviṣṭa Koṇāsana（坐角式）/ 188
Marīchyāsana Ⅰ（圣马里奇一式）/ 125
Padmāsana（莲花式）/ 253
Paripūrṇa Nāvāsana（全船式）/ 214
Parivṛtta Ardha Candrāsana（扭转的半月式）/ 83
Parivṛtta Paścimottānāsana（扭转的西方强烈式）/ 234
Parivṛtta Trikoṇāsana（扭转的三角伸展式）/ 79,210
Parivṛtta Utthita Padmāsana（站立扭转莲花式）/ 110
Parivṛtta Eka Pāda Śīrṣāsana（扭转的单腿头倒立式）/ 222
Pārśva Halāsana（侧犁式）/ 232
Pārśva Śīrṣāsana（侧头倒立式）/ 219
Supta Pārśva Padaṅguṣṭhāsana（仰卧侧手抓大脚趾式）（直腿与屈腿）/ 37
Pārśva Upaviṣṭa Koṇāsana（侧坐角式）/ 206
Pārśva Utthita Hasta Pādāṅguṣṭhāsana（侧站立手抓大脚趾式）/ 65
Pārśva Eka Pāda Sarvāṅgāsana（侧单腿所有肢体式）/ 230

Pārśva Eka Pāda Śīrṣāsana（侧单腿头倒立式）/ 221

Pārśvottānāsana（加强侧伸展式）/ 75,210

Paścimottānāsana（西方强烈式）/ 115,234

Pīnchā Mayūrāsana（单尾孔雀式）/ 224

Prasārita Pādōttānāsana（双角式）/ 86,211

Sālamba Sarvāṅgāsana Ⅰ（有支撑的所有肢体一式）/ 172,229

Sālamba Śīrṣāsana Ⅰ（有支撑的头倒立一式）/ 170,219

Śavāsana（挺尸式）/ 177,193,235

Setubandha Sarvāṅgāsana（桥形所有肢体式）/176

Śalabhāsana（蝗虫式）/ 226

Supta Ardha Padmāsana（仰卧半莲花式）/ 246

Supta Baddha Halāsana（仰卧束角式）/ 166

Supta Bhadrāsana（仰卧吉祥式）/ 167,247

Supta Halāsana（双角犁式）/ 231

Supta Padaṅguṣṭhāsana（仰卧手抓大脚趾式）/ 25,32,186,194,203

Supta Svastikāsana（仰卧万字符式）/ 165

Supta Tāḍāsana（仰卧山式）/ 5,183

Supta Vīrāsana（仰卧英雄式）/ 158

Svastikāsana（万字符式）/ 164

Tāḍāsana（ 山式）/ 54,193,195

Triaṅga Mukha Eka Pāda Paścimottānāsana（三肢面朝单腿西方强烈式）/ 122

Ubhaya Pādāṅguṣṭhāsana（坐立手抓大脚趾式）/ 215

Upaviṣṭa Koṇāsana（坐角式）/ 126,187,197,205

Upaviṣṭa Koṇāsana（坐角式）/ Marīchyāsana Ⅰ（圣马里奇一式）/ 129

Ūrdhva Dhanurāsana（上弓式）/ 168

Ūrdhva Kamalāsana（向上的宽腿莲花式）至Matsyāsana（鱼式）/ 241

Ūrdhva Matsyāsana（向上的鱼式）至Matsyāsana（鱼式）/ 244

Ūrdhva Mukha Paścimottānāsana Ⅰ（面朝上的西方强烈一式）/ 216

Ūrdhva Mukha Paścimottānāsana Ⅱ（面朝上的西方强烈二式）/ 217

Ūrdhva Mukha Śvānāsana（上犬式）/ 227

Ūrdhva Padmāsana in Sarvāṅgāsana（上莲花所有肢体式）/ 257

Ūrdhva Padmāsana in Śīrṣāsana（上莲花头倒立式）/ 255

Ūrdhva Prasārita Pādāsana（上伸腿式）/ 12,184,204

Ūrdhva Prasārita Pādāsana（上伸腿式）至Eka Pāda Kamalāsana（单脚宽腿莲花式）/ 239

Ūrdhva Prasārita Pādāsana（上伸腿式）至Eka Pāda Ūrdhva Padmāsana（向上的单脚莲花式）/ 243

Utkaṭāsana（幻椅式）/ 89

Uttānāsana（强烈式）/ 52

Utthita Eka Pāda Bhekāsana（站立单腿蛙式）/ 111

Utthita Eka Pāda Malāsana（站立单腿花环式）/ 112

Utthita Hasta Pādāngusṭhāsana（站立手抓大脚趾式）（侧面伸展及扭转）/ 209

Utthita Marīchyāsana Ⅰ（站立圣马里奇一式）/ 103,234

Utthita Padmāsana（站立莲花式）/ 106,235

Utthita Pārśvakoṇāsana（侧角伸展式）/ 94

Utthita Trikoṇāsana（三角伸展式）/ 68,196,210

Vajrāsana（雷电式）/ 144

Vamadevāsana（圣哲涡摩提婆式）/ 142

Vīrabhadrāsana Ⅰ（战士一式）/ 100

Vīrabhadrāsana Ⅱ（战士二式）/ 97

Vīrabhadrāsana Ⅲ（战士三式）/ 84

Vīrāsana（英雄式）/ 151,191,198,235

Vṛkṣāsana（树式）/ 91

致 谢

我想要在这里向瑜伽大师 B. K. S. 艾扬格、吉塔·S. 艾扬格及普尚·S. 艾扬格致以发自心底的感恩。感谢主要的膝部示范者艾扎丁·奥赫卢,同时也感谢安娜·琼斯和雷·斯普纳作为膝部示范者所做的贡献。我感谢塔拉·塔布为编辑工作做出的杰出支持。我要感谢格雷真·维舒伯专业的图文设计。感谢在照片拍摄过程中为我提供帮助的天使般的艾扬格认证教师们和艾扬格瑜伽的习练者们:巴伯·贝尔,海伦·钱德勒,杰瑞·期普林,谢·科登,佩妮·汉娜,本·汉特,安娜·琼斯,J. R.利尔,娜塔扎·莫斯科维兹,奈塔·塞拉和大卫·耶伍德。